U0219739

Cognitive Processing Therapy for PTSD:
A Comprehensive Manual

创伤后应激障碍的治疗

认知加工疗法实用手册

〔美〕Patricia A. Resick，Candice M. Monson，Kathleen M. Chard ／ 著

许梦然　程　明／译

中国轻工业出版社

图书在版编目（CIP）数据

创伤后应激障碍的治疗：认知加工疗法实用手册／
（美）帕特里夏·A. 雷西克（Patricia A. Resick），（美）坎迪
斯·M. 蒙森（Candice M. Monson），（美）凯瑟琳·M. 查德
（Kathleen M. Chard）著；许梦然，程明译. —北京：中国轻
工业出版社，2022.5

ISBN 978-7-5184-3726-9

Ⅰ.①创…　Ⅱ.①帕…②坎…③凯…④许…⑤程…
Ⅲ.①创伤－心理应激－精神障碍－治疗－手册　Ⅳ.①R641.
05-62 ②R749.05-62

中国版本图书馆CIP数据核字（2021）第226997号

总策划：石　铁
策划编辑：刘　雅　　　责任终审：张乃东　　　责任校对：万　众
责任编辑：刘　雅　　　责任监印：刘志颖

出版发行：中国轻工业出版社（北京东长安街6号，邮编：100740）
印　　刷：三河市鑫金马印装有限公司
经　　销：各地新华书店
版　　次：2022年5月第1版第1次印刷
开　　本：850×1092　1/16　印张：19.75
字　　数：300千字
书　　号：ISBN 978-7-5184-3726-9　　定价：85.00元
读者热线：010-65181109，65262933
发行电话：010-85119832　传真：010-85113293
网　　址：http://www.chlip.com.cn　http://www.wqedu.com
电子信箱：1012305542@qq.com
如发现图书残缺请拨打读者热线联系调换
200451Y2X101ZYW

推荐序

牛年春节，应译者的朋友之邀，为此书写几句序。

依我拙见，写序无非是两种形式：一种是大师，随心所欲说点什么都行，甚至可能与该书的内容风马牛不相及，此刻的序只因大师而光彩；另一种序的形式则是把本书的核心内容细细提炼，做一点评论，相当一个导读。我既不是大师，也没有实践过认知加工疗法（cognitive processing therapy, CPT），而且我确实很忙，所以本实难从命。但一是碍于朋友之面，另一个最重要的原因是我一直想有机会细致了解这种与治疗创伤后应激障碍（post traumatic stress disorder, PTSD）有关的心理治疗方法，因此，当译者把此书的译稿放在我面前的时候，我鬼使神差地就答应了。

这个由 Patricia A. Resick 博士开发的认知加工疗法，主要用于治疗 PTSD 及其相关疾病。众所周知，PTSD 是个体经历严重精神创伤后在心理和生理上反复出现的以创伤体验为主要症状的一类严重精神障碍，同时伴有相应的严重警觉反应、回避创伤有关情境的行为、负性的认知与情绪等。有研究认为，至少三分之一以上的 PTSD 来访者病程迁延多年，自杀率是常人的数倍，因此，PTSD 是一类严重损害个体社会功能与生活质量的严重精神障碍。据报道，在经历严重精神创伤的群体中，PTSD 的患病率平均为 8% 左右，那为何在经历严重的精神创伤后，PTSD 来访者不能像多数创伤经历者一样，随着时间的推移逐渐淡忘痛苦创伤，反而创伤的心理印痕经久不衰而持续损伤着来访者的功能？这一重大的科学问题一直困扰着众多的临床工作者，也导致科学家们不懈探索和提出各种假说。CPT 的创始者们认为，PTSD 来访者之所以痛苦难忘，就是因为他们在经历创伤后，常用自身的一些错误信念和过往经历去评估、阐释这些创伤事件（如被人强奸却责备自己而感觉羞耻），进而产生的"人造情绪""卡"住了"自然情绪（如丧失导致的悲伤，挫折导致的愤怒……）"的自然淡化过程。因此 CPT 治疗师的任务就是和来访者一起寻找、清除这些卡点和伴随的"人造情绪"，使来访者回归正常。据研究报告，在这一假说的基础上建立的 CPT，使许多来访者得以康复而回归社会。

"心病还需心药治"。根据我多年研究 PTSD 的体会，药物治疗对于来访者的许多症状是有效的，但仅仅依靠药物来完全消除精神创伤的印痕是远远不够的，而心理治疗，包括 CPT 就是重要的手段之一。这本已被翻译成 12 种语言的 CPT 手册，详尽地介绍了 CPT 的基本理论与具体操作过程，是一本非常实用的手册。虽然这本中文译著的翻译有些许不足，但丝毫不影响读者对原文内容的理解与使用；而且我一直觉得，译文的信与达比雅更为重要。所以，我真心希望热爱心理治疗的同道们能从此书中领悟到 CPT 的真谛；更重要的是，如果读者能应用这些知识在实践中帮助到更多的 PTSD 来访者，使他们能抚平心灵的伤痕，学会更好地面对人生，则善莫大焉。

此为序。

李凌江

于湘雅

译者序

　　我第一次接触到认知加工疗法（CPT）是在读博士期间。那段时间我在一所住院式的进食障碍中心实习，很多进食障碍来访者同时患有创伤后应激障碍（PTSD），所以进食障碍的项目一般也需要对 PTSD 进行干预。当时的自己对 PTSD 所知甚少，甚至都没有听说过 CPT。但因为实习的医院有提供 CPT，所以我就开始跟着临床主管学习使用 CPT，还有幸通过那个医院参与了由 CPT 创始人之一坎迪斯·M. 蒙森（Candice M. Monson）博士提供的训练。

　　当时的我正处在博士四年级末，虽然已经积累了一些临床经验，但仍然是心理治疗方面的"新手"。对于"新手"来说，最让自己紧张的是在进行治疗的时候，不知道自己该做什么，不知道下一步该怎么走，也不知道治疗的目标到底在哪里。而 CPT 作为一个结构性很强的干预方案，给我这样的"新手"提供了一个优美的答案。大家会在这本书中看到，CPT 是一个 12 节的治疗，治疗师在每一节中需要做什么、介绍怎样的内容、回顾哪些作业、布置什么练习，都交代得一清二楚。甚至在每一节治疗中，治疗师应该向来访者提供哪些讲义和工作表，本书都已经整理好了。本书不仅包含了空白的工作表，还提供了已经填写好的工作表示例，如此可以帮助来访者在治疗后独立完成相应的练习作业。一个在心理治疗中常见的问题是，我们如何知道治疗是否起作用？ CPT 也给出了它的解决方案，在每一节治疗前，来访者需要完成一份关于症状的自陈量表（例如 PCL-5），然后治疗师和来访者一起回顾症状是否发生了变化，并基于量表的分数去调整治疗节奏。CPT 是一个结构很强、目标明确、重于实操的治疗方案，它的核心信念是：来访者使用得越勤，效果就越好。其实这样的逻辑对于那些没有使用过 CPT 的治疗师来说，也是一样受用的：治疗师使用 CPT 越多，效果也会越好。而在我看来，这就是 CPT 独特的"闪光点"。

　　此外，CPT 的临床效果被大量的研究数据所支持。在本书的第 2 章里，作者们详细地介绍了关于 CPT 的研究。大家也可以看到，CPT 不仅在实验室内的可控环境下具有高效力，而且在真实的临床实践中展现了较好的效果。CPT 虽然诞生于美国，但是在不同国家、文化、人群中都展现出了良好的效果。这是为什么美国退伍军人事务部下的医疗系统推崇 CPT 的原因之一。而美国退伍军人事务部可以算是全世界在 PTSD 研究和实践领域最为领先的机构（很多老兵因为参战而患上 PTSD），这样的背景也足以说明 CPT 在业界的地位。目前针对 PTSD 的临床干预方案，无非是以下三种：一是 CPT，二是延时暴露，三是眼动脱敏与再加工技术（eye movement desensitization and reprocessing, EMDR）。而对于 EMDR，业界仍存在争议，在欧美医疗系统里很少使用。所以，我们可以说目前针对 PTSD 的"金标准"就是 CPT 和暴露疗法（prolonged exposure, PE）。

当我刚开始使用 CPT 时，我接手了好几个 PTSD 来访者，除了一位来访者外，其余的来访者都得到了明显改善。我还很清晰地记得，自己的第二个 CPT 案例，在接受了 7 节的 CPT 后，量表分数就下降到了不显著的程度，最后我们一起做出决定，提前结束治疗。而我的这段经历和 CPT 的研究数据相一致，有研究证明，很多的来访者可能并不需要全部的 12 节治疗，也就是说，相当一部分来访者可能在第 12 节治疗前就实现了"康复"的目标。CPT 不仅效果好、见效快、时效长，且其本身就是一个非常有实证基础的干预方案。例如，因为有研究证明"书面叙述"（也就是来访者采用书面方式描写自己的创伤事件，并在治疗中朗读出来）并没有使治疗效果更好，所以新的 CPT 方案就抛弃了"书面叙述"这一环节。而在治疗过程中，CPT 也秉承着"实证为先"的原则，不仅要求治疗师向来访者呈现研究数据，从而澄清来访者对治疗效果的疑惑，同时还要求治疗师基于临床证据来做出治疗上的决定。忠于实证，这是 CPT 另一个独特的"闪光点"。

时过境迁，我早已完成了自己的博士学位，也换了好几份工作，但是 CPT 在我的临床实践中所起到的作用可以说是"有增无减"，甚至我也成为了一名经过认证的 CPT 治疗师。现在的我在加拿大军队的某基地医院任职，作为一名临床心理学家，向现役军人提供精神健康服务。我工作中最重要的一部分，就是提供 PTSD 的临床干预。CPT 不仅是我的首选，也是我的同事和军队医疗系统的首选，更深受来访者的喜爱。就在上周，我的一位同事和我们分享了他使用 CPT 的成功经历，一位经历过数段显著创伤事件的来访者，在接受了 12 节的 CPT 后，不仅不再符合 PTSD 的诊断标准，而且破天荒地第一次谈到了自己对未来生活的期许。我希望，你在学习和使用 CPT 时，也可以体验到我同事所感受到的喜悦和满足。

PTSD 的研究和干预，在国内相对比较滞后。虽然我们经常会听到"创伤"这类话题，但是在公立医疗系统里，针对 PTSD 的心理治疗服务仍是一片空白。创伤经历不分国界，只要活着，就可能会遭遇创伤事件，这并不在你我的控制范围之内。基于我们对创伤事件的反应，有不少人会患上 PTSD，需要接受专业的帮助，而他们的 PTSD 病症并不会随着时间的流逝而自行康复。这也是我们翻译这本书的初衷，我们希望 CPT 可以帮助来访者更好地了解自己的症状，也可以帮助相关的精神健康从业人员在面对 PTSD 来访者时，能够提供更有效、更专业、更基于实证的服务。

这本书一共有四个部分：第 1 部分是 CPT 的背景和研究，由许梦然博士翻译；第 2 部分是 CPT 的准备工作，由程明医生翻译；第 3 部分是 CPT 的治疗手册，由许梦然博士翻译；第 4 部分是为适应不同的情况对 CPT 做的调整，由程明医生翻译。

关于如何使用本书：我们强烈建议精神健康从业人员先接受 CPT 的训练，再开始向来访者提供 CPT。这本书并不可以、也不应该取代系统的 CPT 训练，并且精神健康从业人员在阅读此书之前，应该掌握一定的认知行为疗法的理论基础和实操经验。对于 PTSD 来访者来说，我们并不反对利用这本书来进行自助，我们相信这本书能提供相当大的帮助，但是我们目前并没有足够的研究数据表明 CPT 自助是有效的。

创伤是我们的生命中必然会遭遇的经历，但我们有能力从中走出来，并让自己更强大。

许梦然博士
2021 年冬

致我们的亲人，他们对我们的工作和生活给予了极大的支持。

献给我的妹妹——P. A. R.

献给我的母亲——C. M. M.

献给我的父亲——K. M. C.

关于作者

Patricia A. Resick 博士，ABPP（美国职业心理委员会认证），是杜克大学的精神病学和行为科学的教授。她在 1988 年开发了认知加工疗法（CPT），当时她在密苏里大学圣路易斯分校创办了创伤康复中心，并担任讲座教授。Resick 博士曾经担任过国际创伤应激研究学会（International Society for Traumatic Stress Studies）的主席，也担任过认知和行为疗法协会的主席（Association for Behavioral and Cognitive Therapies）。Resick 博士曾经因为她在创伤应激方面的研究而受到来自国际创伤应激研究学会授予的"突出科研成就（Robert S. Laufer Memorial Award for Outstanding Scientific Achievement）"奖项，来自美国退伍军人事务部心理学家协会授予的"领导者（Leadership Award）"奖项，来自认知和行为疗法协会授予的"教育培训方面的特殊贡献（Outstanding Contribution by an Individual for Education/ Training Award）"奖项，以及来自美国心理学会创伤心理学分会授予的"终身成就（Lifetime Achievement Award）"奖项。

Candice M. Monson 博士，是加拿大安大略省多伦多市瑞尔森大学的心理学教授。她同时是美国心理学会和加拿大心理学会的院士。她曾经收到来自加拿大心理学会授予的"年度最佳创伤应激心理学家奖项"（Traumatic Stress Psychologist of the Year Award），来自国际创伤应激研究学会授予的"杰出导师奖项"（Distinguished Mentorship Award），以及来自加拿大职业心理课程委员会授予的"杰出职业培训奖项"（Award for Excellence in Professional Training）。Monson 博士因为她对创伤中人际关系因素的研究而闻名，同时她也一直致力于针对 PTSD 的治疗方案的开发、测试以及传播，包括认知加工疗法 CPT 和针对 PTSD 的认知行为配偶疗法（Cognitive-Behavioural Conjoint Therapy for PTSD）。

Kathleen M. Chard 博士，是美国辛辛那提市美国退伍军人事务部医疗中心的研究部副主任，同时也是辛辛那提大学的精神病学和行为神经科学的教授。作为美国退伍军人事务部

CPT 项目执行主管，Chard 博士负责管理 CPT 在整个美国退伍军人事务部医疗系统内的传播和实施。她同时也是《创伤应激学术期刊》（*Journal of Traumatic Stress*）的副主编，以及担任国际创伤应激研究学会的常务理事。Chard 博士曾经收到来自美国退伍军人事务部授予的"临床服务领导者奖项"（Mark Wolcott Award for Excellence in Clinical Care Leadership），以及来自美国劳军联合组织授予的"军事医学英雄奖项"（Heroes of Military Medicine Award）。Chard 博士是针对性侵的认知加工疗法 CPT 手册的作者，同时她也因为对循证治疗的传播和临床执行展开研究而闻名（对象包括平民和退伍军人）。

致　谢

　　本书是近 25 年来许多临床工作者在临床研究和工作中使用认知加工疗法（CPT）并提出建议的结晶。他们的临床经验帮助我们增加和修订了治疗讲义和治疗模块。我们相信，看过早期版本的读者会发现，在过去的 4 年里，我们在编写本书的过程中对原版进行了重大的修改。

　　感谢吉尔福德（Guilford）出版社的高级编辑 Jim Nageotte，这 15 年以来他一直在和我们沟通出版本书。他一直非常有耐心，非常有支持性。感谢我们的家人和朋友，在这个漫长的旅程中他们一直陪伴并鼓励我们。感谢所有热心采用 CPT 的培训师和治疗师，是他们帮助我们一路走来。最后，感谢许多接受过 CPT 并教会我们如何帮助他们康复的来访者。最令人欣慰的是，当治疗师传来一张来访者感谢治疗师和 CPT 为他们提供了帮助的纸条。希望你，我们的读者，能像我们这些年一样，发现实施 CPT 能为你和你的来访者带来回报。

目　录

第 2 部分

CPT 的准备工作

第 3 部分

CPT 手册

第 4 部分

传播和特殊场景下的不同版本

PART 1

创伤后应激障碍以及认知加工疗法的背景信息

1

认知加工疗法的起源

我（Patricia A. Resick）不想写一章关于**创伤后应激障碍**（post traumatic stress disorder, PTSD）的种种理论的综述，而是决定以第一人称和自传的方式来书写这一章。我做出这样的决定，是因为我们在之前发表的论文里，已经很详细地描述过关于 PTSD 的理论（Chard, Schuster, & Resick, 2012; Resick, Monson, & Rizvi, 2013; Monson, Friedman, & La Bash, 2014），而且**认知加工疗法**（cognitive processing therapy, CPT）的研发和其中介绍到的一些理论并没有太多的关联。而且我希望通过这样的写作方式让读者更好地了解我们是如何研发 CPT 的、CPT 的研发受到了哪些理论的影响，以及 CPT 是如何演变成现在这种形式的。不过，在这一章节里，理论依然占据着非常重要的地位，因为：理论知识可以帮助治疗师向来访者更清楚地解释为何他们患上了 PTSD、有哪些因素正在维持他们的 PTSD 症状、来访者如何得到康复，以及为何要在 CPT 的框架内展开治疗。同时，当治疗师在治疗过程中遇到障碍时，可以从理论知识中获得方向上的指引和帮助。在本书的其他章节中，我们也会提及并进一步讲解 CPT 的理论基础。

CPT 的起源

我在职业生涯中第一次接触到创伤，是在南卡罗来纳医科大学和查尔斯顿退伍军人事务部的医疗中心完成的一段实习经历。在 20 世纪 70 年代中期，美国只有数个强奸危机干预中心，而我成了当时的第一批强奸危机干预咨询师。我至今清楚地记得我在干预中心值班的第一晚，我被叫到了当地医院的急诊室，去帮助一位刚刚遭遇强奸、震惊到说不出话来的女士。我静静地坐在她身旁等着医生和护士，直到她的丈夫急步冲进急诊室，大声喊叫着："他们到底做了些什么？"除了对她丈夫的反应大吃一惊之外，我突然意识到自己完全不知道这位女士正在经历什么，也不知道该如何去帮助她。作为咨询师，我和同事的工作主要包括：在急诊室陪着这些强奸受害者（一般长达数小时），陪着她们接受医学检查（如果她们要求）。不幸的是，进行医学检查和收集证据的医生一般是男性，而且这些医生常常非常粗鲁，让人很容易看出来他们想要快点结束这些检查，可以尽快回去治疗"真正的来访者"。

有些强奸危机干预的临床工作人员会把精力放在如何让强奸受害者在急诊室得到更人性化的待遇，并且对医疗工作者进行相关教育。而作为一个临床心理学的博士生，我的第一反应是查阅这方面的文献，在当时来说，就是前往图书馆，一本本地阅读数据库索引。我和当时的同学 Joan Jackson 翻遍了《心理学摘要》（*Psychological Abstracts*）的索引，却只找到了五篇相关文章，而且这些文章都没有太多用处。社会学范围内的相关文献更多，但是这些文章往往只关注受害者自身的行为与强奸的关系，也可以说这些文献是在对受害者进行责备。

与此同时，一些重大变革也正在发生。Susan Brownmiller（1975）写了一本书——《对抗我们的意愿》（*Against Our Will*），其中她按时间记载了强奸的历史，并将强奸比作"政治和权力的武器"。一些曾被强奸的女性开始在全美的妇女协会中发表演讲，她们很快让大家意识到，强奸的问题有多么普遍，强奸造成的负面影响有多么深远。Burgess 和 Holmstrom（1976）在急诊室对92位强奸受害者进行了调查访问，之后在《美国精神病学期刊》（*American Journal of Psychiatry*）上发表了一篇举足轻重的文章。接下来，美国国立精神卫生研究所（National Institute for Mental Health, NIMH）专门拨款三百万美元（约两千万人民币），用于强奸方面的研究。我当时有幸参与了两个研究基金的申请工作，一个是和南卡罗来纳医科大学的 Dean Kilpatrick 合作，另一个是和佐治亚大学的 Karen Calhoun 合作。两个研究基金都得到了批准。

在南卡罗来纳医科大学，我们率先进行的研究中包括一项前瞻性的长期研究，重点探索受害者的恐惧和焦虑会随着时间的流逝发生怎样的变化，同时尝试研发简短的行为干预，配以压力免疫训练（以 Meichenbaum 的应对技能训练手册为基础）。佐治亚大学的研究是在亚特兰大市的格雷迪纪念医院（Grady Memorial Hospital）进行的，这里的急诊室每年会接收大约一千名被强奸的女性受害者。这个前瞻性的长期研究集中探究抑郁症状。这个研究项目的目标很简单，想要查明强奸会产生恐惧还是抑郁的反应，以及这些反应持续的时间到底有多长。我们也想试试看，是否可以研发出一种干预手段，在强奸危机干预中心展开实践工作。

当我们正在开展这些研究项目时，我接受了南达科他州大学的邀请，出任教授职位，然后每个月去查尔斯顿市或亚特兰大市一次。我在南达科他州大学任职了四年，并回到查尔斯顿市居住了一年，之后接受了密苏里大学圣路易斯分校的教职邀请。尽管一些更加知名的大学也向我提供了工作机会，但是我需要在一个足够大的城市展开研究工作，而圣路易斯市符合我的要求。

我的第一个独立研究基金由美国国立精神卫生研究所和美国国家司法研究所（National Institute of Justice）提供。这也是一个前瞻性的长期研究，其中我们对三组人群进行了对比：女性强奸受害者、女性抢劫受害者和男性抢劫受害者。同时，我也利用大学的研究基金对创伤治疗的效果进行了研究。我的第一个研究项目仍然属于焦虑障碍的范畴，研究将三个干预手段进行了对比，包括压力免疫训练、自信训练（因为当时的文献认为自信训练可以减弱恐惧症状）和辅助性的心理治疗。那时，《精神障碍诊断与统计手册》（第三版）（*Diagnostic and Statistical Manual of Mental Disorders, Third Edition*; DSM-Ⅲ）正好问世（American Psychiatric Association, 1980）。DSM-Ⅲ增加了一个新的焦虑障碍，也就是 PTSD。DSM-Ⅲ以强奸为例定义了"创伤经历"，但是没有给出关于 PTSD 病症的量表。当时我和同事使用了"事件影响量表"（Impact of Event Scale; Horowitz, Wilner, & Alvarez, 1979）和"症状清单 –90"（Symptom Checklist-90; Derogatis, 1977）来测量 PTSD 症状。我们的研究说明，参与者在接受治疗后都出现了明显改善，但是三个治疗方案并不存在显著的差别（Resick, Jordan, Girelli, Hutter, & Marhoeder-Dvorak, 1988）。当时我们并不知道要多长时间才能征集足够的参与者来参加治疗，所以没有采取随机分配的研究方法；但是我们提前安排好了参与者接受治疗方案的顺序，所以在参与者的分配上并不存在偏见。后来我意识到，在我们的研究中不同治疗手段没有显著差别，可能是因为样本容量小和统计功效低。在对该项研究的讨论中，我重点关注了不同治疗方案的共通之处，比如期望理论、心理教育、认知改变等。

在那个年代，最盛行的理论指出，强奸反应包括第一级的经典条件反射（对被强奸的惊恐反应）和第二级的条件反射（惊恐反应从被强奸进而扩展到其他刺激物）（Kilpatrick, Resick, & Veronen, 1981; Kilpatrick, Veronen, & Resick, 1979）。当 PTSD 这个诊断标签被引入后，大家开始关注到逃避行为会维持 PTSD 症状这样一个现象。如果某位来访者体验到了强烈的惊恐条件反射，那么她更容易逃避那些没有危险但和创伤经历相关的刺激物。Mowerer（1960）提出了经典条件反射和操作性逃避的两因素理论，同时 Foa 和 Kozak（1986）基于 Lang（1977）的情绪理论（人们根据刺激、反应和意义要素发展出恐惧网络），提出了关于 PTSD 的情绪加工理论。在临床工作中，有足够的女性受害者对我说"我知道他不会杀了我，但这是一件巨大的背叛，他对我做出了这些行为，我感受到极端的羞耻和恶心"，我开始怀疑 PTSD 被视为焦虑障碍是否过于简单化。如果实践中存在理论无法解释的例子，那就说明这个理论需要被修改，所以我开始探索关于 PTSD 的认知理论。

对 CPT 产生过影响的理论

在最早的模型中（Kilpatrick, Veronen, & Resick, 1982），我们认为可以用以下几个理论来解释强奸受害者体验到的抑郁症状：正强化减少（Lewinsohn, 1974），因为受害体验的不可预测性和不可控制性所导致的习得性无助（Seligman, 1971）。Paykel（1974）提出，抑郁症一般由负面的人际互动事件、威胁性事件或对自尊心的打击事件所引发。可想而知，强奸受害者体验到了上述所有情况。

在 20 世纪 60 年代和 70 年代，Aaron T. Beck 对抑郁症的起因展开研究，并提出了著名的认知理论，其核心是有些人会从外界环境中吸纳负面和错误的信念，从而导致他们感受到羞耻和抑郁。Beck 和同事研发了一套针对抑郁症的认知治疗手册（Beck, Rush, Shaw, & Emery, 1979）。尽管这是最早的手册化治疗，但是我想要一个更具体的治疗手册，能够告诉治疗师每一节该怎么去做、如何一步步推进治疗。我希望临床工作者一旦拾起治疗手册，就可以展开治疗工作。我同时也希望来访者们可以教授自己更平衡的新思维，以及更有效的应对问题的方式，从而成为自己的治疗师，就像压力免疫训练那样。我很喜欢 Beck 所倡导的苏格拉底式提问，也就是治疗师通过问来访者一系列问题，从而帮助来访者找到自己所寻求的答案。但是 Beck 针对抑郁症的认知疗法聚焦于当下的想法，而我相信，如果要治疗 PTSD，则一定需要回到过去，重访曾经的创伤经历，理解来访者的认知是如何发展起来的，以及他们当时有没有处理伴随创伤经历而出现的强烈情绪。我开始构造这样一个概念模型：自创伤事件发生，有些人一直"卡在"自己的负面思维之中，正因如此，这些人无法从创伤事件中康复。我将这些来访者所共有的认知，称之为"卡点（Stuck Points）"。

McCann 与其团队所发表的文章也给了我不少启示（McCann, Sakheim, & Abrahamson, 1988; McCann & Pearlman, 1990），特别是他们提出的关于创伤受害的建构者自我发展理论（constructivist self-development theory of traumatic victimization）。这个理论以 Mahoney（1981）的建构主义视角为基础，也就是人类在不断创造属于他们个人的主观现实，人们会根据自认为的"现实"重新建构新的生活体验，使两者相一致（Mahoney & Lyddon, 1988）。McCann 与其团队认为，这样的建构理论同样适用于创伤经历，人们会从他们所经历的创伤事件中建构出一些"意义"。他们的理论认为，创伤经历除了影响参照框架（需要稳定和连贯的框架去理解主观体验），还会影响与安全、信任、权力与控制、尊重及亲密感有关的图式（心理结构和需要）。这些架构可能是自主的，也可能是受他人引导的。因为这些架构在我和来访者的交谈中经常出现，所以我的团队想到，可以利用 McCann 的工作成果去研发一个短程的认知行为疗法。

我也受到了 Hollon 和 Garber（1988）写的一章内容的影响，他们在这章内容中提出，当一个人暴露在与图式不符的信息中时，可能会发生以下两件事中的一件。个体可能会修改信息，使之可以纳入个体已经存在的信念或图式里，而不需要改变先前的信念（比如"这不是强奸，这是误会；我一定做了什么事情让他误以为可以"）。另外一种是，改变既有信念（比如"只有陌生人才会强奸"）以适应新的、不兼容的信息（比如"你也可能被熟人强奸"）。这种新的学习意味着顺应，也是治疗的目标。当然，Hollon 和 Garber 的提法以皮亚杰（1971）的工作为基础，但是我从未在治疗或创伤的背景下思考过这个。

在和创伤幸存者进行临床工作的时候，我有了进一步的发现，有时候，他们会对自己的信念做出过多改变，甚至在扭曲和尝试**同化**[1]（assimilation）创伤事件。有时候，他们会过度概括自己的信念，将之泛化到一组图式上去（比如"我总是做出错误的选择""没有人值得信任""我一定要控制身边的每一个人"），我们称这样的认知为**过度顺应**（overaccommodation）（Resick & Schnicke, 1992, 1993）。我和我的研究生 Monica Schnicke 在研发 CPT 的早期，就意识到必须先解决关于创伤经历的同化，才可以去解决和创伤经历相关的过度顺应。比如，当某位来访者不再把创伤事件的发生认作"自己的责任"时，再去解决"我做不出好的决定"这样的认知就简单多了。正因如此，我们决定在 CPT 的后期才对过度顺应的认知展开工作。

CPT 的早期开发

我关于 CPT 的第一个研究课题是由密苏里大学圣路易斯分校资助的。在这项研究中，我展开了 CPT 的团体治疗。选择团体治疗最主要的原因是，和个人治疗相比，可以通过团体治疗的方式更快速地收集更多的数据。当我收到美国国立精神卫生研究所的资助展开关于 CPT 的随机对照试验时，我已经对 84 个试点案例提供了治疗，并且发表了第一版的 CPT 手册，其中包括了 35 位最先接受团体治疗的参与者和 9 位最先接受个人治疗的来访者的数据结果（Resick & Schnicke, 1993）。

1994 年，当 Kathleen M. Chard（我的第一位博士后）还是一位研究生时，她开发了一个版本的 CPT，这版 CPT 结合了团体治疗和个人治疗，专门针对儿童时期遭遇过性虐待的人。Chard 以治疗师的身份参与了一项研究项目，比较了 CPT 和延时暴露疗法（prolonged exposure, PE）及候补名单控制组（第 2 章讨论了这项研究），同时她申请了科研基金进一步

---

[1] "同化"意味着改变创伤事件，使之与个人的"主观现实"变得一致。——译者注

研究她改编的 CPT（针对性侵的 CPT，CPT-Sexual Abused，简称 CPT-SA）。除了结合团体和个人治疗之外，针对性侵的 CPT 还包括了几节治疗内容讨论以下这些主题：家庭规则（比如：如果发生了什么坏事，就是你的责任），符合孩子发育情况的内容（比如：告诉四岁的孩子五点钟要回家是不现实的），更坚定的表达方式，获得和赋予权力的方式，以及社会性支持。

    Chard 在开发针对性侵的 CPT 的过程中发现，并不是每一个来访者的信念都被创伤事件所破坏（Janoff-Bulman, 1992）。随着我们继续研究和治疗 PTSD，很快发现有的时候创伤事件可能和图式是一致的。我们观察到，如果来访者在年幼的时候曾经被虐待过（比如情感虐待、性虐待、肢体虐待等），或者曾经遭受过其他创伤事件，他们可能已经形成了一些关于自己以及自己在这些创伤事件中所担任角色的负面信念（比如"这些坏事情发生在我身上是因为我活该"）。因为这些创伤事件和来访者的图式是一致的，而不是相反的，所以新的创伤事件会立即被全部同化。这样一来，问题就出现了：既然这些来访者本身的信念已经和创伤事件相匹配，为什么他们还会患上 PTSD 呢？有可能是因为他们在遭遇新的创伤事件之前就已经有 PTSD，所以不存在"再次"患上 PTSD。但是这些新的创伤经历会强化他们已经具有的、对于自己和他人以及自己在创伤事件中所担任角色的扭曲认知。换句话说，他们会用这些新的创伤事件作为证据去证明自己之前的负面信念是正确的。如此一来，他们的 PTSD 病症就会加重，而他们的这些认知就会变得更加根深蒂固（Resick, 2001; Resick, Monson, & Chard, 2007）。从另一个角度来说，即使他们已经有了一些关于自己和他人的负面信念，当新的创伤事件发生时，他们仍可能会问："为什么是我？""为什么这样的事情会再次发生？"对于他们来说，这些新的创伤事件可能仍然和图式不一致，因为他们已经尽自己最大的努力去改变他们认为导致之前创伤事件的原因（比如"如果我是完美的就不会被虐待"），或者他们观察到别人的家庭里是如何互动的，进而没办法理解究竟自己做错了什么。

    就理论模型而言，CPT 和其他疗法还有一个显著的不同，也就是 CPT 对更多、更广的情绪展开工作。在 DSM-5 面世之前（American Psychiatric Association, 2013），PTSD 一直被归为焦虑障碍，所以大多数的 PTSD 理论只把重点放在焦虑和惊恐这两个情绪上。因为我没有焦虑障碍的学术背景，所以我一直很惊讶于 PTSD 来访者会表现出来的内疚、羞耻、恶心、难过等一系列"错误"情绪。在我们进行的长期研究中，几乎所有的 PTSD 来访者都说，他们在创伤事件发生时是极度害怕的，但是大多数人从这样的惊恐情绪中恢复了过来。而且我们的数据显示，惊恐并不是导致闪回、侵入性记忆、噩梦、逃避行为的主要原因。如果 PTSD 真的只是来自惊恐的条件反射作用，那么不论创伤经历的具体内容是什么，幸存者患上 PTSD 的概率应该是一样的。而关于 PTSD 的流行病学研究揭示了一个再清楚不过的事实（Kessler, Sonnega, Bromet, Hughes, & Nelson, 1995），并不是所有的创伤事件都有着一样的后果。强奸和其他的人际关系创伤事件，相比不牵涉人际关系的创伤事件（比如自然灾害、意外事故）来说，会导致更高概率的 PTSD。正因为这样的数据，我相信除了惊恐的条件反射作用之外，一定还有其他因素存在、导致并维持着 PTSD 病症。我们相信，经历过创伤事件的个人会用他们本身已经具有的信念和过往的个人经历去评估、诠释这些创伤事件，进而导致 PTSD 的产生。

还有一个很重要的事实是，对自己的责备，或者其他不符合事实、错误的责备，会导致内疚和羞耻的情绪，而这些在几乎所有的 PTSD 来访者中都存在。在我写作一本通用型的 CPT 手册时，已是"9·11"恐怖袭击事件之后，那时我区分了"自然情绪"和"人造情绪"的差异。**自然情绪**（natural emotion）指的是当事人必然会体验到的情绪，这些情绪由身体决定、不需要大脑思考（比如，战斗 - 逃跑会带来恐惧或愤怒；丧失会触发悲伤）。而**人造情绪**（manufactured emotion）来自我们对创伤事件的错误、不符合事实的认知。如果不回避，那么自然情绪一般需要一段时间才会慢慢散去；而那些由错误认知所产生的人造情绪（"这一定是我的错，因为这种事情不会发生在好人身上"）会随着认知的改变而迅速消失。

在第一个关于 CPT 的随机对照试验里，我们向曾经遭受过强奸的女性受害者提供治疗，并将 CPT 与延时暴露疗法和候补名单控制组进行比较。大多数的实验参与者（85%）经历过除强奸外的人际关系创伤事件，还有 41% 的实验参与者在儿童时期遭受过性虐待（Resick, Nishith, Weaver, Astin, & Feuer, 2002）。正因如此，在第二个关于 CPT 的随机对照试验里，我们招募了曾经在成年阶段或童年阶段经历过任何人际关系创伤事件的女性参与者，并针对这样的创伤事件展开治疗（Resick et al., 2008）。在我们进行这个研究项目时，Candice M. Monson 获得了来自美国退伍军人事务部的一笔科研基金，首次用于研究 CPT 对于退伍军人的效用。在这个关于退伍军人的研究项目中，绝大多数的参与者是参与过越南战争的男性退伍军人（Monson et al., 2006）。数据表明，大概 40% 的参与者在接受了 12 节 CPT 后就不再符合 PTSD 的诊断标准。由于这些参与者大多已经接受过多年的治疗，而且大多数都有毒品成瘾的历史，所以这样的治疗效果在学术界内产生了不小的轰动。Monson 同时发现，这些退伍军人和创伤幸存者存在的共同之处多于差异性，特别是退伍军人对于创伤经历的诠释和经历过人际关系创伤事件的受害者的认知极为相似。我们会在本书的第 2 章对这些研究结果进行更详细的描述。

2003 年，我离开了圣路易斯，接受了一份来自美国退伍军人事务部的工作，去美国国家 PTSD 中心就任女性健康科学分部的主管。接下来的一年内，Monson 搬去波士顿成为我的副主管，而 Chard 从肯塔基大学搬去了辛辛那提的美国退伍军人部医疗中心，成为那里的 PTSD 项目主管。在接下来的几年里，Chard 不仅扩张了辛辛那提的门诊科室，还创立了三个住院式的 PTSD 项目：一个针对男性，一个针对女性，还有一个针对创伤性脑损伤的个人。Chard 同时改编了个人和团体的 CPT 手册，使之适用于住院式的治疗。Monson 则继续开发基于 CPT 的针对 PTSD 的夫妻治疗。

CPT 的传播

在 2006 年，我们三人（Resick, Chard, Monson）获得了美国退伍军人事务部总部的一笔科研基金，用于开发相关的资料，促进 CPT 在退伍军人健康系统里的传播。我们写了一本专门针对现役军人和退伍军人的治疗手册，开发了一系列的训练材料（包括演示文稿、录像、训练师的手册、顾问的手册），然后在美国培养了第一批 CPT 训练师。因为当时在退伍军人健康系统里很少有人提供 CPT，所以大多数的训练师都是来自圣路易斯市（包括我之前的同事、博士后、研究生）。在此之前，我只提供过一些单日的工作坊，从来没有提供过工作坊后的跟踪性指导。Monson 非常正确地指出，苏格拉底式对话可能是 CPT 里最难的一部分，也是我们在训练过程中需要特别强调的。同时我们也需要想清楚，我们自己是如何进行苏格拉底式谈话的，这样才能更有效地提供培训。在 CPT 里，我们习惯性地要去挑战、改变认知，而当时很多专业人士所接受的训练是不要去问问题，或者对来访者的认知不管不问。因此需要解释清楚这样做的逻辑：通过问来访者问题，让来访者去审视他们的卡点（错误的、不符合事实的想法和信念，而这些认知一般来源于创伤经历），回到创伤发生时的环境之中，意识到他们当时可以选择的选项，以及为什么他们选择了自己所选择的选项（如果有选择的话）。我们还要帮助来访者分清楚以下的几个概念：主观意向、责任和无法预料的。最后，Chard 提议应该加入一个"卡点记录"来贯穿治疗的全过程。这一份日志可以帮助来访者和治疗师把重点放在不健康的认知之上，而不是慢慢"脱轨"让 CPT 变成一种支持性治疗。

CPT 传播项目的头两年，包含了每年 22 场的工作坊。此后这个传播项目的规模不断缩减，主要因为在退伍军人的健康系统里，越来越多的治疗师完成了包括工作坊和个案指导的 CPT 训练。在这个过程中，我们也收到了很多很棒的建议，比如怎样将讲义变得更加简洁明了，同时让受教育程度较低的或者经历过创伤性脑损伤的来访者更容易理解这些治疗材料。我们开发了一些额外的讲义帮助来访者更好地理解卡点这个概念，以及如何挑战自己的负面认知。在退伍军人健康系统之外，CPT 也在美国各种精神健康中心得到传播，同时在其他国家得到推广。

到目前为止，CPT 手册已经被翻译成了 12 种不同的语言，并且 CPT 在不同的文化中都取得了不错的成效（详情见第 14 章）。由于创伤事件对认知的影响因人而异。在 CPT 中，不同文化背景的来访者都可以去描述，在他们看来为什么这个事件发生在他们的身上，以及这个事件对他们有着怎样的含义。尽管不同文化对于某些概念可能有不同理解，但是 CPT 中的大多数概念都可以得到很好的翻译。哪怕在非常传统的文化中，我们也可以指出不同的人会有不同的信念，而信念本身是存在一定弹性空间的。因此，人们可以改变自己思维。

关于 PTSD 和 CPT 的生物模型

在我们最新的训练和概念化模型中，我们添加了关于 PTSD 生物基础的知识，并且解释了基于此生物模型，CPT 是如何起到治疗作用的。这里的绝大部分新知识来源于关于杏仁核的研究：数据表示，当杏仁核被激活后，会触发强烈的情绪，并且在大脑中触发一系列神经递质，从而引起应激反应。还有一些曾经不被重视的因素，直到最近才在研究中被提及，比如 PTSD 来访者的前额叶皮层不仅体积较小，而且敏感度也更低（Shin, Rauch, & Pitman, 2006）。

在一个常见的战斗 – 逃跑反应中，前额叶皮层（做出决策和控制杏仁核的脑区）的活动程度会下降，同时免疫系统和正常的生理功能（比如食物消化）也会出现活动程度的下降，如此可以释放出更多的资源让我们更好地去战斗或逃跑。伴随着战斗或逃跑的"自然情绪"包括：愤怒和恐惧。在一个威胁人身安全的紧急事件中，最重要的是如何触发脑干和神经递质，帮助我们战斗或逃跑，而不是去思考到底晚上想吃什么或者应不应该换个工作。然而，在调节良好的紧急反应中（见图 1.1），这意味着大脑的前额叶皮层会得到足够的激活，可以意识到危险已经结束，并发送信号到杏仁核停止战斗 – 逃跑反应，进而使副交感神经系统慢慢恢复正常。换句话说，前额叶皮层和杏仁核存在互反关系（reciprocal relationship）。

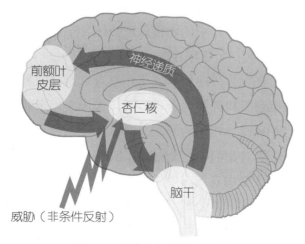

图 1.1　调节良好的紧急反应

　　研究者在关于 PTSD 来访者的多项研究中发现，他们的杏仁核敏感度过强，而前额叶皮层则活跃度过低，而这两者之前存在功能性的关系（Shin et al., 2004）。因为杏仁核过度激活，同时前额叶皮层活动减少（见图 1.2），所以 PTSD 来访者需要用更长的时间才能意识到自己所感知的危险早已结束，可以冷静下来了。

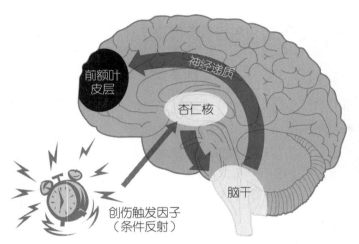

图 1.2　PTSD 来访者的紧急反应

来自：Liberzon 和 Sripada（2008），Milad 等人（2009），Rauch 等人（2000），以及 Shin 等人（2001）。

　　在大脑成像的研究项目中，Hariri 等人（Hariri, Bookheimer, & Mazziotta, 2000; Hariri, Mattay, Tessitore, Fera, & Weinberger, 2003）向参与者展示了带有面部表情的人脸图片和危险物体的图片，并要求参与者要么挑选出和原始图片一致的图片，要么命名图片中的表情或物体。在第一个情境中（挑选出一致的图片），参与者的杏仁核激活程度并没有发生显著变化。但是当研究者要求参与者去命名图片中的表情或区分图片中的物体是否代表着危险时，参与者的前额叶皮层得到了激活（包括负责语言的布洛卡区），杏仁核则变得更加安静了。

　　我们意识到，如果只用语言去描述物体或图片就可以激活前额叶皮层并抑制杏仁核，那么应该可以通过认知疗法做到更棒的情绪管理。具体来说，如果我们可以让来访者通过语言来讨论他们的创伤经历，并且回答相关的问题，应该比让来访者想象创伤经历的画面更加有效。也可以说，这些研究结果对我们的理论提供了支持，与其让来访者不断地想象创伤经历的画面，语言上的认知疗法会更加直接有效（见图 1.3）。这也让我想起了托儿所老师们都熟知的事实：当面对发脾气的小孩时，老师们往往要求孩子用语言（而不是行为）去表述他们到底想要什么。他们也许并不知道前额叶皮层和杏仁核有互反关系，但是他们知道如果可以让孩子用语言来描述自己为什么发脾气，那么孩子就更容易冷静下来。

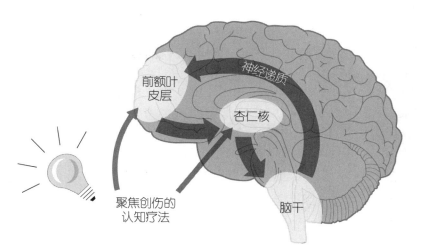

图 1.3　认知疗法如何起作用

它激活了前额叶皮层，从而抑制杏仁核的活跃程度，阻止极端的情绪反应，尽管已经完全触发了创伤回路。

神经生物学同时帮助我们更好地理解为什么年轻人更容易患上 PTSD。一方面是躯体虐待、性虐待、强奸、袭击、车祸、战争更容易发生在年轻人身上。另一方面，人类的前额叶皮层直到 20 多岁时才可以发育完成，所以不只是年轻人更容易遭受创伤，当创伤发生时，他们可以支配的大脑资源也更少（Johnson, Blum, & Giedd, 2009）。根据 Johnson 等人的综述论文（2009）：

前额叶皮层负责协调较高级的认知任务和执行功能。执行功能（executive functions）代表的是一系列服务于目标导向的行为的认知技能，包括规划、反应抑制、工作记忆和注意力。这些技能让我们可以暂停手头的行为，去评估当下的环境，审核自己的选项，制定行动方案，以及执行这些步骤。较低的执行功能会导致规划困难、注意力难以集中、忽略回馈以及心智上缺乏弹性，而这些因素都会对一个人的辨别力和决策能力产生负面影响。

如果接受治疗的成年人是在童年或青少年期经历了创伤，他们很可能展现出一些对于创伤事件的固有认知，而这些认知是在他们的执行功能并没有发育完成时所形成的。这也可能是为什么很多 PTSD 来访者有极端的信念，并且不断遭受创伤的原因。CPT 可以很好地帮助他们提升情绪管理能力，增加他们心智上的弹性，同时改变这些在其认知能力未完全发育时所形成的一系列假设和信念——这些假设和信念可能因为他们的逃避症状从来没有被事实检验过。CPT 的治疗目标之一就是教授来访者如何在认知上做到更有弹性。更具体来说，CPT 要教授来访者如何客观中立地检查自己对以下问题的答案：为什么这个创伤事件发生在我身上？这个事件对于我和其他人有怎样的影响？

CPT 名称的改变和 CPT 术语的说明

众所周知，自 1998 年以来，CPT 是一个 12 节的认知疗法。初期的 CPT 还包括了**书面暴露**（written exposure）的部分，也就是通过书面的方式描述创伤事件的始末。但是，最初的"书面暴露"并不符合当时暴露疗法的标准（即将来访者重复暴露于创伤场景中长达 45~60 分钟以触发强烈的情绪，同时在治疗过程中不断对来访者的痛苦进行评分，从而确定来访者逐渐适应对创伤的刺激物），所以后来就改名为更精确的**书面叙述**（written accounts, WA）。这一部分的治疗手册会在第 11 章里详细介绍。

当我们对 CPT 进行拆解研究时（也就是把 CPT 的不同部分拆开研究，从而识别 CPT 中有效的治疗要素）（Resick et al., 2008; 见第 2 章），把没有"书面叙述"的 CPT 被称为 CPT-C（CPT-Cognitive），代表着只有认知疗法的 CPT。这个拆解研究的结果表明，CPT-C 和 CPT 一样有效，"书面叙述"并没有进一步增强治疗效果。相反，接受 CPT-C 的来访者康复更快，且脱落比例只有 22%，而接受"书面叙述"CPT 的来访者脱落比例高达 34%。在另一个项目中，Walter、Dickstein、Barnes 和 Chard（2014）研究了来自美国退伍军人部某医院的方案评估数据，他们发现 CPT 和 CPT-C 在效果上并不存在显著差距。尽管 CPT-C 这个名称很适合我们当时的研究项目，但我们很快认识到这样的名称是多余的。因为这些研究数据，加上 CPT-C 的积极效果，我们决定优先考虑认知版的 CPT。在这本书中，我们称只有认知疗法的版本为"CPT"，而那个有"书面叙述"的版本则被称为"CPT+A（A 代表书面叙述）"。关于 CPT 的内容，我们会在本书的第 3 部分（第 5—10 章）详细描述。在第 11 章里，我们会介绍 CPT+A。Resick 等人（2008）研究中使用的是只有"书面叙述"的 CPT 版本，我们并没有将其纳入本书中。如果读者对这个版本有兴趣，可以直接与我联系。

我还想在这里说明一下本书中两个术语的使用。我们用过两种术语称呼 CPT 来访者，一是"受害者（victims）"，二是"幸存者（survivors）"，"受害者"的使用概率会更高一些。一方面，大多数前来接受 CPT 的来访者仍然是"受害者"，还没有成为"幸存者"，而且"幸存者"意味着该人在这个创伤事件中有丧生的可能性，但是在有些案例中并不是如此（尽管经常是这样的情况）。另一方面，"幸存者"这个术语在某些语境下可能会赋予病患更多的自主权。

2

关于 CPT 的研究

在现阶段，我们有非常强有力的研究数据证明，不同形式的 CPT 在不同人群中具有效能和效力。在最近两项关于 PTSD 治疗方案的元分析中（Haagen, Smid, Knipscheer, & Kleber, 2015; Watts et al., 2013），作者比较了不同的循证治疗，包括心理疗法和药物疗法，他们发现 CPT+A 是所有治疗方案中效应量（effect size）最大的。

在这一章里，我会重点回顾关于 CPT 的实证研究。到目前为止，一共已经发表了 14 个关于 CPT 的随机对照试验，还有更多关于 CPT 的随机对照试验正在进行之中。此外，研究人员还对 CPT 进行了没有对照组的大型研究，探索 CPT 在真实的临床环境中是否有效。鉴于 CPT 的相关文献相对丰富，我们在这一章内只回顾关于 CPT 的随机对照试验和大型无对照试验，暂且不引用关于 CPT 的个案报告和小型无对照试验。我们先回顾关于 CPT 的随机对照试验的主要结果，然后再检阅由这些随机对照试验辐射出来的研究数据，特别是 CPT 对 PTSD 共病情况的治疗效果以及 CPT 对 PTSD 治疗的启示。接下来我们会检视关于认知改变的研究数据，探索认知改变作为 PTSD 治疗的工作机制这一可能性，最后我们会总结关于 CPT 的效力研究。

随机对照试验

第一个随机对照试验将 CPT+A 和延时暴露疗法（PE；Foa, Rothbaum, Riggs, & Murdock, 1991）以及候补名单控制组进行了比较，参与试验的是女性强奸受害者（Resick et al., 2002）。PE 疗法包括了两种针对创伤经历的暴露。来访者要在会谈中进行想象暴露［比如来访者要不断地向治疗师大声叙述自己的**首要创伤**（index trauma）经历，并且要用第一人称和现在时］，完成想象暴露后，来访者和治疗师一起对其间体验到的情绪进行加工处理。完成会谈后，来访者还需要每天在家回放、收听自己进行想象暴露的录音。此外，来访者需要每天做 45 分钟真实生活中的暴露，主要针对和创伤事件相关的、会引发应激反应的刺激物。

与候补名单控制组相比，这两种治疗方式（CPT 和 PE）都可以非常有效地改善 PTSD 和抑郁症的病症，两种治疗方式在效果上并不存在显著差距。对于 CPT 和 PE 来说，两者之间几乎没有什么大的差别，唯一的区别在于接受 CPT+A 的来访者在以下几个方面展现出了更显著的改善：内疚感（Resick et al., 2002），关于身体健康的忧虑（Galovski, Monson, Bruce, & Resick, 2009），绝望感（Gallagher & Resick, 2012），以及自杀想法（Gradus, Suvak, Wisco, Marx, & Resick, 2013）。在完成治疗后 3 个月和 9 个月的随访中，依然可以观察到 CPT 所带来的这些改善。原先在候补名单控制组的来访者们，随后接受了 CPT 或 PE，他们所展现出的治疗结果和之前的结果完全一致。

我们对参与了第一个随机对照试验的来访者们进行了一项更加长期的跟踪研究（Resick, Williams, Suvak, Monson, & Gradus, 2012）。在完成治疗 5—10 年后，我们尝试和原先的参与者取得联系，然后根据他们当时所接受的治疗，把这些来访者分成了两组（CPT 和 PE）。我们和原始样本 171 人中的 144 人取得了联系，并对其中 88% 的来访者（共计 126 人）进行了诊断和测量。结果发现，接受 CPT+A 的来访者和接受 PE 的来访者在 PTSD 和抑郁症的病症上没有显著的差别，两组参与者都依然维持着之前完成治疗时的显著改善。此外，我们还发现后续的治疗和跟踪期间发生的新创伤事件并没有对来访者的改善有显著影响。

Chard（2005）在研究中将 CPT 和候补名单控制组进行了对比，参与试验的是在儿童时期遭受性虐待的成年幸存者。她扩展了 CPT+A 的方式，把个人治疗和团体治疗结合起来，如此来访者既可以有机会在个人治疗中对创伤进行加工处理，又可以在团体治疗中体验到凝聚力，并有机会把儿童性虐待所造成的问题正常化。她发现，接受 CPT 的来访者和那些在候补名单控制组的来访者在以下几方面存在显著差距：治疗师评估的 PTSD 症状、抑郁症症状和解离症状。同时她还发现，接受 CPT 的来访者中途退出的比例非常低（只有 18% 的来访者没有出席所有的治疗会谈）。在那些接受了 CPT 的来访者中，只有 7% 的来访者在治疗结束时依然符合 PTSD 的诊断标准，3% 的来访者在治疗结束 3 个月后符合 PTSD 的诊断标准，而只有 6% 的来访者在治疗结束 1 年后符合 PTSD 的诊断标准。

Monson 等人（2006）通过美国退伍军人部的某医院，进行了第一个针对退伍军人的 CPT+A 研究项目。一共有 60 位退伍军人（80% 是参加过越南战争的老兵）被随机分配到常规治疗或 CPT+A 组。结果发现，和接受常规治疗的来访者相比，接受了 CPT+A 的来访者在治疗结束时和治疗完成一个月后，在 PTSD 症状和一系列共病症状上展示出了显著的改善。在治疗完成时，接受 CPT+A 的来访者中有 40% 不再符合 PTSD 的诊断标准。此外，来访者的因公伤残情况对于他们的治疗效果和治疗后是否符合 PTSD 诊断标准并没有显著影响。

　　Resick 等人（2008）进行了一项针对 CPT+A 的拆解研究，研究对象是经历过性侵犯和身体攻击的女性受害者。在这个研究项目中，我们比较了 CPT+A、CPT 和 WA（书面叙述），同时我们对来访者接受治疗的时间长度进行了控制。总的来说，CPT 和 WA 有显著的差距，但是在完成治疗后以及随访时，所有的来访者都展现出了显著的改善。根据来访者报告，CPT 降低 PTSD 症状的速度比 WA 要快，接受 CPT 的来访者比 CPT+A 组平均提早 2 节治疗取得显著的改善，CPT 组比 WA 组平均提早 4 节治疗取得显著改善（见图 2.1）。同时，CPT 的脱落率是 22%，而 CPT+A 的脱落率是 34%，WA 的脱落率是 26%。尽管这些差别在统计学上并不显著，但是在临床上很有意义。在本书中，我们只介绍了 CPT 和 CPT+A，并没有介绍 WA。但是我们在第 1 章提到，可以向作者（Patricia A. Resick）索要 WA 的治疗手册。

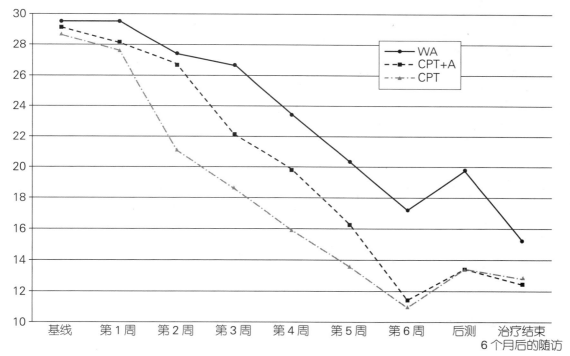

图 2.1　接受不同治疗方案的来访者，其 PTSD 症状在治疗中和治疗后的随访时的变化
来自：Resick 等人（2008）。

　　Forbes 等人（2012）完成了一项关于 CPT+A 的随机对照试验，研究对象是在澳大利亚退伍军人医疗系统里接受服务的退役军人。他们在该医疗系统里训练了一批新的 CPT 治疗师，同时也配备了专家级的治疗师来提供 CPT+A，如此可以让研究结果更具普遍性。和 Monson 等人（2006）的研究一样，他们将 CPT+A 和常规治疗进行了对比。Forbes 等人发现，相对常规治疗，CPT+A 在以下方面的改善上展现出优越性：PTSD 病症、焦虑症、抑郁症、人际关系和伴侣关系。即使当 CPT+A 是由不同经验、不同流派、不同职业背景的治疗师来提供的，治疗结果也一样显著。

Galovski、Blain、Mott、Elwood 和 Houle（2012）进行了一项非常重要的针对 CPT+A 的研究项目，其目的在于比较以下两种不同的临床执行方式：一种是根据治疗效果来决定治疗时长，另一种是按照治疗手册完成 12 节的标准治疗。在这个研究项目中，研究者将 CPT+A 和定时症状监控的控制组进行比较，并将结束治疗的条件规定为"当来访者最终达到良好的功能性，即算治疗结束，不论治疗时长"，而不是"当来访者完成了所有 12 节 CPT+A 的治疗即算治疗结束"。研究者这样定义"良好的功能性"：（1）来访者在"创伤后诊断量表"（Posttraumatic Diagnostic Scale, PDS; Foa, Cashman, Jaycox, & Perry, 1997）上得分不高于 20（意味着不显著的创伤症状）；（2）来访者在"贝克抑郁量表 - Ⅱ"（Beck Depression Inventory-Ⅱ, BDI-Ⅱ; Beck, Steer, & Brown, 1996）上得分不高于 18（意味着不显著的抑郁症状）；（3）治疗师和来访者一致认同治疗目的已经达到；（4）来访者经过独立的第三方的诊断，不再符合 PTSD 诊断标准。如果来访者可以满足以上条件，那么最早可以在第 4 节会谈时就结束治疗。如果来访者同意在第 12 节会谈前结束治疗，那么他们也需要接受最后一节的 CPT，并且完成最终的 **CPT 影响陈述**（CPT Impact Statement）。在第 12 节会谈结束的时候，如果来访者仍然有 PTSD 症状且在量表上分数偏高，他们可以再接受最多 6 节治疗（也就是可以一共接受 18 节的治疗）。在第 18 节会谈结束时，如果来访者仍然不满足"良好的功能性"标准，那么他们会被视为"对治疗无反应"。

在这项研究中，有 27% 的来访者中途退出了治疗。在剩下的 50 位来访者中，只有 8% 的来访者在第 12 节会谈结束的时候完成治疗，58% 的来访者在第 12 节会谈前就完成了治疗，26% 的来访者需要比 12 节会谈更多的治疗，而 8% 的来访者属于"对治疗无反应"。在治疗结束 3 个月后，只有 1 位来访者仍然符合 PTSD 的诊断标准。

Suris、Link-Malcolm、Chard、Ahn 和 North（2013）在美国退伍军人部医院里招募了一群男性和女性的退伍军人，这些退伍军人在服役期间因为遭受性侵犯而患上 PTSD。在这个研究中，他们将 CPT+A 和当下聚焦疗法（present-centered therapy, PCT; Schnurr et al., 2007）进行了比较。PCT 的干预重点是，体验当下的症状和解决现有的问题。和 Forbes 等人（2012）的研究一样，这里提供 CPT+A 的临床工作者并没有接受过系统培训。接受 CPT+A 和 PCT 的两组来访者在治疗完成时都展现出 PTSD 和抑郁症的症状改善，但是接受 CPT+A 的来访者在 PTSD 病症上的改善要远大于接受 PCT 的来访者。在治疗结束 6 个月后的随访中，这两个治疗方案所带来的症状改善依然存在。虽然来访者在治疗中的脱落比例并没有显著不同，但是这个比例在 PCT 中是 18%，而在 CPT 中是 35%。研究人员同时发现，此研究结果受到治疗保真度的影响：一位治疗师因为执行 CPT 的胜任力评分过低，导致该治疗师的所有来访者数据都必须被排除在研究分析之外。因此，此项研究突出了治疗师在 CPT 上有胜任力和确保治疗保真度的重要性。

Bass 等人（2013）在刚果民主共和国进行了一个关于 CPT 的随机对照试验。这个国家不仅资源缺乏，而且现有的暴力冲突很频繁。研究者将参与者按照其所属村庄随机分配到了不同的干预组，其中 7 个村庄的女性接受了团体式的 CPT（一共 157 人），而另有 8 个村庄的女性接受了一对一的支持（一共 248 人）。这个研究项目中的治疗师最多接受过高中教育，而且绝大多数参与者不识字。研究者发现，与接受一对一支持的对照组相比，CPT 在以下方面有更优越的效果：降低 PTSD、焦虑、抑郁等症状，以及减少功能性损伤。在治疗结束 6 个月后，接受 CPT 的参与者中只有 9% 符合 PTSD、抑郁症、焦虑症的诊断标准，而在接受支持性治疗的参与者中，这个比例是 42%。当这个研究结果发表出来时，纽约时报曾经引用 Bass 的这句话："如果你可以在刚果做到这样的结果，你在哪里都可以做到同样的结果"（Grady，2013）。

Morland 等人（Morland, Hynes, Mackintosh, Resick, & Chard, 2011; Morland et al., 2015）进行了两个关于 CPT 的随机对照试验，一个针对的是男性退伍军人，另一个针对的是女性退伍军人和平民。在第一个试验中，研究者分别以面对面和视频会议的方式提供了团体的 CPT+A，并且采用了"非劣效性检验"（noninferiority design）来比较两种实施方式，也就是在研究设计上提前做好准备，确保以视频方式提供 CPT+A 不会劣于面对面的 CPT+A。结果表明，这两种 CPT 实施方式都使来访者的 PTSD 症状显著降低，而且在随访时依然可以观察到这样的结果，两者并没有显著差别。不仅如此，两种实施方式都带来了高程度的治疗联盟关系、治疗配合度和满意度，而且两者依然没有显著差别。在第二个试验中，Morland 等人（2015）将面对面的个人式 CPT+A 和远程的个人式 CPT+A 进行了比较，而且将女性退伍军人和女性平民进行了比较。数据表明，两种实施方式的效果一致，但是女性平民的治疗效果要好过女性退伍军人。

第三个将面对面与远程治疗进行比较的研究是由 Maieritsch 等人（2016）进行的，唯一的不同之处在于，这个研究的参与者是参与过伊拉克和阿富汗战争的退伍军人。他们同样发现，这两种实施方式带来了一样的治疗结果。但是他们注意到，年纪较小的参与者在两种实施方式中退出治疗的比例较高（43%，而年纪较大的参与者退出治疗比例是 20%）。他们提议，在未来针对年轻来访者的研究中，应该将更多的注意力放在如何提高他们的参与程度和继续参与治疗的比例。比如，这些年轻来访者的生活重点可能是工作、人际关系、孩子等，治疗要涵盖到这些主题。

Bolton 等人（2014）在伊拉克北边的库尔德斯坦进行了一项关于 CPT 的随机对照试验，该项目中的治疗师是在当地乡村诊所里提供精神健康服务的专业人员。研究者向治疗师提供了以下两种训练：一种是针对抑郁来访者的行为激活疗法（behavioral activation treatment for depression，BATD; Lejuez, Hopko, & Hopko, 2001; Lejuez, Hopko, Acierno, Daughters, & Pagoto, 2011），还有一种是 CPT。在这个研究项目中，他们还加入了一个候补名单控制组。所有参与者都经历过系统性暴力事件，并体验到明显的抑郁症状。他们被随机分配到以下三个对照组：行为激活疗法、CPT、候补名单。结果显示，行为激活疗法对抑郁症状和功能性损伤有显著效果，而 CPT 只对功能性损伤有显著效果。因为该研究项目在选择参与者时，把重点放在了抑郁症而不是 PTSD 上，所以这样的结果可能和样本选择标准有关。而且之前针对患有 PTSD 的酷刑幸存者和难民的研究都指出，CPT 对于 PTSD 和其他共病情况有显著效果（e.g., Hinton et al., 2004; Schulz, Resick, Huber, & Griffin, 2006）。

Butollo 等人（2015）在德国进行了一个随机对照试验，比较了 CPT 和对话暴露疗法（dialogical exposure therapy，DET），后者源自格式塔疗法。这个试验包括 141 位患有 PTSD 的男性和女性，而参与者的创伤经历是混杂的（非单一创伤经历）。研究者没有规定两种干预方式的长度，来访者最多可以接受 24 节治疗。来访者退出治疗的比例非常低（如果包括那些从来没有开始治疗的来访者，这个比例在 DET 中是 12.2%，在 CPT 中是 14.95%；如果只算开始治疗后退出的来访者，这个比例在 DET 中是 8%，在 CPT 中是 9%）。这两种疗法都显著降低了 PTSD 的病症，但是在治疗结束时 CPT 的效果更好，而且 CPT 的效应量更大（DET 的效应量 g 为 1.14；CPT 的效应量 g 为 1.57）。

最近，Resick 等人（2015）将团体式的 CPT 和 PCT 疗法（当下聚焦疗法）进行了比较，试验对象是美国军队现役军人。两种疗法都给 PTSD 症状带来了改善，但是 CPT 带来的改善比 PCT 更为显著。CPT 还给抑郁症状带来了显著的改善，而在随访时依然可以观察到这样的改善。而接受 PCT 的对照组，参与者的抑郁症状只在基线和接受第 1 节治疗前这段时间有改善（之后则没有改善），这代表的可能是来自参与者的期望效果。

次发疾病和潜在的治疗调节变量

儿童期虐待史

一些临床工作人员和研究者忧虑，有儿童期虐待史的个人可能需要比 CPT 或 CPT+A 更长程的治疗。我们对之前提到过的将 CPT+A 和 PE（延时暴露疗法）直接对比的文章进行了随访研究。在这个研究中，我们采用了"创伤症状量表"（Trauma Symptom Inventory, TSI; Briere, 1995），而 TSI 不仅涉及 PTSD 病症，还包括了其他病症，比如解离体验、性行为障碍、受损伤的自指语言、用来减压的问题行为等。我们没有按照参与者接受的治疗方案将样本分组，而是按照儿童期虐待史将样本分为两组：一组是在成年期遭受过强奸也在儿童期遭遇过虐待的来访者（占到 44%），另一组是只在成年期遭受强奸而没有儿童期虐待史的来访者。两组来访者在接受治疗后都展现出了显著改善（而且是相当大的效应量），包括了 PTSD 症状、抑郁症状以及其他 TSI 中所测量的症状。而且这些改善在治疗 9 个月后的随访中依然可以观察得到。最重要的是，有儿童期虐待史和没有儿童期虐待史的参与者在治疗效果上并不存在任何差别。

Resick 等人（2014）再次分析了之前提及的 CPT+A 和 PE 的直接对比研究以及 CPT 拆解研究的数据，目的是探讨有儿童期虐待史（包括性虐待和肢体虐待）和没有儿童期虐待史的来访者是否对治疗有不同反应。在直接将 CPT+A 和 PE 进行对比的研究中，他们发现儿童期性虐待可以预测两种治疗过程中的脱落率，但是严重的儿童期肢体虐待更容易导致 PE 中的治疗脱落。在治疗效果上，儿童期虐待的种类和数量并不影响 PTSD 的治疗效果。在 CPT 的拆解研究中，有儿童期虐待史和没有儿童期虐待史的来访者在三种不同治疗方案中的脱落率并没有不同。但是没有儿童期虐待史的来访者接受 CPT 后的效果比 CPT+A 或 WA 更好。而且在儿童期频繁遭受虐待的来访者对 CPT 和 CPT+A 的反应比 WA 更好。

Resick 等人（2012）使用了 CPT 拆解研究的数据，探索了这样一个问题，那些体验到高强度解离症状的来访者是否对 CPT、CPT+A、WA 有不同的反应。在这三种干预方式中，来访者的解离症状都得到了显著的改善，而且不同干预方式间没有显著差异。但是来访者治疗前的解离症状强度会影响 PTSD 的治疗效果：那些在治疗前体验到低强度解离症状的来访者对 CPT 的反应最佳，而那些在治疗前体验到高强度解离症状的来访者对 CPT+A 反应最佳。因为解离症状强度高的来访者并没有对 WA（也就是单纯的、重复的书面叙述）有更好的反应，所以作者的结论是，体验到高强度解离症状的 PTSD 来访者需要先对创伤经历进行书面叙述，帮助他们将关于创伤的记忆整理成为一个连贯的叙述，只有这样才可以从认知疗法中获益。

以上的结果在另一个研究中被更进一步证实，Walter 等人（2014）招募了总计 110 名在从军时遭受过性虐待的女性退伍军人（其中 61 人有儿童期性虐待史，49 人没有儿童期性虐待史），然后比较了这两组来访者在治疗前的人口统计学特征和症状，以及接受 CPT 后的效果。研究结果发现，这两组参与者在治疗前的特征以及在治疗效果上并不存在显著差别。这样的数据说明，住院式的 CPT 方案对于从军时因遭受性侵而患上 PTSD 的女性退伍军人有良好效果，不论来访者有没有儿童期性虐待史。

边缘型人格障碍特征和其他人格障碍特征

Clarke 等人（2008）重新分析了之前提到的直接将 CPT 和 PE 进行对比的随机对照试验的数据，并探讨了边缘型人格障碍特征对于 PTSD 治疗效果的影响。他们根据"适应性和非适应性人格量表"（Schedule for Nonadaptive and Adaptive Personality; Clark, 1993）的结果将样本分为两组：一组是边缘型人格特征较高的来访者，另一组是边缘型人格特征较低的来访者。他们发现，那些边缘型人格特征较高的来访者在治疗前具有更高的 PTSD 和抑郁症病症，但这一群体在治疗中的脱落率并没有更高。更重要的是，治疗前边缘型人格特征的程度和治疗效果并没有相关性。相反，那些在治疗前具有更高边缘型人格特征的来访者，同时具有更高的 PTSD 和抑郁症的病症，因此他们在治疗过程中取得了更显著的改善，在治疗结束时，他们和边缘型人格特征较低的对照组在 PTSD 病症上没有显著差别。

这样的研究成果不仅适用于边缘型人格障碍，而且适用于其他人格障碍。Walter 等人（2012）进行了一个研究项目，他们对比了两组同时在住院部接受团体式和个人式 CPT+A 的 PTSD 退伍军人，一组有各类人格障碍，另一组没有人格障碍。他们发现这两组来访者在 PTSD 的治疗效果上并没有任何差别。相反，那些有人格障碍的来访者从治疗前到治疗后在抑郁病症上取得了更显著的改善。

自杀

Gradus 等人（2013）重新分析了之前提到的将 CPT+A 和 PE 进行对比的研究数据，重点探讨了 PTSD 治疗对于自杀意念的作用。自杀意念在 PTSD 来访者中经常出现。他们发现，在接受了治疗后，两组来访者都展现出自杀意念显著下降，而且自杀意念在治疗结束后继续小幅下降。值得注意的是，CPT 比 PE 对自杀意念的作用更大。在这两个治疗方案中，自杀意念的减弱和 PTSD 病症的改善显著相关，但是两者的相关性在 CPT+A 中更为显著。来访者在治疗前是否符合抑郁症的诊断标准，以及在治疗过程中是否减弱了绝望感，并不能解释以上提到的自杀意念和 PTSD 病症改善的显著相关性。

Bryan 等人（2016）重新分析了来自 Resick 等人（2015）的研究数据，即将团体式 CPT 和 PCT（当下聚焦疗法）进行比较的研究数据，目的是探索在现役军人中，接受 CPT 是否会对自杀风险产生影响。他们发现，在两种治疗方案中，来访者的自杀风险都出现了下降趋势。对于那些在治疗前就已经有自杀意念的军人来说，其自杀意念的严重程度在治疗过程中出现了显著下降，而且在治疗结束 12 个月后依然维持着较低水平。与 PCT 相比，接受 CPT 的来访者更少出现自杀意念加剧（即超过治疗前水平）的情况（CPT 比例是 9%，而 PCT 比例是 37.5%）。

生理健康和睡眠

Galovski 等人（2009）重新分析了之前提到的将 CPT+A 和 PE 对比的研究数据，探索了 CPT+A 和 PE 对于生理健康和睡眠问题的效用，而这两种状况在 PTSD 来访者中经常出现。CPT+A 和 PE 两种治疗方案都显著改善了来访者的生理健康，但是 CPT+A 比 PE 效果更好。针对睡眠问题，两个治疗方案都带来了显著改善，而且这些改善在随访时依然存在，但是 CPT+A 和 PE 在效果上并没有差别。尽管睡眠问题得到了改善，但是绝大多数的来访者仍然没有成为"好的睡眠者"。数据显示，CPT+A 比 PE 在改善生理健康上有优势，作者提出了这样的一个理论来解释这样的结果：CPT+A 着重于认知上的干预，可以帮助来访者改变他们对于自己生理健康状态的负面认知。

Mitchell 等人（2012）利用之前提到的 CPT 拆解研究的数据，探究了三种治疗方案（包括 CPT、CPT+A、WA）是否会改善进食障碍的症状。在原始研究中，有一小部分的来访者完成了"进食障碍量表"（Eating Disorders Inventory-2, Garner, 1991）。这个量表测量了以下内容：对瘦身的追求、暴食催吐、对身体的不满、缺乏效力、完美主义、人际关系中的不信任、内感性知觉、对成长的恐惧、冲动管理、禁欲主义，以及社交上的不安全感。作者发现，有的进食障碍症状在治疗过程中得到了改善（比如对身体的不满、内感性知觉、人际关系中的不信任、冲动管理、缺乏效力、对成长的恐惧）。不仅如此，这些症状上的改善（除了对身体的不满）和 PTSD 病症的改善显著相关。作者进而做出如下结论：对于进食障碍和 PTSD 最为重叠的症状，CPT+A 的效果最佳。

心理生理功能性

Griffin 等人（2012）延伸了之前提到的 CPT 拆解研究，探索了 PTSD 治疗对于生理反应性的影响，特别是来访者对于响声的惊吓反射。研究者基于来访者是否符合 PTSD 诊断标准以及病症严重程度，将完成治疗的来访者分成两组："对治疗有反应者"（占总数的 72%）和"对治疗无反应者"（占总数的 28%）。在接受治疗前，"对治疗有反应者"和"对治疗无反应者"在生理反应性上没有显著差别，包括眨眼肌动电流图（eyeblink electromyogram）、心跳、皮肤电导率。接受治疗后，"对治疗有反应者"在各项生理反应性的测量中展现出显著下降。在结束治疗时，"对治疗有反应者"比"对治疗无反应者"对响声展现出了更低的生理反应，表现在包括眨眼肌动电流图和心跳上。因为样本数量较小，作者没有办法比较不同治疗方案之间的差距。但是这个研究说明了不同形式的 CPT，一旦完成，就可以在广义上降低来访者的惊吓反射（不只是针对和创伤经历有关的刺激物）。因此，这个研究对 CPT 的疗效提供了更加客观的数据。

心理社会功能

CPT 的效用不只限于精神健康症状和生理，Galovski、Sobel、Phipps 和 Resick（2005）重新评估了之前提到的将 CPT+A 和 PE 进行对比的研究数据，重点探究了 CPT 对心理社会功能的影响。作者发现，在研究中凡是有测量的心理社会功能在治疗后都得到了改善，包括工作、社交和业余活动、扩展家庭、核心家庭、对亲密关系的害怕、性方面的困扰、性功能障碍等。

Wachen 等人（2014）重新分析了之前提到的直接将 CPT+A 和 PE 对比的研究数据，并重点探索了共计 154 位来访者的社会功能。研究者用"社会适应自陈量表"（Social Adjustment Scale—Self-Report; Weissman & Paykel, 1974），测量了参与者在治疗前和治疗后的总体社会功能性、社交和业余活动、工作、家庭内人际关系、经济状况，并使用了分层线性模式（hierarchical linear modeling）去分析数据。他们发现治疗带来社会功能性各个方面的改善，但是这两种治疗方案（CPT+A 和 PE）并没有显著差别。

Monson 等人（2012）重新分析了之前提到的在美国退伍军人中将 CPT+A 和候补名单控制组进行对比的研究数据。他们重点探究了：在接受 CPT+A 后，哪些层面的社会功能会得到改善，以及社会功能上的改善是否与 PTSD 症状的变化有关。和候补名单控制组相比，完成了 CPT+A 的来访者在以下三个方面得到了改善：整体社会适应、扩展家庭内的社会功能、家务完成状况。这三个方面的社会功能改善和来访者情绪麻木病症（emotional numbing）的减少显著相关。逃避病症的减少和家务完成状况的改善显著相关，但是逃避病症的减少却和扩展家庭内的社会功能变差相关。作者提出，当逃避病症减少时自然会促使扩展家庭内更多的人际交往，如果来访者并没有提高他的人际关系技巧，那么可能会造成再扩展家庭内的社会功能下降。

Shnaider 等人（2014）对之前提到的 CPT 拆解研究进行了跟踪研究，探索了 PTSD 治疗对于不同层面（包括日常生活、家务、工作、业余消遣活动、家庭关系、非家庭关系等）的心理社会功能的影响，以及这些功能的变化是否与 PTSD 病症的变化相关。作者发现，在接受了三种不同形式的 CPT 后，心理社会功能都出现了显著改善，而这三种不同治疗方案间并不存在显著差异。基于不同治疗方案之间并不存在显著差异，作者将所有参与者合并为一组，进而对心理社会功能的变化和 PTSD 的四个症候群（包括再体验、逃避、情绪麻木、过度唤醒）的相关性进行了分析。他们发现，情绪麻木症状的改善和非家庭关系的改善存在显著相关，过度唤醒症状的改善和整体功能性、日常生活、家务的改善有显著相关性。

Iverson 等人（2011）重新分析了之前提到的 CPT 拆解研究数据，重点考察了来访者是否有经历**亲密伴侣暴力**（intimate-partner violence，IPV）及其影响。在总共 150 位有意向接受治疗的来访者中，61% 陈述自己经历过 IPV，16% 承认在诊断前一年的时间内曾被现任的亲密伴侣暴力虐待过，并把 IPV 列为自己的首要创伤。在治疗结束 6 个月后随访时，22% 的来访者陈述在治疗完成后这段时间内有经历新的 IPV。作者发现，那些对治疗反应更好的来访者（也就是 PTSD 症状和抑郁症状有显著下降的来访者）在治疗后体验到新的 IPV 的概率更小。这样的结果对于以下两类人群同样适用：正处在 IPV 关系之中的女性，以及曾经历过 IPV 的女性。

性别差距

很不幸的是，大多数关于 CPT 的研究都针对遭受过人际关系暴力的女性，以及男性退役军人。Galovski 等人（2013）对之前提到过的对 CPT+A 不定治疗时长的研究数据进行了二次分析，重点探索 CPT+A 在治疗效果上是否存在性别差异。他们发现，男性和女性来访者在过往的创伤经历和治疗开始前 PTSD 病症严重程度上，并不存在显著差异。唯一的显著差异是女性被性侵犯的概率更高，而男性更容易体验到对自我的愤怒。男性和女性来访者在治疗时长、PTSD 病症变化、抑郁病症变化上都不存在显著差别。但是在治疗结束后 3 个月随访时，和男性相比，女性更容易体验到更低的 PTSD 病症、抑郁症状、内疚、易怒、解离症状。因此，作者给出了这样的结论：我们需要对现有的治疗方案进行改动，从而可以向男性 PTSD 来访者提供更有效的治疗。

认知能力

认知作为结果

CPT 作为一种认知疗法，理应对来访者的认知产生一定的影响。因此，学者们曾广泛探索过 CPT 对于不同种类的认知能力会带来怎样的改变。同时，学者们也探究过以下问题：认知上的变化是否和 PTSD 病症的改善有相关性？如果的确存在相关性，那么这些认知上的变化可能就是 CPT 的工作机制。我们之前提到过，在将 CPT+A 和 PE 直接进行对比的随机对照试验中（Resick et al., 2002），研究者们在不同时段测量了对内疚的认知，包括治疗前、治疗完成时、治疗完成 9 个月随访时。与候补名单控制组相比，CPT+A 在改善内疚认知这方面展现出了较大的效应量，而 PE 展现出了较小到中等的效应量。而且这两种治疗方案在两个内疚的分量表上存在显著差别（"后见之明偏见"和"缺乏正当理由"），在治疗结束后 9 个月的随访中，CPT+A 和 PE 在全部四个内疚分量表上存在显著差别。

我们有提到过 Chard（2005）向在儿童时期遭遇性虐待的成年人提供 CPT+A 的研究，Owens 等人（2001）重新分析了该研究数据，并着重考察了治疗对"个人信念和反应量表"（Personal Beliefs and Reactions Scale, PBRS; Resick, Schnicke, & Markway, 1991）以及"世界假定量表"（World Assumptions Scale, WAS; Janoff-Bulman, 1989）的作用。这两个量表的目标在于测量与创伤和 PTSD 相关的认知扭曲。尽管 WAS 的分量表和 PTSD 病症不存在相关性（包括治疗前、治疗结束、治疗结束 3 个月、治疗结束 1 年）；但 PBRS 的分量表包括安全、信任、权力与控制、尊重、亲密，这些都和 PTSD 症状在一个或以上的时间点上显著相关，而且以上这些 PBRS 分量表都和随访时的 PTSD 症状显著相关。以下的 PBRS 分量表从治疗前到治疗结束发生了显著变化：撤销过去、自责、安全、信任、权力和控制、尊重、亲密。但是从治疗结束到两次随访，这些分量表并没有发生进一步的改善。尽管 WAS 并没有和 PTSD 病症显著相关，但是 WAS 分数从治疗前到治疗结束也发生了显著变化，特别是以下两个分量表得到了改善并长期维持：善良世界和自我价值。

有好几个研究项目曾经对 CPT+A 和 CPT 的一个认知练习，也就是**影响陈述**（Impact Statement）进行考察。在第 1 节治疗完成后（不论是 CPT+A 还是 CPT），来访者的第一份练习作业是写至少一页纸的文字，描述首要创伤事件的原因和影响。这份作业的目的是帮助治疗师理解，来访者是如何看待首要创伤事件的，并且识别有哪些**卡点**（stuck point）需要来访者和治疗师在治疗过程中展开工作。在最后一节治疗中，来访者会被要求再完成一份影响陈述，内容是描述当下的自己如何看待首要创伤事件（更多细节请参阅本书第 5 章、第 6 章、第 10 章）。

有数组研究团队曾对来访者完成的影响陈述进行编码，从而探究来访者的信念是否发生了改变，同时这些改变是否和 PTSD 病症的改善相关。第一个研究由 Sobel 等人（2009）展开，他们把来访者完成的影响陈述中的单句进行编码并归入以下任意一类：**同化**（assimilation）、**顺应**（accommodation）、**过度顺应**（overaccommodation）、**信息**（information）。因为不同来访者的影响陈述在长度上存在很大差别，所以作者分析了不同陈述种类的百分比和频率。他们发现从治疗开始到结束，来访者展现出了以下的变化：顺应增加，同化和过度顺应减少。

Iverson 等人（2015）对以上的研究进行了跟踪研究，在治疗结束 5~10 年后，他们对来访者的认知进行了调查。在这样一个长程研究中，作者不仅分析了来自过往的数据，还要求来访者再次完成一份影响陈述。而且在这个研究中，作者不仅考察了 PTSD 症状，还对抑郁症状进行了测量，目的在于探索认知能否预测病症的维持或加剧。一共有 50 位女性完成了第一份和最后一份的影响陈述，加上随访时的影响陈述。结果显示，来访者的 PTSD 症状和抑郁症状在长期随访时依然保持在较低的水平，而且这两个症状的改善和来访者在治疗结束后在认知方面的变化，存在显著相关。顺应性思维的增加以及过度顺应性思维的减少，与长期随访时较低的 PTSD 和抑郁病症显著相关。作者得出这样的结论：即使在治疗结束后，我们也应该积极鼓励来访者继续练习更加平衡、顺应性的思维。

在另一个针对现役军人的研究中，Dondanville 等人（2016）对影响陈述进行了编码，不同之处在于作者提供的是团体式 CPT。一共有 63 位来访者在治疗开始和结束时完成了影响陈述。作者同样发现，在接受治疗后，来访者展现出更少的同化想法和过度顺应想法，以及更多的顺应想法。结果显示，顺应想法与 PTSD 和抑郁病症存在负相关，而过度顺应想法与 PTSD 和抑郁病症存在正相关。那些对 CPT 反应较好的来访者一般在治疗结束时，展现出更少的过度顺应想法，以及更多的顺应想法。尽管同化想法在治疗过程中出现了下降，但是它与 PTSD 和抑郁病症不存在显著相关，这可能是因为在最早的影响陈述中同化想法的陈述句数量过少。也有可能是因为有些来访者存在一个非常显著的同化思维（比如"这全是我的错"），进而导致他们陷入 PTSD 病症之中，最终形成了统计学上的地板效应（floor effects）。

Price 等人（2016）展开了一个针对影响陈述的定性研究（研究中采用了主题分析，也就是 thematic analysis），其中包括 15 位完成两份影响陈述的退伍军人。作者发现了以下的陈述主题：安全、信任、权力和控制、尊重、亲密、情绪和症状、全景、教育和工作，以及对治疗的积极陈述（只在治疗结束时出现）。对于绝大多数参与者来说，在治疗完成时，所有的陈述主题都出现了改善，但是有的参与者仍然表现得相对谨慎，或者描述自己继续挣扎于某主题（比如安全、信任），或是受扰于自己在治疗前一直逃避的某情绪（比如悲哀）。

认知作为症状改变的介质

利用来自 Resick 等人（2002）的研究数据，Gallagher 和 Resick（2012）在一群经历过性侵的女性中探索了以下两个问题：PTSD 治疗对绝望的作用，以及绝望是否充当了 PTSD 病症改变的介质。在治疗过程中，和接受 PE 的来访者相比，接受 CPT+A 的来访者的绝望度出现了更大的下降，而且绝望度的下降与 PTSD 症状减少的关联性在接受了 CPT+A 的来访者中更强。Gilman、Schumm 和 Chard（2011）在一群接受 PTSD 治疗的退伍军人中探究了希望的改变（而不是 Gallagher 和 Resick 研究中所涉及的失望，而且作者使用了不同的测量方式）。作者在一个住院部开展治疗，并测量了 PTSD 症状、抑郁症状、希望。作者发现，治疗中期如果希望值较高，则可以预测治疗后期 PTSD 和抑郁病症的降低。这样的结果说明，希望可能是 CPT 减少 PTSD 病症的工作机制。

Schumm 等人（2015）跟踪了一群接受 CPT 的男性和女性退伍军人，进行了一个从治疗前到治疗中期再到治疗结束的交叉滞后分析（cross-lagged panel analysis），目标是要弄清楚认知（包括关于自己和这个世界的负面信念、自责想法）、PTSD 症状、抑郁症状的长期交互作用。他们发现随着治疗推进，以上这些变量都得到了显著的改善。他们同时发现，从治疗前到治疗中期，认知的变化（包括自责想法、对自己的负面认知）可以预测从治疗中期到治疗结束 PTSD 症状的变化。他们还发现，自我负面认知的变化在时间上先于抑郁症状的变化，但是从治疗前到治疗中期抑郁症状上的变化则先于自责想法和 PTSD 症状的变化。这些结果说明，负面认知上的改变可能是 PTSD 症状改善的一个重要工作机制。

项目评估和有效力的研究

随机对照试验对于回答以下两个问题很重要：某一个疗法是否比候补名单对照组或其他疗法更加有效，以及某一个疗法是否只是改善 PTSD 症状还是会改善其他症状和来访者的功能。但是最终极的问题是：某一个疗法是否会在社区里展现出功效、是否会被采用，可是随机对照试验回答不了这个问题。截至目前，有数个研究项目并没有把参与者随机分配到不同的对照组，而是对 CPT+A 在临床环境中的实施进行了项目评估（program evaluation）的数据分析，特别是在美国退伍军人部的医院系统里。自 1997 年以来，CPT 和 CPT+A 通过数以千计的治疗师得到了广泛传播，而且在 CPT 的实施过程中我们一直有在跟踪来访者在"PTSD 检查清单"（PTSD Checklist, PCL; Weathers, Litz, Herman, Huska, & Keane, 1993; 见讲义 3.1）上的分数。在一项关于 CPT+A 初次实施的研究中（Chard, Ricksecker, Healy, Karlin, & Resick, 2012），327 位治疗师提供了 374 位退伍军人在治疗前和治疗后的 PCL 分数。当这些退伍军人接受了 12 节的手册化治疗后，他们的 PCL 分数平均下降了 19 分，而通常来说 10 分的变化就已经算是临床显著了。

Kaysen 等人（2014）对 536 位退伍军人的病历记录进行了研究，而这些退伍军人都在一间美国中西部退伍军医院中接受过至少一节的 CPT+A 或者 CPT，目的是探究酒精使用障碍对于 PTSD 的影响。他们发现 49% 的来访者报告过去或当前被诊断为酒精使用障碍。这些退伍军人平均参与了 9 节的 CPT+A，而以下这三组来访者在治疗效果上并没有显著不同：没有酒精使用障碍历史的来访者，有酒精使用障碍历史的来访者，当前有酒精使用障碍的来访者。这三组来访者在 PTSD 和抑郁病症上都展现出显著的改善。

在澳大利亚的一项关于 CPT 的实施研究中，Lloyd 等人（2015）研究了在国家退伍军人治疗服务处接受了 CPT+A 的 100 位来访者，而提供干预的治疗师都参加过 CPT+A 的训练。治疗师展现出了较高的治疗保真度（treatment fidelity）。与类似随机对照试验的结果相比，这个研究中 CPT+A 的效用量是相对较高的。作者发现 63% 的来访者平均接受了 8 节的治疗，而且在病症上显现了临床上显著的改善。这些研究证实了 CPT+A 可以被很好地运用到临床实践中。

Dickstein 等人（2013）发现，当退伍军人在美国退伍军人门诊部接受 CPT 时，完全符合 PTSD 诊断标准的参与者与不完全符合 PTSD 诊断标准的参与者展示出一致的治疗结果。关于不完全符合 PTSD 诊断标准的来访者，现有的研究非常少，而随机对照试验一般会把这样的来访者排除在外。但是 Dickstein 等人（2013）的研究说明，即使来访者可能只有部分的 PTSD 病症，一样可能会受益于 CPT。

Walter 等人（2014）在一所美国退伍军人医院住院部内，将 CPT 与 CPT+A 进行了对比。接受治疗的来访者同时患有 PTSD 和创伤性脑损伤，他们接受的是团体和个人整合的治疗。作者发现这两种治疗方案在 PTSD 病症和来访者脱落率上没有显著差别，但是接受 CPT+A 的来访者在抑郁病症上展现出了更显著的改善。当作者对数据进行统计校正后，以上的显著差距不复存在，所以很难说这样的结果是否适用于门诊的临床环境。Chard 等人（2010）在一个美国退伍军人部 PTSD 诊所中展开研究，将 100 多位伊拉克战争和阿富汗战争的退伍军人与越南战争的退伍军人进行了对比。他们发现近期参战的退伍军人，和越南战争的退伍军人相比，在人口统计学上（除了年龄之外）和因公伤残情况上并没有显著差距，但是年轻的退伍军人比年长的退伍军人出席了更少的治疗。年轻和年长的退伍军人在治疗前的病症程度上并没有差距，但是在那些完成治疗的来访者中，年轻的退伍军人在治疗完成时展现出了更显著的改善。令人关注的是，那些出席了更多节治疗的退伍军人更有可能在治疗前和治疗结束时展现出更多的 PTSD 病症。而那些参加治疗节数较少的退伍军人可能在他们达到治疗目的时，就从治疗中脱落了。

Voelkel 等人（2015）检验了 CPT 在以下两组人群中的有效力：一是在从军过程中遭遇性侵犯、患有 PTSD 的男性和女性退伍军人；二是没有遭遇过性侵犯、仍患有 PTSD 的退伍军人。在一共 481 位的退伍军人中，41% 认为从军过程中遭遇性侵犯是他们的首要创伤，而治疗结束时量表的分数说明两组来访者在接受 CPT 后都得到了显著的改善。这样的结果说明，不论创伤经历的内容如何，CPT 依然是非常有效的 PTSD 治疗方案。

在另一项关于退伍军人的研究中，Asamsama 等人（2015）检验了抑郁症对于 CPT 效果的影响，此项研究包含了 757 位退伍军人。作者发现 60.7% 的参与者在治疗前符合抑郁症的诊断标准，而 75% 的参与者在接受 CPT 后在抑郁病症上得到了显著改善。当作者把来访者按照抑郁症严重程度分组时，发现不同组别对于治疗的反应并没有显著差别。这样的结果说明，即使面对着同时出现的重度抑郁症时，CPT 依然是一个有效的 PTSD 治疗方案。

在一个关于非退伍军人的研究中，Schulz 等人（2006）发现 CPT 对于外国出生、在美国居住、患有 PTSD 的难民有很好的效果。在这个研究中，CPT 是通过来访者的母语提供的（要么是通过一位说来访者母语的治疗师，要么是通过翻译）。因为这个研究是关于一个临床项目的评估报告，而不是随机对照试验，所以作者没有控制来访者接受治疗的节数。此项研究中，来访者平均接受了 17 节服务，包括治疗开始前的数节诊断。在这个研究中，CPT 对于 PTSD 症状的效应量为 d（从治疗前到治疗结束），对于那些有接受翻译的来访者 $d = 2.0$，而对于那些直接通过母语接受治疗的来访者 $d = 3.4$。两个效应量数字都是相对较大的，说明了 CPT 显著改善了难民的 PTSD 病症。

PART 2

CPT 的准备工作

3

治疗注意事项

本章讨论了治疗师经常遇到的问题：何时开始 CPT，对哪类来访者进行治疗；如何评估 PTSD 和共病；以及如何在 CPT 中对个案进行概念化。最近有许多临床工作者和研究人员提出，如果不建立广泛和融洽的治疗关系并发展出应对技能，就不能开始针对创伤的治疗，尽管没有证据表明这些前提是必要的。此外，针对创伤的治疗通常不提供给有共病的来访者，包括药物滥用、有人格障碍的特征、有精神病性症状或双相情感障碍。正如第 2 章中所回顾的，我们关于 CPT 的研究包括了具有不同创伤史和不同症状表现的人，而来访者往往在完成首诊评估后立即开始治疗。以下的指导是我们基于做过的对照研究和方案评价研究以及实施 CPT 的临床经验总结而来。

CPT 适合哪些来访者？

CPT 最初不仅是为 PTSD 来访者开发的，也是为其他疾病和状况的来访者开发的。CPT 在很大程度上以贝克的认知疗法为基础（Beck et al.，1979；Beck & Greenberg，1984），它被发现对包括抑郁症、焦虑症和精神病在内的多种疾病有效。在研究和临床实践中，我们成功地对经历创伤后 3 个月到 60 年的来访者使用了 CPT，一些临床工作者甚至更早地在危机干预情况下使用 CPT，如战争、家庭暴力、难民和性攻击等（Nixon，2012）。此外，CPT 可用于仅接受过最低限度的正规教育的来访者（如四年级）和智商低至 75 的来访者（注：我们为那些感到原工作表太复杂的来访者创建了一些经过修订和简化的工作表；见第 13 章）。

除 PTSD 外，大多数来访者符合多种共病诊断的标准，如抑郁症、焦虑症、人格障碍和物质使用障碍。此外，对那些不符合 PTSD 全部诊断标准的来访者也可以实施 CPT（Dickstein et al.，2013）。在后一种情况下，唯一需要注意的是，如果来访者不符合 PTSD 的阈下诊断标准，而是存在其他诊断，如抑郁症或惊恐障碍，就不应该使用 CPT，而是使用针对这些疾病的治疗方案。一个常见的误解是，PTSD 是人们经历创伤事件后唯一患上的疾病；事实上，有一部分人从未患上 PTSD，有些人可能会患另一种疾病。

治疗师经常会问，是否有任何硬性规定将来访者排除在 CPT 之外。我们的建议是，临床工作者应遵循我们在临床研究中使用的标准来决定何时推迟使用或根本不使用 CPT。最重要的考虑因素之一是，来访者是否会对自己或他人构成任何迫在眉睫的危险，在这种情况下，应在使用 CPT 之前实施安全计划（Safety Planning）。关键是要区分来访者到底是存在对死亡的想法（即想法）还是有坚定的自杀意图或计划。我们处理过的大多数来访者都有自杀或杀人的想法，但他们在 CPT 中表现得非常好。可以将这种想法概念化为被动的逃避行为，即来访者想逃避自己的痛苦。

关于进一步受到创伤的潜在危险，我们有许多治疗师为军队提供 CPT，包括那些部署到战场中的士兵，我们经常为美国本土的军人在下一次部署之前提供 CPT。同样，CPT 在完成初步安全计划后，通常可用于庇护所，为遭遇亲密伴侣暴力的来访者提供治疗。此外，最近的国际研究结果支持对处于战争和种族灭绝中的个人（例如，刚果民主共和国的居民）使用 CPT。在这些情况下，重要的是仔细识别卡点，并将其与信念和可能是客观真实的威胁评估区分开来。例如，生活在战区的来访者可能认为"我随时可能被杀"，这或许是真的；因此，治疗师将与来访者深入探讨，以找出这对自己意味着什么，以及是否存在对来访者来说相对更安全的某种情况。治疗师可能会发现某些卡点，如"活着没有意义，因为我很快就会死"。尽管存在风险，但后一种信念仍可以被挑战，以帮助来访者恢复更全面的功能。

其他潜在的 CPT 禁忌证是某种可能干扰来访者成功完成治疗的精神健康状况。其中两个最重要的问题是未服药的躁狂症或精神病。一旦这些病情在有效的药物治疗下稳定下来，这类来访者就会更容易完成心理治疗。同样，患有抑郁症的人，如果他们不能离开家或照顾自己的基本需求，那么可能需要在开始 CPT 之前进行药物治疗或行为激活策略。患有物质使用障碍的来访者，如果需要住院或门诊戒毒以防止戒断症状，则应推迟开始 CPT，直到完成最初的戒毒过程（通常为 7~10 天）。同样，有严重惊恐症状的来访者，他们甚至无法谈论自己对创伤的想法，在接受 CPT 的同时接受惊恐控制治疗可能会更好。多途径暴露疗法（multiple-channel exposure therapy; Falsetti, Resnick, & Davis, 2008）是作为 PTSD 和惊恐障碍的综合治疗方法发展起来的，其中包括 CPT 成分，以及针对惊恐的内感性治疗（interoceptive treatment; Barlow & Craske, 1994）。

对于那些因为解离症状而无法参与治疗的人，我们也提出了类似的观点。通常情况下，当来访者来接受治疗并表示他们有解离症状时，我们会询问解离症状发生的频率和时间。来访者的解离症状是否是由暗示引起的，该来访者是否有足够的控制力来阻止解离症状在治疗前、治疗中或治疗后发生？如果来访者表示，当他们处于解离状态时，会将自己或他人置于危险之中，那么我们通常会建议在 CPT 开始之前，进行一个简短的"着陆技巧"（grounding skills）培训课（Kennerley, 1996）。如果来访者并没有将自己或他人置于危险之中，而且似乎有一定的技巧来集中自己的注意力，那么我们通常建议来访者立即开始 CPT。顺便说一下，我们在第 2 章中描述的一项 CPT 相关研究发现，在治疗前解离程度较高的来访者，使用 CPT+A 比使用 CPT 效果更好。这可能是因为那些在创伤事件中有大量解离症状的来访者需要更细致地处理创伤，并将零碎的记忆重新纳入叙述中（Resick, Suvak, et al., 2012）。

最后，来访者解决 PTSD 症状的动机可能是决定是否进行 CPT 的最重要因素。即使是没有什么应对技巧、有严重创伤史和各种共病的来访者，在不同版本的 CPT 中也能表现得非常好。因此，总而言之，在接受治疗后不立即开始 CPT 的仅有原因是：来访者有自杀或杀人的意图，存在需要立即干预的严重自我伤害行为，来访者有严重的解离症状使之在治疗过程中不能停留在此时此刻，未经治疗的精神病或狂躁症，以及需要戒毒的物质使用障碍。事实上，我们经常发现，治疗师是否准备好让来访者参与针对创伤的治疗，与来访者的准备情况同样重要。我们将在后面讨论这个问题。

CPT 应该从何时开始？

我们经常被问到的下一个问题是，在 CPT 开始之前，应该进行多少节治疗，以及在开始创伤处理之前，花时间与来访者建立信任关系是否重要。我们对这两个问题的回答是，即使是由 CPT 治疗师以外的临床工作者完成了评估和针对心理社会层面的首次会谈，也不需要专门的会谈用于建立信任。如上文所强调的，如果治疗师等待数周或数月才开始处理创伤，来访者可能会认为治疗师不相信自己已经准备好或能够接受 CPT。事实上，由于 PTSD 的回避症状，治疗师的不情愿实际上可能强化了来访者回避进行创伤工作的自然愿望。我们认为，阻止开展针对创伤的治疗甚至存在伦理问题，因为这会拖延来访者改善 PTSD 和共病状方面的工作。我们在临床工作和研究中发现，当治疗师使用苏格拉底式的方式与来访者互动时，治疗联盟可以发展得非常迅速。这种类型的对话使治疗师能够传递出一种专注的兴趣，了解来访者对自己的世界，特别是对创伤事件的认知和情绪。许多在接受 CPT 之前接受过其他类型的治疗的来访者告诉我们，他们从未感到如此"被听到"或"被倾听"。最后，如果治疗师在治疗前与来访者接触中以更开放性和支持性的咨询模式进行管理，那么来访者很可能认为这就是 CPT 应采用的方式，那么在进行 CPT 时可能难以重新适应 CPT 所采用的手册化治疗的互动模式。

如果治疗师对新来访者进行 CPT，我们建议在 CPT 开始之前，首先应对来访者进行 1~3 次会谈的评估和信息收集（取决于会谈的长度和使用的评估方法）。这些会谈可以由实施 CPT 的治疗师进行，或由该诊所进行首次评估的另一位治疗师进行。评估的重点应该是确定来访者的优势和可能的应对困难是什么；来访者的创伤史是怎样的；挑选出一个首要创伤事件来评估 PTSD，根据标准化的评估措施判断来访者是否真的患有 PTSD；以及来访者是否有共病（特别是那些可能会使治疗复杂化或干扰治疗的症状；见前一节）。一旦确定来访者患有 PTSD 并准备开始治疗，治疗师就可以在下一节治疗时开始 CPT。

如果治疗师要对已建立了关系的来访者开始 CPT，那么如上所述，从其他形式的治疗过渡到手册化治疗可能有些困难。我们发现，在这些情况下，治疗师在讨论启动 CPT 的选择时，最好对来访者保持信息透明。当治疗师已经为来访者看病数月甚至数年，通常最容易的做法是通过讨论治疗目标，并指出在一段时间内这些目标几乎没有进展。这提供了一个很好的机会来重新评估来访者的症状，并温和地提出一种新的治疗方法。治疗师可以提供信息，说明 CPT 对经历各种类型的创伤事件的来访者是如何有效的。然后，治疗师可以指出，自己已经接受了这种治疗的培训，并认为鉴于来访者目前的症状，这种治疗将是非常有帮助的。来访者通常会很高兴地听到他们的治疗师正在参加新的培训，并有兴趣不断地学习新方法，以便为来访者提供最好的治疗。同时，重要的是治疗师要避免无意中破坏 CPT，把它说成一种"可能对来访者有效"的"新疗法"。相反，治疗师应该"推销" CPT，强调 CPT 已经有 25 年以上的历史，并且有大量的数据表明其对各种群体的疗效。甚至可以展示一些研究图表，这些图表来自针对有类似创伤的来访者的 CPT 研究（例如，见图 2.1；其他图表见吉尔福德出版社官网）。

与来访者的对话不仅应包括尝试不同治疗方法的原因，还应解释 CPT 与其他类型的治疗在治疗结构和治疗外的作业目标方面有何不同。如果治疗师在治疗过程中没有使用过认知行为干预，没有在治疗中要求过遵循议程，没有布置过家庭作业，也没有关注过特定的创伤性事件，那么向 CPT 的转变可能是相当戏剧性的，治疗师要确保来访者意识到并适应这些变化。我们发现，当治疗师与来访者坦诚而明确地交流时，很少有来访者会在改变中遇到困难；事实上，许多来访者对尝试新的东西感到非常兴奋，这可能可以帮助他们进一步从 PTSD 中恢复过来。一旦决定开始 CPT，治疗师努力与新的治疗过程保持一致是非常重要的。PTSD 的回避症状会不断地促使来访者想要恢复不针对创伤的治疗，所以在整个治疗的初始阶段，提醒来访者要进行 CPT 的理由是非常重要的。

如果治疗师或来访者认为他们不能共同处理治疗向 CPT 转变，另一个选择是将来访者转介给其他学习过 CPT 的治疗师。转介的治疗师可以强调来访者在自己那里取得了很好的进展，但有时需要一个新的视角或新的干预来促进康复。如果来访者对原来的治疗师非常依恋，那么知道自己与原来的治疗师仍有机会维持之前的关系，可能会让来访者感到更安全，尽管我们发现大多数时候，来访者能与新的治疗师一起完成 CPT，并准备在那时完全终止治疗。无论治疗师是与新来访者还是老来访者开始 CPT，CPT 同意书（稍后讨论）都是一个有用的工具，它概述了治疗师和来访者的期望，并促进对治疗方案的依从性。

选择 CPT 的格式

CPT 可以提供九种不同的形式。包括采用个体、团体或团体加个体治疗，使用 CPT、CPT+A 或治疗时长可变的 CPT。（如第 1 章和第 2 章所述，也可采用只有书面叙述的治疗方式，但我们在本书中不讨论这种形式。）治疗师在决定对某个来访者使用哪种治疗形式时，要考虑的最重要的信息也许是来访者自己的偏好。在某些诊所或某些情况下，治疗师无法提供 CPT 的所有形式，那么最有利的情况是至少能开展 CPT 和 CPT+A 的团体或个体治疗。这些选项让那些不能或不愿意写创伤记录的来访者可以选择参加 CPT。对于那些表示希望通过书面的方式来详细描述创伤的来访者，CPT+A 方案为他们提供了这种可能性。有些来访者喜欢团体治疗，而有些来访者则拒绝团体治疗。有些诊所只把团体治疗作为能提供的选项。

治疗前评估

收集来访者的创伤史

在 CPT 开始之前，有几件事必须完成。首先，治疗师（或首诊评估人员）必须确定来访者有 PTSD。完整的创伤事件史应该是首诊程序的一部分，同时确定"首要创伤"。在本书中，当我们提到"首要创伤"时，这意味着这个创伤性事件使来访者体验到最严重的 PTSD 症状。大多数接受 PTSD 治疗的人都有多个创伤。在 CPT 中，我们建议先处理首要创伤，因为在该创伤上的治疗收获很可能会让 PTSD 症状更快地改善，并泛化到其他创伤，特别是那些主题相似的创伤（例如，成年和童年的人际关系创伤）。在确定首要创伤时，鼓励临床工作者注意这些线索：侵入的具体内容；对创伤的消极认知；回避的人、地点和事件。这些都是 PTSD 的症状，它与焦虑症和抑郁症存在区别。正如在整个 CPT 方案中所讨论的那样（见第 5—10 章），如果有关于其他创伤的同化类卡点，则应该在围绕首要创伤的认知取得足够进展后再进行处理。

确定首要创伤事件不一定总是容易的。有时，只要来访者回忆，就会存在虐待性经历，或者来访者难以确定最痛苦的事件，因为这些事件是连续发生的。有时，来访者把注意力集中在最近的事件上，而没有意识到，如果他们早期经历过的创伤事件没有为近期的创伤制造条件，那么他们可能不会在该事件后出现 PTSD。如果治疗师只是问："什么事件最困扰你"，来访者可能会表示，诸如自然的丧亲、离婚或其他一些最近的负面生活事件目前正在他们的脑海中。治疗师应该参考 DSM-5（美国精神病学协会，2013）或第 10 版的《国际疾病分类》（ICD-10；世界卫生组织，1992）来帮助确定诊断标准 A 中的事件。如果来访者报告说，最困扰他的事件不是诊断标准 A 中的事件，但他经历过诊断标准 A 中的其他事件，那么治疗师应向来访者保证，这个"最困扰"的事件可以在治疗过程中涉及，但 CPT 应从符合 PTSD 的事件开始。

解决这个问题的办法是检查来访者的创伤事件时间表。一种方法是，为来访者的生活制订一个书面的时间线，并在上面标明重要事件。治疗师可以确定某个具体事件是否符合创伤事件的标准，但无论如何，构建时间线可以让治疗师了解已经发生的重大应激源。如果创伤事件是连续的，这意味着它们在一段时间内反复发生（如儿童期虐待、亲密关系暴力、战争），通过时间线可以显示该类型创伤的开始和结束时间，并可以描述其中任何特别糟糕的事件。图 3.1 给出了一个时间线的例子。

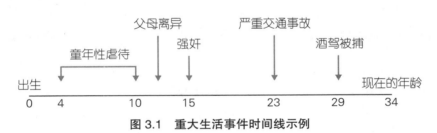

图 3.1　重大生活事件时间线示例

在最初与来访者就其创伤事件进行面谈时，治疗师必须确保不使用来访者未曾描述过自己的词语（"强奸""儿童期虐待"等）。提问应该使用描述具体行为的词汇，如："你是否曾经在不愿意的情况下被迫与某人发生性接触？""你是否在童年时与成年人（或比你至少大5岁的人）有过任何形式的性接触？""你在童年时是如何受到惩罚的？""你是否受过伤？"。（在构建时间线以及在以后的治疗中，可以使用准确的术语。）这类问题的后续问题应该是要求来访者提供更多的细节，包括发生了什么，什么时候发生的；是否有施害者（如果有，来访者与施害者是什么关系）；创伤是否发生在一系列的事件中；持续了多长时间；是否有一个场合比其他场合更突出。与"哪一个最困扰你"相比，识别首要创伤的问题可能包括这些："你对哪件事的回忆或噩梦最多？""当你累了、病了或者卸下内心防御时，脑海中会出现哪件事？""你希望在治疗中不要谈论或者不想告诉我哪件事？"或者"你不惜一切代价避免去想哪件事？"。在图 3.1 所示的例子中，来访者报告说，强奸是首要创伤事件，因为她认为自己会被杀死，但在治疗过程中，很明显，她的许多卡点是童年早期由于受到父亲的虐待而形成的核心信念。

　　如果这些问题都没有引出首要创伤事件，那么治疗师应该去寻找引起 PTSD 第一次发作的事件。一旦人们产生了 PTSD，他们对自己和世界的认知和假设，很可能会被应用到未来的创伤性事件中。例如，童年时被父母虐待的来访者，往往会产生"都是我的错；我正在接受惩罚"或"我不能相信任何人"等想法。然后，在另一次创伤之后，即使不可能是他们的错，或者在创伤情境中没有任何关于信任的内容，他们仍然可能聚焦于这一定是他们的错，闪回感到对情况失去控制的那一刻，或者重新激活没有人可以信任的想法。

评估 PTSD

　　一旦选择了首要创伤事件，治疗师应该通过访谈和自陈量表来评估 PTSD。"临床工作者使用的 PTSD 量表"（Clinician-Administered PTSD Scale, Weathers, Marx, Friedman, & Schnurr, 2014）已经针对 DSM-5 进行了更新和测试，使用新版本要比使用旧版本的量表所需时间更短一些（可以通过美国国家 PTSD 中心网站购买）。使用访谈是一个重要的开始方式，因为如果来访者认为量表测量的是一般性的痛苦（而不是创伤经历导致的痛苦），或者开始将创伤和其影响混为一谈，那么治疗师可以将来访者的注意力重新聚焦在首要创伤事件上。治疗师还可以追问一些问题，并要求来访者举例说明，以确定来访者是否真的符合诊断的某项标准。然后，他们可以准确地确定，来访者是否至少在一个月的时间里符合 PTSD 的所有标准，从而确定是否目前患有 PTSD。如果临床工作者发现，该来访者在最初提供的首要创伤事件中没有患上 PTSD，则可能需要评估另一个事件。如果不需要正式诊断，可能不需要进行面谈，但口头回顾 PCL-5（针对 DSM-5 修订过的 PCL）的每月版（见下文），以澄清这些项目的含义以及它们是如何涉及首要创伤事件的，可能会澄清来访者是否患有 PTSD。

　　使用自陈量表的目的是训练来访者以同样的方式回答问题，把重点放在典型的创伤事件而不是一般的生活压力上。在整个治疗过程中使用自陈量表，以便评估治疗的进展情况，就像医生在一个人生病时评估血压或测量体温一样。

　　有一些自陈式 PTSD 量表。PCL 是一个推荐在公共领域使用的量表。它也已经为 DSM-5 进行了更新（PCL-5；Weathers et al.，2013，2014）。PCL-5 由 20 个项目组成，评分从 0（完全没有）到 4（极度）。有一些版本的 PCL-5 要求来访者报告他们在过去一个月和过去一周的症状严重程度；我们在讲义 3.1 中提供了这两个版本。

　　虽然可以对单个症状群进行评分，但最常见的是使用治疗过程中的总分。使用 PCL-5 的一个注意事项与条目 10 有关，即对自己或他人的指责。在 DSM-5 中，关于错误的或扭曲的自责的条目，是为了关注人们对不是有意的、不是由自己造成的、不可能预防的事件进行自责的常见倾向。这种自责对治疗师来说，往往是显而易见的，如"我应该能打跑我的父亲"，或"如果我打破常规，我就会救回我的伙伴"。这些过于肯定化的陈述方式（例如，"应该""本来"）表明它们很可能不是真的。

另一方面，在自陈测试中较难发现的是错误地指责他人。当来访者指责接近创伤事件的人，而不是指责实际有意造成伤害并促成该事件的人时，就会发生错误地指责他人。例如，一个患有 PTSD 的士兵不是责备埋地雷、炸毁卡车的人，而是责备派遣部队的指挥官，好像指挥官知道会发生什么。在遭受到男性亲戚的性虐待时，即使来访者的母亲并不知情，她也会同样或更多地责备自己的母亲（如"她应该知道，即使她在工作"）。指责与事件或受害者关系密切的人，可以让来访者保持事件是可以预防的错觉，并将焦点集中在实际上并不打算造成伤害的人身上。因此，如果治疗师没有仔细地解释 PCL-5 的条目 10，那么即使他们把指责对象从无辜的旁观者转到实际的加害者，他们的分数也可能不会改变。治疗师需要检查一下，在治疗过程中，来访者是否改变了事件中的指责对象。

评估共病条件和其他临床考虑因素

大多数 PTSD 来访者至少有一种共病或临床问题（Kessler et al.，1995）。如第 2 章所述，CPT 已对大量存在共病问题的人群进行了试验。也就是说，对于治疗师而言，重要的是，在给来访者进行个案概念化的过程中考虑其他情况，并帮助来访者管理这些问题，以便从 CPT 中获得最大收益。在大多数情况下，这些问题会随着 PTSD 的改善而改善，但是在治疗过程中可能需要解决共病的症状，以免干扰治疗。来访者也可能有心理社会的优势或限制，治疗师可以帮助来访者利用这些优势或者解决这些限制，以从 CPT 中获得最大的收益（例如，家庭功能）。此外，治疗师在与来访者合作时，应考虑来访者的生命周期发展问题。这些问题将在本章后面讨论。

抑郁症

抑郁症是 PTSD 最常见的共病。抑郁症不仅不是 CPT 的排除条件；而且如第 2 章所述，在关于 CPT 的治疗结果的研究中发现，抑郁症状发生了实质性和持久性的变化，同时 PTSD 症状也得到了改善。"患者健康问卷 –9"（Patient Health Questionnaire-9, PHQ-9；Kroenke, Spitzer, & Williams, 2001），是"患者健康问卷"（PHQ）的较长版本，这是一个筛查和监测抑郁症的简短工具；如果来访者同时患有抑郁症和 PTSD，则应使用该工具。PHQ-9 在讲义

3.2 中提供。

如上所述，一些在日常生活中哪怕进行最轻微的活动都很吃力的来访者，在开始创伤治疗前可能需要服用抗抑郁药物或行为激活。然而，大多数患有 PTSD 和抑郁症的来访者可以在最初评估后立即开始 CPT。对于一些来访者和治疗师来说，在开始 CPT 的同时开始服用抗抑郁药物可能很有诱惑力，因为他们接受了"多多益善"的格言。然而，如果来访者在开始心理治疗的同时开始或增加一种药物治疗，那么来访者和临床工作者都无法知道哪种治疗元素更有效。因此，当来访者开始感觉更好时，来访者可能会将这种变化归因于药物治疗，即使事实并非如此，来访者也可能不会将这种变化归因于自己在 CPT 中的努力。这可能导致来访者决定放弃治疗，认为自己只需要药物来控制症状。我们发现，在来访者开始 CPT 时，告诫来访者，他们不应该认为所有的收获都是药物治疗的作用而停止 CPT，这是很有帮助的。相反，他们应该完成 CPT 方案，然后在治疗结束时正式评估他们的 PTSD 和抑郁症状。

如果来访者在 CPT 期间开始出现症状增多，与来访者的处方医生进行合作也是有帮助的。一些处方医生会认为，这些来访者需要更高的药物剂量，如果没有告知他们一些来访者在治疗期间可能会出现症状恶化（例如，更多的噩梦或对创伤事件的反刍思维），那么他们可能会主动调整药物。遗憾的是，我们没有太多的文献来指导我们在治疗 PTSD 时如何联用药物和心理治疗以及两者的治疗顺序，但我们知道在 PTSD 治疗上，心理治疗比药物治疗更有效（Watts et al., 2013）。治疗师之间的开放式沟通可以帮助我们选择合适的药物治疗方案及治疗顺序。

物质使用障碍

我们发现，使用毒品的来访者可以很好地进行 CPT，尤其是如果采取某些措施来帮助他们增加成功可能性时。首先，应该对他们的毒品使用情况进行彻底评估，以确定来访者在开始治疗之前是否需要进行戒毒治疗。其次，治疗师可以使用动机访谈技术，帮助来访者承诺在治疗会谈之前、期间或之后或者在完成作业的时间段内不使用毒品。也就是说，我们已经成功地治疗了大量的物质使用障碍来访者（包括酒精、海洛因、可卡因和大麻等），治疗过程中我们并没有完全禁止他们的毒品使用行为，也不会因他们在两节治疗之间出现暴饮暴食或小的过失而惩罚他们或终止治疗。相反，我们通常会把使用毒品视为一种逃避形式，并与来访者一起寻找导致他们使用毒品的卡点，以及那些导致来访者难以康复与毒品使用有关的特定卡点。此外，我们并不排除在完成物质使用障碍的治疗后立即开始 CPT；事实上，许多治疗物质使用障碍的诊所正在把 CPT 作为其治疗计划的一部分。通常情况下，当来访者减少或停止使用毒品时，他们会经历更多的噩梦、闪回和痛苦的情绪，而这些情绪不再能通过使用毒品来控制。在来访者的 PTSD 症状引起复发或导致他们采用另一种不健康的回避行为之时或之前，可能就是开始治疗的理想时间。

精神病和双相障碍

精神病性和双相障碍来访者能成功地接受 CPT。重要的是，治疗师要咨询来访者的处方医生和其他治疗提供者，让他们知道来访者在进行 CPT，并让他们参与监测来访者精神状态变化的偶然事件。对于患有严重和持续心理障碍的来访者，治疗师可能还需要引用 CPT 的研究结果向其他服务提供者保证 CPT 是安全的，重要的是要强调，减少来访者的 PTSD 症状负担，可能会使他们不易复发其他严重的心理健康问题。

我们的经验是，患有精神病的来访者的思维可能比其他来访者更僵化。此外，PTSD 的高警觉症状可能会叠加于或加剧来访者的妄想症状。因此，治疗师在使用苏格拉底式谈话时，应小心谨慎，尽量减少其防御。如果来访者在面对思维挑战时出现症状恶化的情况，治疗师应立即退后，以避免固化来访者思维的可能性。鼓励来访者用认知工作表挑战自己的思维可能是最有益的；在这个过程中，治疗师应特别注意与来访者一起建立强大的工作联盟，以处理来访者的妄想症状。

伤害自己和他人的风险

许多患有 PTSD 的来访者在接受 CPT 时报告有自杀和杀人的想法。如上所述，只要没有迫在眉睫的伤害自己或他人的计划或意图，对来访者进行 CPT 都是合适的。治疗师应持续监测这些领域的任何风险变化，并应建立一个安全计划，保存在来访者的治疗材料夹的前面。（请注意，每个来访者都应该有一个文件夹或工作簿，以保存工作表、信息讲义和治疗期间使用的其他材料。）同样，来访者可能有自我伤害行为史。对照试验研究一般要求来访者在最近3 个月内没有自我伤害行为。在临床实践中，我们曾治疗过近期有自我伤害史的来访者，也曾有研究对象在之前的 3 个月内没有自我伤害行为，但在治疗过程中却出现这种行为。我们中的一人还治疗了一位患有严重拔毛癖的女性，她的病史可以追溯到童年；对她来说，拔头发是一种焦虑管理和转移注意力的策略。只要自残的来访者没有进行潜在的、致命的自我伤害，我们相信尝试 CPT 以减少逃避行为的需求是安全的（对来访者而言，最终结局也更好）。当然，自我伤害行为应该直接处理和监控。

DSM-5 中针对 PTSD 制定了新的诊断标准（美国精神病学协会，2013），针对他人的鲁莽和攻击行为是该疾病的潜在症状。这代表了对交感神经系统的战斗–逃跑–冻结反应中“战斗”方面的更多认识。鲁莽行为可能出现在青春期和成年早期的来访者中，他们有超速驾驶、鲁莽的性行为或其他冲动行为。我们在治疗出现这种行为的男性退伍军人上有丰富的经验。

像自我伤害行为一样，对他人的攻击行为也可以被认为是失调的情绪调节策略。毒品使用会增加攻击行为的可能性，而毒品的使用通常与 PTSD 共病（见上文）。因此，CPT 的治疗医生应仔细评估和监控来访者的毒品使用及对他人的攻击或其他鲁莽行为的潜在可能性。我们治疗过一个来访者，他同时存在毒品使用史，频繁的斗殴史，及对妻子和孩子的施暴史。但他发现自己的攻击行为与期望的自我形象不一致，所以愿意参与 CPT，目的是减少 PTSD 症状、毒品使用和攻击行为。

重要的是，治疗师和来访者都要明白，自杀、攻击性、自杀意念，以及自我伤害和伤害他人，代表了避免和逃避情绪的努力。为了应对情绪困扰，来访者可能会有这样的认知或行为，以逃避心理痛苦。这样做会强化对情绪的回避，从而使来访者认为，他们无法忍受自己的自然或人造的情绪。我们应该鼓励求助者拥抱并沉浸在创伤事件产生的自然情绪中，因为这些情绪如果被体验而不是逃避，就会自然而然地消退。人造情绪，是创伤造成的同化和过度顺应的信念的产物，应该直接使用认知工作表来解决。

CPT 治疗师应使用苏格拉底式谈话，并布置认知工作表，以解决来访者对被情绪压倒以及增加其对自己或他人产生破坏性行为的意念和行为的风险的担忧。可能被挑战的卡点包括："如果感受到情绪，我就会被情绪压倒"，"如果想到我的创伤，我就会变得有自杀倾向"或"如果我接触到自己的情绪，有人就会受到伤害"。成功的 CPT 的一个重要部分是提高来访者对情绪的容忍度和掌控感，这些情绪包括伴随创伤记忆一起编码的自然情绪，以及来访者对创伤及其后果的思考所产生的情绪。

人格障碍的特征

如第 2 章所述，CPT 的试验或临床实践从未将共病人格障碍的来访者排除在外；确实有证据表明，随着 CPT 的开展，这些人格特质会有所改善。也就是说，患有人格障碍或具有这些人格特质的来访者可能需要治疗师开展更多的工作来管理其独特的认知、情绪和行为。

临床工作者预计或发现难以在 CPT 中管理的最典型的人格障碍特征是边缘型人格障碍特征。更具体地说，情绪调节困难和相关的冲动行为（如自残、自杀）会干扰治疗。我们发现对这些来访者来说，CPT 方案的结构和明确期望是包含情绪的。如果这类来访者容易出现危机，我们建议临床工作者与来访者签订治疗同意书，让来访者在治疗过程中选择一定数量的"计划外（nonprotocol）"治疗或"紧急"治疗（通常为两节治疗）。当来访者出现紧急问题时，我们会询问来访者是否要使用约定的其中一个计划外治疗来讨论这个问题。如果来访者提前知道自己拥有次数有限的计划外治疗，并能控制何时才使用这些治疗，那么往往会减少他们长期出现紧急问题的倾向。如果来访者选择不使用治疗合同约定的计划外治疗，治疗师仍可以在一节治疗结束时处理该问题，以加强完成针对创伤的工作，或者可以将这个问题纳入某节治疗所教授的技能中［例如，治疗师可以确定一个与这个问题有关的卡点，并将其指定为"挑战问题工作表"（Challenging Questions Worksheet）的主题］。无论主题是什么，治疗师都应在认知框架内，使用适合来访者治疗阶段的 CPT 材料。

治疗师应该意识到其他可能影响治疗过程的人格障碍特征。例如，具有回避型人格障碍特质的人更难以抵抗使用回避而不是接近的策略。具有自恋型人格障碍特质的人可能发现，更难发展出所有心理治疗中都必要的非特异要素（如工作联盟、共情能力），或者在进行苏格拉底式谈话时，可能比其他来访者更具防御性。那些具有强迫型人格障碍特质的人可能在思维上相对僵化，并陷入精确地做认知工作表的过程中，而不是（按照工作表的填写和呈现的思路）利用它们来帮助自己发展有关创伤或日常事件的替代性思维。在受到伴侣虐待的妇女身上看到依赖型人格特征并不稀奇，她们的自我价值已经受到损害，以至于她们不相信自己能够做出决定或独立生存。

正如下文关于个案概念化一节所讨论的那样，鼓励临床工作者将人格障碍特征视为早期生活中形成的图式与核心信念的结果，这些图式与核心信念指导人们如何处理关于自己、他人和世界的信息。当以这种方式考虑时，人格特质是可以改变的；它们并不构成功能受损的终身判决。这也解释了为什么 CPT 会导致人格特质的改变。虽然治疗师需要更努力地与这些来访者合作，以保持对 CPT 方案的忠实，但我们已经看到这些来访者在 PTSD、共病和整体功能方面的显著改善。

睡眠障碍

CPT 方案不包括解决睡眠障碍的具体干预措施（例如，睡眠卫生、睡眠限制）。正如在第 2 章中所回顾的那样，CPT 可以改善睡眠，但不一定达到让来访者成为"好睡眠者"的程度（Galovski, Monson, Bruce, & Resick, 2009; Pruiksma et al. 出版中），而且在 CPT 之前添加自我催眠并不能增强治疗效果（Galovski et al., 2016）。因此，我们目前不建议将特定的睡眠干预措施整合到 CPT 中，尽管目前正在研究探讨在 CPT 之前或之后进行短期的失眠认知行为治疗（Edinger & Carney, 2008; Taylor & Pruiksma, 2014）是否可以改善睡眠和 PTSD 症状（Taylor，个人通信，2016）。

练习作业可能会对与睡眠障碍有关的认知提出挑战。例如，那些有睡眠障碍的人经常对自己的睡眠问题进行灾难化描述（例如，"如果不至少睡 7 个小时，明天就无法正常工作。"或"我的身体因失眠而受到永久性损害"）。治疗师应该牢记，关注睡眠障碍可以作为一种策略来回避与创伤相关的材料，因此我们建议通过在治疗外使用工作表来进行这种挑战。如果来访者完成了一次成功的 CPT，并且睡眠障碍仍然存在，我们建议与来访者签订治疗同意书，进行失眠的认知行为治疗，或者将来访者推荐给具有这些特定干预措施的专业知识的临床工作者。一个案例研究（Pruiksma，Molino，Taylor，Resick，& Peterson，2016）表明，即使在 CPT 结束时来访者不再有 PTSD，但是通过四次睡眠治疗，来访者的噩梦、失眠、PTSD 和抑郁症都得到了进一步改善。

药品

在临床试验中，来访者必须维持原有的精神药物治疗方案，以排除开始或改变药物治疗可能导致的 PTSD 或共病的变化。在临床实践中，我们鼓励临床工作者与来访者签订治疗同意书，并与来访者的处方医生协商，在 CPT 期间维持药物治疗方案。如前所述，当在心理治疗过程中改变药物治疗时，来访者容易将症状的变化归因于药物治疗而非心理治疗，这可能会削弱来访者的自我效能感和对治疗的成就感。总的来说，重要的是向来访者灌输，变化是他们努力工作的结果，而不是归因于药物、处方医师或 CPT 治疗师。但另一方面，不要使用"冷火鸡疗法（cold turkey）"而突然停止使用药物，这对于来访者而言也非常重要。这可能会产生反弹效应，也会引起误解而干扰治疗。最后，如有可能，来访者和 CPT 治疗师应与处方医生商议药物的使用，尤其是抗焦虑药，这些药物可能是根据需要开出的。但这类药物会阻止自然情绪的出现，如果在治疗前或在治疗对象做练习作业时服用，可能会上瘾，并成为一种回避的手段。

家庭参与

到目前为止，有几项研究记录了包括家庭功能在内的人际因素在 PTSD 个体治疗结果中的重要性。Tarrier、Sommerfield 和 Pilgrim（1999）的一项早期研究比较了个体想象暴露和认知疗法对 PTSD 的治疗，结果发现，在治疗后，当来访者的亲属表现出更高水平的批评或敌意（即情绪高表达）时，他们在 PTSD 症状、抑郁症状和一般焦虑的改善程度上明显较低。同样，Monson、Rodriguez 和 Warner（2005）研究了人际关系变量在两种形式的退伍军人认知行为团体治疗中对 PTSD 的治疗作用。这两种形式分别是聚焦创伤的认知行为治疗（即暴露于创伤记忆和与创伤相关的信念的认知重构）和聚焦技能的治疗（即不关注创伤记忆和回忆的症状管理技能）。虽然两种形式在治疗 PTSD 的效果上没有差异，但在聚焦创伤的治疗中，治疗前的亲密关系功能与治疗结果的关联性比聚焦技能的治疗更强。在聚焦创伤的团体中，治疗前的亲密关系功能与亲密伴侣暴力犯罪结果之间的关系更强。与接受聚焦技能的治疗比较，接受聚焦创伤的治疗的退伍军人在治疗前的亲密关系得到更好的调整，与随后治疗过程中较低的亲密伴侣暴力水平相关。

与此相关，有两项研究调查了治疗前的社会支持在 PTSD 治疗结果中的作用（Price、Gros，Strachan，Ruggiero & Acierno，2013；Thrasher，Power，Morant，Marks & Dalgleish，2010）。Thrasher 及其同事利用一项随机对照试验的数据，比较了针对患有慢性 PTSD 的平民进行的放松技术与暴露或认知重构技术，研究调查了感知到的社会支持是如何影响应对创伤造成的影响的，其中平均每个研究参与者提供了两个亲密的重要他人（这些他人大多数是家庭成员）。治疗前的社会支持与不同条件下的 PTSD 治疗结果呈正相关。然而，治疗前的社会支持所起的效果在接受暴露或认知重构的人中比在放松条件下的人中更强。同样，Price 等人（2013）在接受暴露治疗的 PTSD 或阈下 PTSD 退伍军人样本中，调查了感知社会支持的四个领域（即积极的社会互动、情绪与信息支持、有形支持以及情感支持）与治疗前 PTSD 症状严重程度之间的关联，以及社会支持对治疗反应的影响。治疗前的情绪和信息支持越多，对治疗的反应越好。

总而言之，这些研究表明，家庭成员对于来访者成功进行 CPT 起着重要作用。因此，我们建议临床工作者至少考虑让家庭成员或关系密切的他人参与对该来访者的评估。有些来访者可能对自己的 PTSD 症状没有很好的洞察力，因此，这些症状的附带报告有助于全面了解他们的创伤类型和严重程度。此外，在各种可能的共病中，附带评估也是非常重要的。例如，来访者可能不报告或尽量减少报告与冲动有关的障碍或症状（毒品使用、饮食失调症状、使用色情用品等）。有解离症状的来访者也可能对其症状的程度认识不足。

在评估过程中可以让重要他人作为附带的信息提供者，这也是让这些人参与提供 CPT 的途径。我们建议，如果可能的话，让重要他人从临床工作者那里了解治疗的原理和概述；如果不可能的话，应该鼓励来访者与重要他人分享他们对这些材料的理解。美国国家 PTSD 中心的网站为家庭提供了非常优质的关于 PTSD 的信息，以及关于 CPT 的信息。此外，来访者应该意识到亲人可能会有意或无意地干扰治疗。例如，我们有一个来访者表示，他的妻子在他开始写创伤陈述之前会给他一杯酒，这对他很有"帮助"。

一些重要的人，如配偶或伴侣，可能会通过帮来访者在拥挤的商店中购物，或者帮助驾驶车辆（或者相反，从不驾驶而使来访者获得控制感）等方式，成为来访者回避行为的同谋。如果来访者减少了回避行为并随后出现更多的噩梦或闪回，他们可能会尝试说服来访者提早退出治疗。他们可能会认为治疗使来访者变得更糟，而没有注意到来访者正在处理他们的自然情绪并思考创伤事件的含义。一些配偶和伴侣或其他家庭成员可能会感受到威胁，他们认为自己在与来访者的关系中失去了重要的作用，并担心自己不再被需要。治疗师应该在治疗早期，最好是在开始 CPT 之前解决这些问题。重要他人可以成为支持者，不是通过唠叨让来访者做他们的练习作业，而是通过给他们空间和时间来做这些作业。家人或朋友不需要听到有关创伤的血淋淋的细节，但可以对来访者完成工作表展现出兴趣，并可以看到来访者如何在其他日常情况下以及创伤事件方面使用自我提问。

持续评估

评估不仅仅是为了初步确定来访者是否符合 PTSD 和共病的标准。评估应该贯穿整个治疗过程。如果来访者每周接受两节治疗，那么 PCL-5（或其他 PTSD 的自我评估）应每周进行一次。如果来访者每周就诊一次，则仍应每周进行一次 PCL-5（或其他 PTSD 的自我评估）。应定期进行 PCL-5 测量，以确定来访者是否正在康复，以及哪些症状有改善。如果来访者的 PTSD 评分在六七节治疗后完全没有下降（即，当来访者通过数个疗程来处理首要事件）。治疗师应该质疑来访者是否存在另一个未被识别的与创伤事件有关的卡点；来访者在与治疗师的讨论中，是否遗漏了事件中维持 PTSD 的关键部分；或者来访者是否为了防御更可怕的想法而坚持信念，以维持一个核心信念（例如，"世界是可以预测和控制的"）。这些问题将在第 7 章中再次讨论。

个案概念化

虽然 CPT 是一种以治疗方案为基础的治疗，有规定的治疗内容和治疗外的作业，但这并不意味着 CPT 治疗师只是一个技术员，不需要对每个来访者的情况进行概念化，以了解来访者在康复方面可能遇到的障碍。临床工作者告诉我们，他们赞赏作为 CPT 基础的认知理论考虑了每个来访者的发展史以及创伤经历与学习经历的交集。

我们认为，对临床工作者来说，最重要的个案概念化认知技能是区分同化和过度顺应的信念，因为这种区分可以指导在治疗过程中需要优先处理的卡点。在 CPT 中，同化的卡点是指与创伤相关的负面评价，这些评价阻碍了康复。换句话说，这些都是来访者"回顾"首要创伤事件的问题方式。这些通常涉及"后见之明偏见"和"抵消创伤事件"的努力。这可能包括一些试图，比如想知道事件"为什么"发生在他们身上，这表明他们试图回到公正世界的信念（即认为世界应该是基本公平和公正的信念），并认为世界是可以预测和控制的。

发现这些卡点的关键是，弄清来访者如何认为自己应该全知全能，应该可以预测和控制首要创伤事件。例如，我们中的一员治疗了一位目睹两个孩子溺水的警察。她的同化信念是，她应该采取不同的行动来防止孩子溺水。具体来说，她认为如果不是因为她穿戴的警用腰带的重量压裂了水库的冰面，孩子们就不会溺水；她的恐惧妨碍了自己做出反应（尽管作为一个"菜鸟"，她在别人不知道该怎么做的时候做出了反应）；如果她早几秒钟到那里，孩子们就不会死。尽管有现实的证据表明，她的警察搭档（与来访者体型差不多）在没有系腰带的情况下也压破了冰层；其中一名儿童被找到，不过在第二天死亡；尽管她很害怕，但她还是勇敢地行动了。

在辨别来访者的同化类卡点时，重要的是考虑该事件与来访者以前持有的信念和图式是如何不一致或一致的。先前的信念可能是相对积极的，就像上面描述的警官的案例，而创伤可能与这些信念不一致或不和谐。这名警官是一个特别坚韧的人——她在童年和成年时期克服了重大逆境而成为警官。在溺水事件发生之前，她认为自己能够很好地解决问题，尤其是在压力之下，而且她在自己相对混乱的家庭中属于在经济、社会和情感上照顾他人的人。她还持有孩子不应该死的普遍观念，以及秉持着努力应该带来好结果的因果论（即事后分析）思维。她很难接受这样的事实：尽管她做出了英勇的努力（获得了许多荣誉和奖项），但并不是所有的坏事都是可以预测或预防的。在这种情况下，这名警官可能在创伤事件中认为自己能力不足，在压力下变得过于情绪化，并成为坏结果的"磁铁"。如果她存在这些病前信念，创伤就会证实这种消极思维方式。

治疗前的创伤评估将为临床工作者提供关于来访者的创伤史和来访者如何理解创伤的大量信息。例如，一个来访者在童年时经历过创伤事件，在成年后又遭遇创伤，他可能会把成年后的创伤作为错误的证据来支持以前持有的、源于童年的消极信念。即使来访者在童年时期没有遭受 DSM-5 诊断标准 A 中的创伤事件，来访者也可能有普遍的消极成长经历——这导致了消极信念，而这些信念在解释随后的创伤经历时得到了自我强化。我们的经验是，有消极图式的来访者相对来说更难治疗，因为他们对世界和事件的解释是长期的，有更自动化的方式。对于这样的来访者，治疗师很可能需要在治疗过程中提醒他们消极的解释偏见从何而来，并对其根源提出挑战。

"图式"和"核心信念"这两个词都是指一个人从根本上接受的根深蒂固的、长期存在的、广泛适用的信念。所有类型的新信息（新经验等）要么被装入这些核心信念而不加改变，要么被扭曲以适应图式，要么被忽略。核心信念最可能在治疗的后半段处理，那个时候会出现过度顺应类卡点，但也可能在熟悉的自责或责备他人的模式出现时立即处理。因为自己"不好"或没有"价值"而认为自己"活该"遭遇创伤事件的来访者，他们的核心信念是在首要创伤事件之前建立的，或者通过随后的创伤得到了强化。由于核心信念的自动性，治疗师可能需要几节治疗才能注意到某种图式，可能需要许多关于具体事件的工作表，才能用事实信息抵消核心信念，最终消磨掉自动假设。公正世界的神话可能是一种核心信念，因为它是从小就被教导的，所以被毫无疑义地接受。

　　在第 1 节治疗后布置的影响陈述作业也为治疗师提供了完整的个案概念化信息，包括卡点和可能的康复障碍。具体来说，作业中有关为什么会发生首要创伤事件的部分有助于阐明同化的信念。有时，来访者对这个问题没有答案，因为他们还没有对创伤事件进行足够的思考，以至于无法对事件发生的原因进行叙述。相反，来访者的叙述可能特别责备自己或他人，因为他们希望有人能预测事件并阻止它发生。在前一种情况下，治疗师的原则是帮助来访者形成对事件的健康和平衡的评价。在后一种情况下，治疗师的原则是纠正来访者的不健康评价——考虑在当时的特定背景下，现实中可以做什么，并帮助来访者接受事件是不可预防的（特别是在事后）。

　　作为参与个案概念化的治疗师，向来访者提出这样的问题是有帮助的："为了康复，你需要如何思考这一事件"。在该警官的案例中，她可能会想到以下几点：

　　　"在一个极难预料的情况下，我尽了最大努力。事实上，我是最低级的警员，当其他训练我的人不知道该怎么做的时候，我提出了关于我们可以做什么的建议。其他人调查了我们的处理过程，他们认为我做得很好。而我不知道试图去救的那个男孩是否一定能成功被救助，因为另一个男孩第二天就死了。虽然我可能用了当时最好的流程和知识，但还是未必有用。我不是超人，我只是一个试图保护社会的人，我必须活在未来可能给我带来的不确定中。"

　　这些是临床工作者希望在治疗结束时能在来访者的影响陈述中看到的顺应性信念类型。

　　作为临床工作者，关键是先寻找同化的卡点，因为纠正这些信念会对过度顺应的信念产生"下游效应（downstream effects）"。根据定义，创伤事件是对来访者的信念产生后果性影响的警讯事件。如果来访者改变了对某一关键事件的信念，就会对这些评价所造成的认知产生影响。因此，对临床工作者和来访者来说，重要的是优先考虑这些包含情绪色彩的信念，以此影响其他可能随之形成的信念，比如与安全、信任、权力与控制、尊重和亲密关系有关的信念。例如，如果来访者开始相信"在一个不可能的、不可预测的、无助的情况下，我已经尽力了"，那么这个新的信念将对来访者在任何特定情况下的权力和控制力产生一些影响。如果来访者接受自己和其他人在这种情况下已经尽了最大的努力，那么他们就需要调整与尊重对自我和他人的有关看法（即，所有人包括来访者在内都是凡人，只能做这么多），以适应新的信念。

　　由于 CPT 中处理过度顺应类卡点有时间限定，来访者也更有责任以更多的认知技巧来挑战在这些领域中的思维。所以临床工作者应本着提高效率的原则，先处理同化类卡点，直到有越来越多的解决方法，再关注过度顺应类卡点。

讲义 3.1
PCL-5：量表和评分

日期：_____　　来访者：_____

PCL 最近针对 DSM-5 进行了修订（这个版本称为 PCL-5）。

虽然单凭这个工具不足以诊断 PTSD，但它可以让你了解一个人是否患有 PTSD 症状，以及症状有多严重。

出于不同目的，将来访者在 20 个条目上的得分相加。如果总分是 38 分及以上，那么如果需要的话，可以对其进行 PTSD 评估与评价，以确认诊断。你可以通过在本讲义末尾的 PCL 图上绘制分数，来跟踪来访者的分数。

PCL-5 有两个版本。

1. PCL-5 每月版在开始第 1 次 CPT 前进行施测。它使用过去一个月作为时间参考框架。PCL-5 每月版有一个替代版本，可在第 1 节治疗开始前使用，以便更深入地评估诊断标准 A 中的创伤（PCL-5 附诊断标准 A 的简短评估）。

2. 在 CPT 期间，PCL-5 每周版用于第 2 次治疗和其余的治疗。要提醒来访者，按照一周的时间范围来评估各个条目。收到该表后立即打分，并向来访者询问需要澄清的问题。

如果来访者的分数在第 6 节治疗后没有明显下降，治疗师应该探索来访者是否仍在回避情绪，是否一直在进行自我伤害或有其他干扰治疗的行为，或者是否没有改变自己对创伤事件的同化信念。这时，重要的是与来访者一起处理缺乏改善的情况。

针对 DSM-5 更新的 PCL（即 PCL-5），做了一些重要修订。更改涉及评分量表（现在每种症状的评分范围为 0~4）从 17 项增加到 20 项。这意味着 PCL-5 的分数与以 DSM-IV 为基础的 PCL（例如，CPT 手册先前版本中的 PCL-S）的分数不兼容，并且 PCL-5 不能与那些早期版本互换使用。

PCL-5 附诊断标准 A 的简短评估：每月版

说明：这份问卷询问的是，在你经历了涉及死亡或威胁死亡、严重伤害或者性暴力等非常紧张的经历后可能遇到的问题。它可能是你亲身经历的事情，也可能是你亲眼所见的事情，或者是你得知发生在亲近的家庭成员或亲密朋友身上的事情。例如，严重的事故；火灾；天灾，如飓风、龙卷风或地震；遭受躯体或性攻击或虐待；战争；凶杀；自杀。

讲义 3.1　PCL-5：量表和评分（续）

首先，请回答几个关于最糟糕的事件的问题，在本问卷中，这意味着目前最困扰你的事件。它可以是上面的一个例子，也可以是其他一些让人非常有压力的经历。可以是单一事件（如车祸），也可以是多个类似事件（如在战区发生的多个压力事件或反复遭受性虐待）。

简要地指出最糟糕的事件（如果你觉得能够这样做的话）。

多久以前发生的？

是否涉及死亡或威胁死亡、重伤或者性暴力？

☐ 是
☐ 否

你如何经历的？

☐ 它直接发生在我身上

☐ 我目睹了它

☐ 我知道到它发生在一个亲密的家庭成员或朋友身上。

☐ 作为工作（例如，辅助医务人员、警察、军人或其他急救人员）的一部分，我多次接触到有关它的细节。

☐ 其他（请说明）＿＿＿＿＿＿＿＿＿＿＿＿＿＿＿＿＿＿＿＿＿＿＿

如果事件涉及近亲或好友的死亡，那么这是由于某种意外或暴力，还是由于自然原因？

☐ 事故或暴力

☐ 自然原因

☐ 不适用（该事件不涉及近亲或好友的死亡）

其次，牢记这个最坏的事件，阅读下一页的每一个问题，然后在右边的数字中圈出一个数字，表示你在过去的一个月里被这个问题困扰了多少。

讲义 3.1　PCL-5：量表和评分（续）

PCL-5：每月版

说明：下列是人们有时会因压力过大而产生的问题清单。请仔细阅读每一个问题，然后在右边的数字中圈出一个数字，表示在过去的一个月里，你被这个问题困扰的程度。

在过去一个月中，你被下列问题困扰的严重程度为：	完全没有	有一点	中等	相当严重	极度严重
1. 重复地、令人不安地、并不期待地回忆起应激事件？	0	1	2	3	4
2. 重复梦到令人不安的应激事件？	0	1	2	3	4
3. 突然感觉到或体验到该应激事件仿佛又真实地上演了一遍（如同自己确实又回到当时并重新经历了一次）？	0	1	2	3	4
4. 当某些事让你想起该应激事件时，会感到非常难过？	0	1	2	3	4
5. 当某些事让你想起该应激事件时，会有强烈的生理反应（例如，心跳加速、呼吸困难、流汗）？	0	1	2	3	4
6. 想回避跟该应激事件有关的回忆、认知或情绪？	0	1	2	3	4
7. 想避开会让你想起该应激事件的外在事物（例如，人、地点、对话、活动、物品或情况）？	0	1	2	3	4
8. 无法顺利地回忆起该应激事件的重要部分？	0	1	2	3	4
9. 对自己、他人或世界有强烈的负面看法（例如，产生下述的想法：我很坏，我有严重的问题，没有人值得信任，这个世界完全是危险的）？	0	1	2	3	4
10. 对于该应激事件或其后续影响，责怪自己或他人？	0	1	2	3	4
11. 有强烈的负面情绪，如害怕、恐惧、愤怒、罪恶感或羞愧等？	0	1	2	3	4
12. 对过往喜爱的活动失去兴趣？	0	1	2	3	4
13. 希望跟其他人保持距离或断绝往来？	0	1	2	3	4
14. 无法顺利地体验正面的感受（例如，无法获得幸福感或对亲近的人无法有爱的感觉）？	0	1	2	3	4
15. 会有烦躁的行为、暴怒或带攻击性的行为？	0	1	2	3	4
16. 从事风险过高的行为或做出会伤害自己的举动？	0	1	2	3	4
17. 变得"过于警觉"或处处提防或处于戒备？	0	1	2	3	4
18. 感到神经过敏或容易受惊吓？	0	1	2	3	4
19. 难以集中注意力？	0	1	2	3	4
20. 入睡困难或睡不着？	0	1	2	3	4

讲义 3.1　PCL-5：量表和评分（续）

PCL-5：每周版

说明：以下是人们有时会因压力过大而产生的问题清单。请仔细阅读每一个问题，然后在右边的数字中圈出一个数字，表示在过去的一周里，你被这个问题困扰的程度。

在过去一周中，以下情况困扰你的严重程度为：	完全没有	有一点	中等	相当严重	极度严重
1. 重复地、令人不安地、并不期待地回忆起应激事件？	0	1	2	3	4
2. 重复梦到令人不安的应激事件？	0	1	2	3	4
3. 突然感觉到或体验到该应激事件仿佛又真实地上演了一遍（如同自己确实又回到当时并重新经历了一次）？	0	1	2	3	4
4. 当某些事让你想起该应激事件时，会感到非常难过？	0	1	2	3	4
5. 当某些事让你想起该应激事件时，会有强烈的生理反应（例如，心跳加速、呼吸困难、流汗）？	0	1	2	3	4
6. 想回避跟该应激事件有关的回忆、认知或情绪？	0	1	2	3	4
7. 想避开会让你想起该应激事件的外在事物（例如：人、地点、对话、活动、物品或情况）？	0	1	2	3	4
8. 无法顺利回忆起该应激事件的重要部分？	0	1	2	3	4
9. 对自己、他人或世界有强烈的负面看法（例如，产生下述的想法：我很坏，我有严重的问题，没有人值得信任，这个世界完全是危险的）？	0	1	2	3	4
10. 对于该应激事件或其后续影响，责怪自己或他人？	0	1	2	3	4
11. 有强烈的负面情绪，如害怕、恐惧、愤怒、罪恶感或羞愧等？	0	1	2	3	4
12. 对过往喜爱的活动失去兴趣？	0	1	2	3	4
13. 希望跟其他人保持距离或断绝往来？	0	1	2	3	4
14. 无法顺利地体验正面的感受（例如，无法获得幸福感或对亲近的人无法有爱的感觉）？	0	1	2	3	4
15. 会有烦躁的行为、暴怒或带攻击性的行为？	0	1	2	3	4
16. 从事风险过高的行为或做出会伤害自己的举动？	0	1	2	3	4
17. 变得"过于警觉"或处处提防或处于戒备？	0	1	2	3	4
18. 感到神经过敏或容易受惊吓？	0	1	2	3	4
19. 难以集中注意力？	0	1	2	3	4
20. 入睡困难或睡不着？	0	1	2	3	4

讲义 3.1 PCL-5：量表和评分（续）

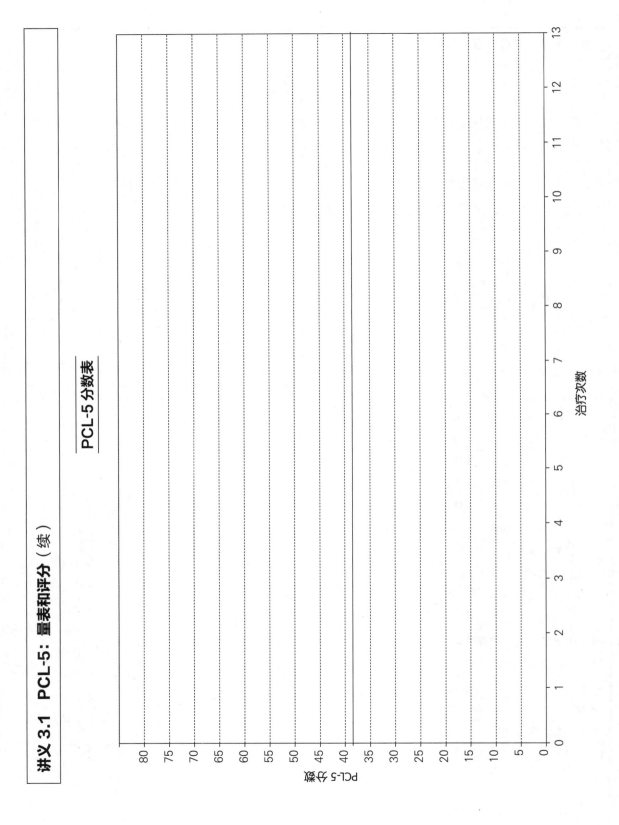

PCL-5 分数表

讲义 3.2
PHQ-9：量表和评分

日期：＿＿＿＿＿＿＿＿＿＿＿　　　来访者：＿＿＿＿＿＿＿＿＿＿＿＿＿

　　在 CPT 方案中，可以选择对抑郁症状进行监测，但是当来访者认可存在抑郁症状时，要鼓励来访者进行监测。在这种情况下，可以在 CPT 的治疗过程中每 2 周完成一次 PHQ-9 测验来监测抑郁症状。

　　虽然这个工具本身不足以诊断抑郁症，但它能让你了解一个人是否有抑郁症状，以及症状有多严重。

　　出于不同目的，将来访者在下一页 9 个条目上的得分相加。总分指南如下。

总分及抑郁症严重程度

分数	抑郁症严重程度
1—4	极少可能抑郁
5—9	轻度抑郁
10—14	中度抑郁
15—19	中重度抑郁
20—27	重度抑郁

在测量的最后，有一个额外条目可以评估这些症状对功能的影响。

来访者的姓氏首字母：＿＿＿＿＿＿

治疗师的姓氏首字母：＿＿＿＿＿＿　　时间：＿＿＿＿＿＿　　治疗次数：＿＿＿＿＿＿

CPT 的形式：□ 个体　　□ 团体　　□ CPT　　□ CPT+A

讲义 3.2 PHQ-9：量表和评分（续）

PHQ-9

在过去的两周里，你多长时间会被下列症状困扰一次？仔细阅读每一项，并圈出你的回答。

项目	没有	有几天	一半以上时间	几乎天天
1. 做事时提不起劲或没有兴趣	0	1	2	3
2. 感到心情低落、沮丧或绝望	0	1	2	3
3. 入睡困难、睡不安或睡得过多	0	1	2	3
4. 感觉疲倦或没有活力	0	1	2	3
5. 食欲不振或吃太多	0	1	2	3
6. 觉得自己很糟，或者感觉自己很失败，或让自己、家人失望	0	1	2	3
7. 难以专注事情，例如看报纸或看电视	0	1	2	3
8. 行动或说话速度缓慢到别人已经察觉，或刚好相反——变得比平日更烦躁或坐立不安，动来动去	0	1	2	3
9. 有不如死掉或用某种方式伤害自己的念头	0	1	2	3

如果你选了任何问题，那么请问这些问题让你在工作、照顾家里的事情或与他人相处时有多困难？

一点都不难　　　有点困难　　　非常困难　　　极其困难

☐　　　　　　☐　　　　　　☐　　　　　　☐

4

准备实施 CPT

本章涵盖了在预期实施 CPT 时需要考虑的几个不同主题。首先，讨论了向来访者介绍 CPT，以提高他们的参与度。其次，介绍了苏格拉底式谈话的原则——CPT 的基础练习，以及治疗师所能使用的苏格拉底式问题的类型。本章最后一节讨论了治疗师对 CPT 的准备情况，以及可能阻碍治疗师使用 CPT 或有效使用 CPT 的常见错误和卡点。

介绍 CPT

治疗师应介绍和说明已发现对治疗 PTSD 有效的各种治疗方法。如果治疗师没有接受过培训，无法实施来访者可能感兴趣的治疗方法，那么就应该转介给接受过该类治疗培训的治疗师。如果来访者选择接受 CPT，他们还需要决定是要参加 CPT 还是 CPT+A。在写本书时，需要接受 CPT+A 的唯一指示是来访者符合 PTSD 伴解离症状的亚型（Resick et al.，2013）。如前所述，书写创伤陈述可以帮助这样的来访者将零碎的创伤叙述放到适当的历史背景中；这样能更好地核查事实及来访者可能对创伤经历做出的假设；并且帮助来访者在回忆创伤的过程中做到情绪的着陆。此外，有些来访者喜欢书写，想写下他们的创伤陈述。我们的一些来访者表示，将创伤写在纸上有助于他们更客观地看待一些事件，并帮助他们接受这些事件确实发生过。但也有的来访者坦言，如果让他们写下自己的经历，他们就不会接受治疗。

对于来访者而言，让其自主选择采用哪种版本的 CPT，可能比由治疗师做出决定更容易遵守。但是，有几个因素需要牢记。首先，如果来访者决定采用 CPT+A 的方式并书写对首要创伤的描述，那么若来访者在时机成熟时回避书写，则不应该鼓励来访者改用 CPT。强化回避行为一直是受限制的。当治疗师讨论了回避在维持 PTSD 症状中的问题后，来访者应该对首要创伤进行口述。一旦来访者看到自己可以口述事件而不崩溃，那么在下一节治疗中进行书写陈述就变得容易了。

如果来访者只有时间进行几节治疗，那么 CPT 可能是更好的选择，因为自陈的 PTSD 症状已被证实在 CPT 中得到了更快的改善（在第 4 节治疗中），而在 CPT+A 中，PTSD 的分数可能要在写完两个创伤陈述并进行处理后才能得到临床改善（在第 6 节治疗中；Resick et al.，2008）。如果能够接受治疗的次数较少，那么治疗师应该把重点放在首要创伤上，布置影响陈述任务，然后使用苏格拉底式谈话，加上"ABC工作表[1]（ABC Worksheet）"，解决最棘手的卡点。目标是解决最紧迫的卡点，很可能是关于错误的自我或指责他人，而不是集中在过度顺应类卡点上。

应说明所选择的疗法，并回答来访者提出的任何问题。即使来访者不是退伍军人，观看美国国家 PTSD 中心网站上的视频介绍也可能对他们有帮助。这些视频介绍了 PTSD 的症状，不同年龄、性别和种族的 PTSD 来访者描述了他们患 PTSD 是什么样子，以及它如何影响他们的生活。视频还介绍了人们接受 CPT 的经历，以及参加 CPT 如何使他们的生活变得更好。虽然夫妻治疗超出了本书的范围，但有一种针对 PTSD 的夫妻治疗方法包含了 CPT 的元素，并且被发现是有效的（Monson & Fredman，2012）。即使在 CPT 中，如果有一节治疗可以让来访者的重要他人和其一起进行治疗，能够向他们解释 PTSD 的症状、治疗过程，以及他们能起到帮助而不是促成回避的方式，也可能是有帮助的。

虽然 CPT 的标准治疗被确定为一个 12 节的治疗，但重要的是不要假设来访者需要 12 节治疗来改善他们的 PTSD 和并发症状。根据第 2 章讨论的研究（Galovski et al.，2012），治疗师应说明虽然该方案最初制定的是 12 节治疗，但有些来访者能够更快地康复，而另一些来访者则需要 12 节以上的治疗。我们还不知道关于谁可能对治疗的反应更快或需要更长时间的所有预测因素，但应鼓励来访者参加所有治疗，并尽其所能地完成练习任务。

一旦来访者同意参加 CPT，治疗师和来访者应签署一份治疗同意书（见讲义 4.1）。虽然这份同意书不具有法律约束力，但它可以成为一份有用的协议，关于治疗师的角色（即按时参加治疗并做好准备，保持治疗的正常进行，监测来访者在改善 PTSD 症状和并发症方面的进展）和来访者的角色（即按时参加治疗并做好准备，参加针对创伤的治疗，完成练习任务）。当来访者想回避或改变主题时，这份同意书可以成为一个有用的提醒。

---

[1] 其 A 一般指代 "activating event（触发事件）"，后文一些表格里用的是 "situation（情境）"；B 指代 "belief/Stuck Point（信念 / 卡点）"，后文一些表格里用 "thought/Stuck Point（认知 / 卡点）"；C 指代 "consequence（结果）"。——译者注

苏格拉底式谈话

包括 CPT 在内的大多数认知疗法的一个基本做法是使用苏格拉底式谈话。这种做法涉及，由临床医生提出一系列问题，目的是使来访者更健康地评估创伤事件以及这些创伤事件对现在情况的影响。这种做法基于苏格拉底式的学习方法，它重视个人认识新事物的力量，而不是从别人那里得到一种见解或知识，以及为来访者示范一种认识事物的方法（即好奇心和求知欲）的好处（Anderson & Goolishian, 1992; Padesky, 1993; Thase & Beck, 1993）。与其他临床医生和研究者一样（Rutter, Friedberg, VandeCreek, & Jackson, 1990; Bolten, 2001），我们更倾向于使用"苏格拉底式谈话"这个术语，而不是"苏格拉底式提问"，因为"谈话"的内涵是，在心理治疗的情境中，来访者和临床医生之间的交流是相当平等的。而"提问"则意味着一种权力不平衡的师生角色，"老师"向"学生"提问，而"学生"需要学习规定的知识。在苏格拉底式谈话中，临床医生和来访者作为团队加入。来访者带来自己的生活经验，包括创伤经验和对这些经验的解释，而临床医生则带来自己的专业知识，对创伤恢复和认知干预产生影响。

不同的作者提出了在苏格拉底式谈话中可能提出的不同类别的问题（Paul & Elder, 2006; Elder & Paul, 1998; Bishop & Fish, 1999; Wright, Basco, & Thase, 2006）。我们对之前的这些研究进行了综合，建议 CPT 治疗师对于在苏格拉底对话中可能提出的问题类型上采取分层方法。Monson 和 Shnaider（2014）也提供了可以针对 PTSD 来访者使用的苏格拉底式问题的概述和不同类型。

澄清问题

在最基本的层面上，治疗师应尽可能多地提出澄清问题，以构建一个场景，说明在首要创伤事件发生时正在发生什么，以及当时来访者实际上有哪些选择和能力，而不是后来来访者的认知。对于进行 CPT 的临床医生来说，非常重要的一点是，他们要愿意提出敏感而困难的澄清问题，并尽可能以非判断性的和实事求是的方式提出这些问题。一个来自在与性侵犯或性虐待受害者的工作的例子是，有能力询问他们在被侵犯期间是否经历过性兴奋。来访者可能已经得出结论，在创伤事件中的性反应意味着他们希望被攻击，或在某种程度上要对攻击负责。有时，区分性欲和快感对强奸受害者是有帮助的。然而，儿童性虐待的受害者通常说，他们的被袭击经历中存在快乐的方面（例如，感觉"特别"或更多地连接到他们的施害者）。为了这些来访者的利益，重要的是能够询问这些类型的问题，并尽可能地以事实和支持的方式讨论答案，以促进康复。另一个例子来自与退伍军人、警察和其他安保人员的治疗工作，他们在对他人实施暴力行为时可能经历了积极情绪。事后看来，他们可能推断这些积极情绪表明了他们性格中的一些消极因素（例如，"什么样的人喜欢杀别人"），而且可能没有理解事件的背景和压力事件中涉及的心理生理反应。

对假设的挑战

下一个层次的苏格拉底式谈话旨在挑战来访者对创伤事件做出的结论所依据的假设。正如第 3 章提到的以及在其他章节有过更详细的讨论的，PTSD 来访者所持有的一个关键假设是"公正世界的信念"（Lerner, 1980）。公正世界信念认为，好人有好报，坏人有坏报，世界应该是一个公平和公正的地方。这种信念来自人们希望在个人的行为和行为的后果之间找到一种有序的、因果关系的关联。在创伤事件的情况下，这些事件被理解为是坏的结果，PTSD 来访者认为自己做了坏事才会有这样的结果，并坚持不懈地试图寻找自己在创伤事件之前或之中的坏行为，以解释坏的结果。需要指出的是，有些人可能不认同公正世界的信念（因为他们的学习经历、文化、宗教信仰等）。在这些情况下，治疗师不需要强调来访者通常有建构一个公正世界的愿望。治疗师可以去掉正义或公平的概念，把这种愿望描述为人类为了生存而硬生生进化出来的预测和控制事件的需要。强调这种愿望的普遍性，以及无法预测和控制一切的现实，是最适用于这些案例的。

PTSD 来访者在评估创伤事件时，有一个常见的普遍假设，他们或其他人可以对这些事件或结果施加更多的控制。这种假设在来访者努力发挥后见之明偏见中得到证实："如果我向左转而不是向右转，我就不会发生事故"，"如果我反击，我就不会被攻击"，或者"我应该在他之后跳进水里"。患有 PTSD 的人不能体会到，另一种行动可能会产生同样负面或更糟糕的后果。这样一来，来访者就会试图通过他们的思维来"挽回"消极结果。

在对假设提出质疑时，CPT 的临床医生必须避免自己对创伤事件的背景做出错误的假设。我们观察到，如果治疗师假设来访者在创伤事件中有积极的意图，那么可能会使来访者不愿意描述他们认为会被视为与治疗师对该事件的积极假设相反的行为、认知或情绪。例如，一名现役军人或警察可能没有遵守自己本应该遵守的规则。如果治疗师过快地假设适当的程序得到了遵守，那么来访者可能不愿意披露创伤事件的真实情况，或者因为治疗师的假设而越来越觉得自己没有遵守规则。

与此相反的是，我们也曾督导过一些治疗师，他们对来访者的行为做出了消极假设，从而在无意中阻碍了来访者在治疗中取得进步。我们理解这种倾向，因为我们都生活在一种指责受害者的文化中，这种文化来自我们对预测和控制事件以及保护他人和自己的安全的渴望。

然而，这种类型的思维可能会阻碍治疗师处理来访者的创伤事件，一个常见的例子是，如果受害者在创伤事件发生前服用了毒品，就觉得应该将责任归咎于他。毒品的使用可能在创伤事件中起作用，也可能不起作用；只有仔细考虑使用量、背景和来访者的意图，治疗师和来访者才能更好地评估物质使用在事件中的作用，最终促进整个创伤事件的处理。在性侵犯事件中，任何数量的毒品使用都不应该导致受害者受到指责。事实上，施害者在观察使用了更多毒品的受害者时，可能更具有掠夺性。危险的毒品使用行为可能需要在治疗中得到解决，在 CPT 方案的后期（即在安全主题中），以及当来访者已经有效地处理了"我要对创伤事件负责（相对于施害者而言），因为我使用了毒品"的同化信念时，应该减少来访者将物质滥用作为回避行为，以降低风险。如果你过早地提出降低风险，来访者可能会认为你在责备他。

评估客观证据

假设，来访者的结论背后没有任何存在问题的假设，那么我们建议，下一个层次的苏格拉底式谈话旨在帮助来访者评估那些可能支持或不支持他们的结论的证据。患有 PTSD 的人在认知上对感知到的威胁有一种偏差，尤其是对负面信息有一种更普遍的偏差。因此，来访者更容易获得这类信息，而相对于不一定支持他们的结论的数据而言，来访者可能会高估这些支持的信息。来访者对此时此刻的危险估计过高，是 PTSD 相关思维的一个常见例子，治疗师可以使用苏格拉底式谈话，重点评估该思维的客观证据。来访者会在诸如人群中、开放的空间、狭窄的空间、驾驶机动车，以及在与施害者相似的人周围等情况下高估威胁，CPT 治疗师可以鼓励来访者进行更客观的评估。

挑战基本或核心信念

有时候，来访者会报告说，他们在理智层面能理解，但在情绪层面上并不能接受他们的想法没有道理，或者情绪并没有随着他们的新认知而发生变化。典型的说法包括："我听到了你说的话，但是……""我知道我说的没有道理，但感觉就是这样"或"我做了卡点的工作表，但我并不真的相信它们"。在这些场合，我们会先向来访者解释，他们的情绪可能还没有赶上新的思维方式，所以旧的思维方式可能看起来更"真实"。我们也鼓励治疗师考虑，来访者可能持有更深层的潜在信念，这些信念可能会阻止他们完全接受另一种思维方式。更深层的信念往往会保护来访者，使其免受改变思维所带来的影响。例如，如果一个创伤幸存者真的接受了这样的认知，即自己不可能做更多的事情来阻止创伤事件的发生，那么就意味着来访者将来可能会被置于创伤情境，而在这种情境中可能无法改变结果。

我们治疗过的一个来访者是童年时期遭遇性虐待的受害者，她不愿意改变信念，她认为父亲在虐待她上没有过错。改变这一信念的深层意义是，这将对她与父亲多年来保持的关系产生负面影响。从本质上讲，改变对创伤事件的评价，对现在和面向未来的信念都有层层叠叠的影响。在这种情况下，新的评价与保留未来是可预测和可控制的信念的愿望是不一致的。

患有 PTSD 的人如果以前就有核心消极信念或图式，那么可能需要更深入的认知干预。这些预先存在的信念可能会成为在接触创伤事件后发生 PTSD 的风险因素。在这些情况下，认知治疗师需要更深入地探究，以确定来访者在创伤之前是如何形成这些信念的（例如，令人厌恶的童年经历、失效的环境），并与来访者合作，挑战这些更深层的或核心的信念，以防止来访者做出似乎证实了负面信念的创伤评价。例如，如果来访者有一个预先存在的图式，认为不能相信自己的判断，那么他们很可能将创伤事件看作是对该图式的证实，并开始自责评价。改变对创伤的自责评价与更深层的消极信念相悖，往往需要对这个核心图式进行更多的认知干预，以产生情绪和行为上的改变。然而，来访者往往需要通过在每次信念出现时完成工作表来改变核心信念，因为一个大的抽象信念是很难挑战的。如果有许多例子可以否定基本信念（如"我是个失败者"），那么核心信念最终会在这些反对证据的影响下而改变。

治疗师的准备程度

治疗师如果对使用手册化治疗、认知治疗或结构性治疗不确定，可能会有意或无意地向来访者传递他还没有准备好接受 CPT 的信息，即使有证据表明不一定是这样。我们遇到过许多治疗师，即使来访者要求开始治疗，他们仍然告诉来访者不应该做 CPT，或者他们还没有准备好接受 CPT。这会向来访者传递一个信息，即治疗师对他们没有信心，不相信来访者的判断。如果来访者必须花几个月时间来接受另一种形式的治疗，那么他们可能会开始相信来访者太脆弱了，甚至无法处理、思考他们的创伤，哪怕是最小限度地谈论与创伤事件相关的认知，他们也会"崩溃"。我们把这描述为"脆弱化（fragilizing）"来访者，就和在来访者还没有准备好做针对创伤的治疗时把他们推给别人一样，都是有问题的。实际上，增加其他类型的治疗环节，对来访者来说弊大于利，这会让他们感到无能为力。

许多治疗师没有开始对来访者使用 CPT 的另一个原因可能是，治疗师对情绪在 CPT 中的作用感到困惑。一些治疗师被教导并且他们也认同，来访者必须在治疗中充分表达所有情绪，以便处理创伤。因此，他们认为，如果来访者没有准备好在治疗中哭泣和表达悲伤，他们就不能使用 CPT。这个信念的问题在于，假设重新体验与事件相关的情绪是好转的必要条件。我们现在知道，对许多人来说，与创伤有关的情绪已经变得混乱，因为他们对事件的不恰当自责导致了巨大的内疚和羞愧。在这种情况下，来访者可能需要花更多的时间去思考，自己对于事件有怎样的自我对话，而这些自我对话往往导致了痛苦的情绪。这种信念的另一个问题是，它假设所有人都以同样的方式处理自己的情绪，而且需要外在的情绪表现来帮助来访者解决他们对创伤的感受。事实上，许多人在经历悲伤时并不会哭泣，但这并不意味着他们没有感受到自己的情绪。

有些治疗师还担心，如果来访者在回应其创伤性材料时表现出强烈的情绪，那么可能会使来访者"再次受伤"。重要的是，要区分 CPT 中对产生的自然情绪的健康处理过程和来访者在日常生活中的 PTSD 症状触发过程。事实上，帮助来访者理解，他们几乎每天都会通过重新体验症状来重新经历创伤，而以自己的方式（不是对刺激物的自动化反应）处理创伤记忆，会让来访者以更安全和健康的方式处理情绪，使他们能够更有效地控制刺激物。如果来访者存在回避或怀疑，那么治疗师实际上可以用这种方式来鼓励来访者参加 CPT。

一些治疗师的另一个关切是，他们不愿意在会议中听到创伤故事。例如，当来访者表现出任何情绪时，治疗师会打断故事。这可能向来访者传达了各种信息：（1）来访者不应该谈论创伤；（2）对于听到来访者的创伤，治疗师无法处理；（3）治疗师认为来访者太脆弱，无法谈论创伤事件；（4）认为应该害怕和推开噩梦和闪回。虽然这些信息可能是无意的，但它们都会大大地延迟来访者的康复。我们建议让来访者决定是否准备好谈论自己的创伤，并让他们选择何时开始 CPT，以及参与 CPT 的模式（CPT 或 CPT+A）。这样做可以赋予来访者权力，帮助他们认识到他们可以控制治疗的过程和创伤记忆。如果来访者还没有准备好做创伤工作，我们不会进行"填塞式（filler）"治疗，而是要求他们在准备好处理 PTSD 和回忆创伤经历时再来接受治疗。此外，我们鼓励来访者充分体验他们的噩梦、闪回和侵入性记忆，因为推迟只会让它们再次出现。

我们已经确定了几个"治疗师卡点"，我们建议在开始 CPT 之前审查这些卡点（见下面的讨论）。如果治疗师发现自己认可其中的任何一个，我们鼓励他们使用"挑战信念工作表"（Challenging Beliefs Worksheet）来挑战自己的卡点。这不仅可以帮助治疗师挑战这些认知，还可以帮助他们在使用 CPT 处理第一个来访者之前使用这个工作表进行练习。

治疗师的议题：治疗师的错误和卡点

治疗师的常见错误

治疗师最大的错误之一就是对 CPT 准备不足。除了阅读本书（按照书中的顺序），我们建议治疗师参加由合格的 CPT 培训师举办的研讨会，然后接受合格咨询师的个案督导 6 个月。在吉尔福德的网站上可以找到一个电子邮箱地址，如果你或某个机构想赞助某个工作坊，可以通过这个电子邮箱地址与我们联系，了解培训师的情况。网站上还有一个栏目，列出了开放的工作坊。此外，有一个免费的培训网站（CPTweb）不仅回顾了治疗方案（CPT+A），还提供了每个环节的视频示例，该网站旨在提供复习培训，而不是独立培训。

CPT 方案应按照手册（本书第 5—10 章）中概述的顺序进行，在治疗过程中不增加其他技能。治疗师常犯的一些错误包括：挑选出治疗的一些部分内容，只使用这部分内容；认为必须改变方案以显示自己的创造力；假设必须为来访者改变 CPT，而不首先尝试手册中介绍的方法。CPT 最早是在大约三十年前发展起来的，从北美到第三世界国家，已经针对各种创伤类型在不同人群中进行了测试。在过去的十年里，我们与许多训练有素、技术娴熟的 CPT 治疗师合作，针对特殊情况，如脑损伤、文化程度低或者跨文化与语言问题，对其进行了修改；其中一些情况在第 13 章和第 14 章中进行了讨论。我们认为，新手 CPT 治疗师没有理由在没有掌握现有治疗手册的情况下对其进行修改。CPT 已经有很大的灵活性，使其可以适应特定的认知水平和不同类型的创伤事件。如果不经过测试就进行修改，那么它就不是 CPT，也不是循证疗法了。

在进行 CPT 时，治疗师最常犯的错误可能是，试图说服来访者改变他们对自己的卡点的认知，而不是使用苏格拉底式谈话来引出信息让其意识到，他们不断回到创伤是因为他们的假设与内心的其他信息相冲突。在事件发生几个月或几年后，回想他们本可以（应该）做的事情，并不能改变当时没有这些知识或必要技能的事实。来访者可能会忽略那些不符合假设的事件，但这些事实确实存在，治疗师需要从来访者那里推断这些事实（例如："你当时多大？你叔叔有多大？你真的能把他打跑吗？如果你告诉别人，他就威胁你的家人，你还有别的选择吗？"）。如果治疗师站在冲突的某一方，试图说服来访者，创伤事件不是他的错，那么来访者很可能会变得更加僵化而为另一方争辩，并告诉治疗师"你就是不明白""你当时不在那里"或者类似的话。如果来访者说"你不明白"，治疗师有责任说"你是对的，我不明白。请告诉我，我错过了什么"。这是一个很好的提醒，让我们回到以温和、澄清的方式提问。治疗师的风格应该是好奇的，甚至是疑惑的，但不是争论性的或挑战性的。（治疗师不是交错盘问的律师！）

然而，治疗师常犯的另一个错误是，在提出足够的澄清问题之前，急于提出具有挑战性的问题（即质疑证据；见上文）。即使来访者写了创伤陈述（见第 11 章），也可能缺失了一些关于情境背景的重要信息，治疗师需要知道这些信息，以便引导对话。在做 CPT 时，治疗师需要提出许多澄清问题，以了解情境和来访者的实际选择。例如，如果一个男人在火灾中救不了亲人，治疗师可以问他在哪里，当他意识到房子着火时，他在多远的地方？他花了多少秒或多少分钟才意识到发生了什么及有人被困？他做了什么（例如，他是打电话给消防队还是试图上楼）？什么是他做不到的事（例如，他被火焰和烟雾逼退了）？治疗师可以问他有什么样的消防设备（如口罩、阻燃服），帮助他看到在那种情况下他无法做更多的事情。消防人员花了多长时间才赶到？如果他们很快就来了，那么治疗师可以问为什么消防员（或医生）也救不了人。如果来访者一直在使用"责怪"或"过错"这样的词，那么治疗师就可以问他在这种情况下的意图。事实上，这个人可能非常勇敢地试图拯救对方，这与让人死亡的意图是相反的。

由于治疗早期的苏格拉底式谈话完全是口头的，而且是在治疗中进行的，所以在使用了一些"ABC 工作表"后，治疗师应该模拟"挑战问题工作表"中会介绍的问题。然而，当来访者处理创伤时，治疗师将使用更多的澄清问题，以更好地理解创伤的背景，并帮助来访者看到背景有多重要（例如，来访者当时年龄有多小，事件发生得有多快，来访者如何因惊吓而无法迅速适应这种情况，来访者在事件中有哪些实际的选择，可以考虑哪些选择，来访者如何无法做不可能完成的事）。一个好的预期是，约有 80%~90% 苏格拉底式谈话提的是澄清性问题。

另一个常见错误是，治疗师停止不前，没有继续跟着来访者的推理。新手 CPT 治疗师可能会问一个关于卡点的问题，在得到答案后就停止或改变话题。他们不知道下一步该怎么走。那些被教导不要在治疗中提问的治疗师有时会对探究事实和来访者的推理感到不舒服。对一个问题的回答应该自然而然地引出下一个问题，以建立创伤的背景，当时来访者实际上有哪些选择，以及（如果来访者有选择的话）为什么做了某一特定选择。我们的经验是，鉴于来访者能做选择的时间很短，大多数人没有更好的选择，只能选择他们认为伤害最小的选项，或者不得不遵循命令或程序。

如果本着一种建设性的好奇态度提出澄清问题——试图了解发生了什么事，以及来访者如何做出导致持续 PTSD 的假设——那么就没有什么问题是不可以问的。例如，一个儿童性虐待的男性受害者有一个卡点，他认为自己一定有什么地方让施害者选择了他，那就可以问很多问题。下面的例子包括澄清问题、教育和总结性陈述。

治疗师：当周围没有其他人时，（施害者）能否接触到你？

来访者：能，但他为什么要这样对我？他是不是觉得我是个变态？

治疗师：他说你是个变态吗？

来访者：不，他没有说太多。

治疗师："他一定认为你是个变态"的想法从何而来？

来访者：我可以告诉你一件事吗？

治疗师：当然，你可以告诉我任何事情。

来访者：当他抚摸我的时候，我的（阴茎）硬起来了，所以这一定意味着我是个变态。我竟然被弄硬了。

治疗师：所以，这是你的想法，你是一个变态？让我向你解释一下，这可能会有帮助。当生殖器受到刺激时，不管你愿不愿意，它的神经末梢都会有反应。这就像被挠痒痒一样。你会自动做出反应，如果那个人不停止，或者你不希望他这样做，那就不一定是愉快的。兴奋和享受是有区别的。你总是享受他对你做的事情吗？

来访者：不！我讨厌它。我觉得很脏，但我只是个孩子。有时候感觉还行，但其他时候他会让我做一些让我感觉失控的事情。

治疗师：你知道能够同意发生性行为的年龄吗？一个人要多大才能选择和成年人发生性关系而不构成犯罪？

来访者：当你是一个成年人？

治疗师：所以即使有时他让你感觉良好，他也是在对你犯罪，因为你年纪太小，无法同意。鉴于此，你说谁才是变态？

来访者：是他，不是我。

治疗师：我想，你说得够清楚了——是他迫使你做那些事情的。

来访者：但他为什么选择我？是我有什么特点吗？

治疗师：也许是出于方便？你是否知道他选择的对象只有你一个人？

请注意：有些卡点在一些来访者的思维中是如此根深蒂固，以至于来访者可能不回答问题，或者看起来特别固执地坚持认为这一定是他们的错，或者错误地指责他人。首先，治疗师应该记住，在治疗的早期就要开始苏格拉底式谈话，虽然不一定要在第一次提出时就解决所有卡点。如果一个卡点看起来特别僵硬，那么来访者可能不想接受事件的发生，他会紧紧抓住卡点，试图在事后否认它，这是一种逃避。如上所述，也可能来访者是在保护一个更强硬的卡点或一个被理解为事实的核心信念。如果来访者对某一特定的卡点特别抗拒，治疗师可以这样说："这个想法对你来说非常重要。我想我们将在治疗中花更多的时间来讨论这个问题"。

治疗师的另一个错误是从一个卡点跳到另一个卡点。来访者通常会用其他卡点作为正在处理的卡点的证据，但如果治疗师没有处理完第一个卡点就开始追逐不同的卡点，会是一种错误。正确的反应是说："这听起来像是一种想法，而不是事实。让我们把它记在你的'卡点记录'（Stuck Point Log）上，稍后再回到那个问题上。"持续使用工作表也是有帮助的，因为治疗师可以把来访者重新引导到"ABC 工作表"B 栏中的认知或信念上，或者让来访者写一张新的"ABC 工作表"，使卡点呈现在来访者眼前（见第 6 章）。

在 CPT 中，治疗师也有可能因为强调基于认知的情绪，而没有给来访者足够的时间去感受自然情绪。当来访者体验到悲伤等自然情绪时，或者当他们重新体验到创伤事件发生时的真正恐惧或无助感，认识到自己无法阻止事件发生时，治疗师应先静静地坐着，让来访者体验这种情绪。然后，治疗师可以使用策略放大自然情绪，要求来访者说出该情绪的名称，询问来访者感受到的身体感觉，或者确认该自然情绪（例如，"你对失去朋友感到悲伤是可以理解的"）。体验自然情绪比体验由认知激发的人造情绪更微妙；治疗师在追求认知变化时可能会忘记寻找自然情绪。

大多数情绪可以是自然的，也可以是人造的。如果来访者对有意伤害自己的人感到愤怒，那么愤怒可能是一种自然情绪。但是，如果来访者愤怒的对象是针对无法控制局势或甚至不知道局势会如何发生的人，那么这是一种基于认知的愤怒，这个愤怒就是人造的。愤怒可以作为一种回避策略，将包括治疗师在内的人推开。愤怒也可能是避免更痛苦和脆弱的情绪（例如，悲伤、恐惧）的"首选"情绪。来访者可能会对自己在性侵犯期间被迫做的事情感到厌恶，这种厌恶是一种自然情绪。但是，如果来访者事后说："我为发生在自己身上的事情感到很恶心"，那么这是来访者作为一个人，基于自己的结论而不是基于事件本身做出的自我评价。

如果治疗师不知道一种情绪是自然的还是由思维制造出来的，完全可以问一下。以上述来访者为例，治疗师可以问："你为什么感到恶心？"如果来访者说："因为（施害者）对我做的事情让我很恶心"，治疗师应该同意这个说法。但是，如果来访者说："因为现在我被永久性地破坏和玷污了"，治疗师可以问一系列问题，关于谁实施的行为，后果的持久性［例如，"你知道自从事情发生以来，你的皮肤已经全面更换了多少次吗？你知道此时你的身体上没有一处是被（施害者）碰过的吗？"］，或者说感觉到脏是一种情绪推理（如"我感觉脏，所以我很脏"）。抓住当下这种说法，并将其添加到"卡点记录"中，以便以后进一步挑战，这样也是有帮助的。

最后一个常见错误是，治疗师没有选择适当的首要创伤事件来开始治疗。正如第 3 章所讨论的，治疗师不应该问哪个事件是最糟糕的、最让人难过的或最令人不安的，因为这样做可能会导致一个甚至不在 PTSD 诊断中的事件（例如，失业、离婚）。更好的方法是询问在已确定的创伤事件中，哪一个事件最困扰来访者的梦境，哪一个事件不断地侵入，或者哪一个事件是来访者最努力避免去想的。有些来访者可能会说，许多事件都是类似的痛苦事件，如战争、性虐待或家庭暴力经历。在这种情况下，治疗师的错误是，要求来访者把它们作为一个系列来考虑，或者写一份关于整个系列事件的影响陈述（见第 5 章）。这种方法的问题在于，讨论和苏格拉底式谈话可能很快变得过于模糊。来访者可能会从一个事件跳到另一个事件。值得花几分钟的时间来确定一个事件是否在记忆中比其他事件更突出或更有侵入性（例如，第一次被插入，最好的伙伴在战争中被杀，意识到自己的孩子知道了被虐待事件或者在虐待他们自己）。如果来访者仍然说，所有的事件都令他同样痛苦，或者说有太多的事件，那么治疗师应该从最早使来访者符合 PTSD 诊断标准 A 的事件开始。很可能来访者对该事件所做的假设或对自我和世界所做的结论，随着后续的创伤事件而被重复和强化。例如，一个男性老兵可能会宣称不能信任别人，尽管他所选择的创伤性事件是在战争中遭遇枪击。除非他信任的人背叛了他，否则不应该对信任产生影响。开枪射击他的人是个陌生人，并没有特意挑选他。来访者可能之前有创伤事件（可能是童年时期），导致了对信任的背叛，后来遭遇枪击的事件可能激活了这个图式。

治疗师的卡点

不仅仅来访者有卡点，我们每个人在生活中都可能有卡点，治疗师在治疗 PTSD 来访者时肯定也会遇到卡点。治疗师可能会对治疗师的身份、所学到的并一直坚持的方法，或者对尝试新方法的恐惧（例如，"这是否意味着，你在说我一直做着错误的事情"）产生卡点。治疗师的卡点可能使其根本无法尝试 CPT，或可能影响来访者的治疗过程。

治疗前的治疗师卡点

在开始 CPT 之前，治疗师的卡点是很常见的，这可能表明治疗师并不了解 CPT 的研究。特别是，治疗师可能没有意识到，参与 CPT 研究的来访者与一般临床实践中遇到的来访者非常相似（事实上，许多病例可能更加复杂）。这里介绍了这些卡点的例子和挑战它们的证据。

● **"来访者还没有准备好接受针对创伤的治疗。"** 实际上，有越来越多的研究表明，来访者不需要准备好以应对针对创伤的治疗（例如，Resick, Bovin, et al., 2012；Resick et al., 2014）。大多数关于 PTSD 的 CPT 研究都是立即开始创伤治疗的，并没有让来访者准备应对技巧或其他准备工作。事实上，为了"稳定化"而延迟治疗，会传递出这样的信息：来访者无法处理这项作业，或者这项作业太危险了（即前面所说的"脆弱化"）。重要的是要记住，患有 PTSD 的来访者多年来一直生活在对创伤事件的记忆中，而针对创伤的治疗可以让他们控制何时和如何思考创伤。

● **"来访者比研究项目的参与者的情况更复杂。"** 正如前几章所回顾的那样，CPT 的研究与其他一些 PTSD 治疗的研究不同，并没有因为参与研究的来访者可能有共病的抑郁症、焦虑症、人格障碍，甚至解离障碍而排除他们。随着研究的进行，我们修改了针对患有物质使用障碍的来访者的纳入标准。CPT 的研究从来没有排除过滥用药物的人，但如果他们有生理依赖性，那早期研究可能会让他们等待。最近的一些研究没有排除患有任何类型的物质使用障碍的来访者。CPT 研究项目还纳入了有自杀倾向的来访者，只有在他们对自己或他人有迫在眉睫的伤害威胁并需要住院治疗时，才会将他们排除在外。

● **"来访者太脆弱，不适合针对创伤的治疗。"** 与上面关于来访者还没有准备好接受 CPT 的卡点相似，这个治疗师卡点表明，治疗师对来访者可能会变得更糟感到紧张。最近的一项研究（Bryan et al.，2016）考察了 CPT 是否会增加现役军人的自杀意念。研究人员发现，事实上，自杀意念随着时间的流逝而减少了，在 CPT 期间或治疗之后自杀企图会消失。这个问题在暴露疗法（PE；见第 2 章）中也得到了研究，PE 是另一种针对创伤的治疗方法，它要求来访者一遍又一遍地重新体验首要创伤，以达到习惯化的目的。在一些 PE 的研究中，研究人员发现，来访者并没有因为创伤治疗而恶化（Jayawickreme et al.，2014）。

● **"如果我使用手册，就会扼杀我的创造力，并干扰融洽的治疗关系"** 或 **"手册太限制了"**。期望为每个来访者创造一种新疗法是不现实的。当然，基于来访者的个案概念化和不同的治疗关系，CPT 在不同来访者身上的作用看起来是不一样的。然而，我们的经验是，随着治疗师在来访者如何看待首要创伤事件的过程中表现出全神贯注和兴趣，会立即自然而然地建立融洽的治疗关系。在许多来访者之前的治疗中，治疗师回避谈论 PTSD 或创伤事件，因此，CPT 治疗师对来访者关于创伤的独特认知和情绪表示感兴趣，是建立关系的直接因素。

● **"CPT 对共病（抑郁症、药物滥用和人格障碍）不起作用。"** "请见第 2 章中与这一卡点相反的证据。"

● **"来访者不会做这么多的家庭作业。"** 来访者是否在 CPT 期间完成工作表（如果是，有多少），取决于治疗师为治疗之外的工作所搭建的舞台有多好。这个问题在第 5 章有更详细的论述。有些来访者做的练习不如其他来访者多，应该对此进行讨论，但是要放在逃避的语境下讨论，并指出练习对于学习新技能（一种新的思维方式）的重要性。

治疗师在评估和治疗方面存在的卡点

● **"定期评估来访者需要的时间太长了。"** 完成 PCL-5 和 PHQ-9 各需要 5 分钟左右的时间。可以要求来访者提前 10 分钟过来接受治疗，这样可以在开始治疗前完成评估量表。如果治疗师有接待助理，接待助理可以在夹纸板上为来访者提供评估表，就像患者需要在医生办公室填写表格一样。如果没有接待助理，可以在候诊室里给来访者留一个装着量表的信封。治疗开始时，治疗师可以迅速对量表进行评分，并注意分数是否表明症状恶化、稳定或改善。如果分数在恶化，治疗师需要确定来访者是否对不同的事件进行了评分，是否将量表作为对当前事件的一般痛苦测量，是否使用了错误的时间框架（即不只是过去一周），或者分数是否真的在恶化。当来访者不再回避对创伤事件的思考时，可能会因为更多的侵入性记忆、噩梦和负面情绪，以及卡点的出现而使分数暂时增加。如果是这种情况，应该让来访者放心。"这其实是一个好的迹象，你没有回避思考创伤事件，回避是你经历创伤之后一直在做的，现在你的大脑正在让你面对创伤事件。"

● **"如果来访者的 PTSD 评分没有下降，这意味着……（例如，我做的 CPT 是错误的，我是一个糟糕的治疗师，等等）。"** 重要的是，如果来访者的分数没有下降，治疗师不要认为是自己的原因。有些治疗师正是因为这个原因而在治疗过程中回避做评估。他们关注的是自己和自己的不安全感，而不是来访者的进步。正如 CPT 手册（第 5—10 章）所指出的，有很多原因导致来访者的分数没有下降，特别是在治疗早期。来访者可能没有做练习作业，经常取消治疗，或者一开始就选错了要工作的创伤事件。也可能，来访者由于回避或羞愧，没有告诉治疗师真正的首要创伤事件是什么。对于治疗师而言，症状没有减轻表明是时候停下来问来访者发生了什么，或者重新调整评估。

● **"如果来访者的分数没有下降，我需要改变治疗方法。"** 正如第 3 章和第 11 章所回顾的那样，在 12 节治疗中没有实现康复的来访者，很可能会继续进行 CPT，包括"卡点记录"和"挑战信念工作表"。改用不同类型的治疗可能会让来访者感到相当困惑，特别当新治疗与CPT 的治疗基础完全不同时。治疗师可以寻求同辈督导，但更应该保持原来的方式，检查来访者的闪回、侵入性回忆和噩梦的内容，看看来访者仍在回避什么。对记忆或创伤提示物的回避，可能是尚未彻底处理的卡点。

● **"如果我打岔，就会冒犯来访者"，"如果不听来访者说的每一句话，就是在否定他们"，或者"如果去解决回避问题，就会破坏我们的关系。"** 这些卡点是同一个主题的不同形式。治疗师担心来访者对其的看法，担心会以某种方式冒犯来访者。有些治疗师被教导要反思或提供解释，永远不要打断来访者，要允许来访者在治疗中谈论任何想谈的东西。在 CPT 中，如果允许这种情况发生，就是与回避合谋，所以这些信念与 CPT 的原则是对立的。典型的情况是，来访者来参加治疗会谈，并宣称想在治疗中谈论其他事情，他们主动发言并开始讲故事，这样占用了治疗的大部分时间。他们可能会尝试其他方式来让话题远离治疗作业或首要创伤。所有这些都是回避，重要的是，治疗师不要助长这种回避。

治疗师要在治疗初期就制定一些关于离题和回避的基本规则。例如，由于每节治疗都有很多内容要讲，治疗师可以口头打断，或发出一些非语言信号（例如，举手示意停止信号，或用示意 "T" 字表示 "暂停"），以使治疗回到正轨。治疗师可以温和但坚定地制定这些基本规则，这样一节治疗就不会被拉长为 2 小时。在 50~60 分钟内实现每节治疗的所有目标是很有可能的，但如果治疗师有这样的卡点就很难做到。与来访者一起回顾治疗原理，说明为什么让来访者回到治疗内容上，这既不是粗鲁的，也不是否认来访者，而是最符合来访者利益的。

CPT 特定的治疗师卡点

● **"在一节治疗中，我无法完成治疗材料"。** 有经验的 CPT 治疗师都能完成每节治疗所规定的材料，所以这很可能是刚接触 CPT 的治疗师所持有的一个卡点。没有必要在治疗中详细地检查来访者完成的每张工作表。治疗师和来访者可以大致看一下工作表，治疗师可以看出来访者是否存在问题或是否理解了概念。治疗师可以挑选出一两张重要的工作表给予特别关注，特别是那些关于最重要的同化类卡点，来访者的困难，或关于后半段治疗所涉主题的工作表。

● **"如果来访者没有掌握材料，我们就不能继续前进"，或者 "所有东西（讲义、治疗等）都必须是完美的"。** 我们有时咨询过一些治疗师，他们不停地把 "ABC 工作表" 当成作业来布置，而没有继续进行 "挑战问题工作表"，因为他们不确定来访者是否能准确地表达情绪，或者来访者可能难以将认知变成良好的卡点形式。连续布置作业的目的是尽快进入 "挑战信念工作表"，因为它包含了另类的、更平衡的、更以事实为基础的陈述来对抗卡点。"挑战信念工作表" 包括 "ABC 工作表"，因此来访者将有很多机会学习如何区分事实和想法，以及想法如何导致特定的情绪。治疗师和来访者的目标都不是完美。正如我们在本章中所强调的，我们鼓励治疗师与 CPT 手册保持一致。

● **"如果我把手册拿出来，就显得不称职了。"** 我们建议治疗师把手册放在自己的腿上或面前的桌子上，就像来访者把他们的治疗材料文件夹拿出来一样。治疗师可以说："因为我想为你提供最好的治疗，所以我要把手册打开作为参考，这样就不会错过这节治疗中需要覆盖的任何内容。" 反正，我们从来没有听说过来访者为此而抱怨的。

● **"我无法让来访者只选择一个创伤。"** 虽然来访者的所有创伤事件都是重要的，但要明确的是，最好从导致当前 PTSD 症状最多的那个事件开始。在初始治疗后，来访者可以用额外的工作表将任何其他创伤事件组织到治疗中来。对于挑战卡点来说，试图一次性处理所有创伤事件，会过于模糊，而且很可能许多创伤事件都会导致类似的卡点。

● **"我不知道该如何处理来访者的卡点。"** 这是刚接触 CPT、还没有掌握苏格拉底式谈话的治疗师普遍担心的问题。治疗师不应该担心下一步要问什么，而应该倾听来访者说的话，注意那些不合理的地方（例如，"来访者怎么可能同时在两个地方？"或"一个 6 岁的孩子怎么可能理解什么是不可接受的成人行为？"）。显而易见的是，可以从搞清楚来访者在这种情况下的意图，以及来访者基于先前经验而做出的期望处着手。然后，治疗师可以专注于找出更多关于实际情况的背景，以及来访者在这些情况下有哪些选择。这个卡点反映了治疗师的焦虑和自我聚焦，解决的方法是关注来访者在首要创伤期间的想法、感受和行为。

● **"如果我们不做书写陈述或暴露，来访者就不会好转。"** 最后一个卡点源于 PTSD 领域最初关于暴露的研究所传达的一个共同信念，即作为治疗的必要组成部分，必须让来访者重新体验创伤事件。第 2 章中回顾的 Resick 等人（2008）对 CPT 的拆解研究表明，CPT+A 并没有改善治疗结果，事实上，还延缓了实现临床意义上的显著改善的进度。Schumm 等人（2015）也证明认知的变化可以预测 PTSD 症状的变化。

讲义 4.1
PTSD 认知加工疗法同意书

日期：_____　　来访者：_____

什么是认知加工疗法（CPT）？

CPT 是一种针对 PTSD 及相关问题的认知行为治疗。

CPT 的目标是什么？

CPT 的总体目标是改善 PTSD 症状，以及可能有的任何相关症状（如抑郁、焦虑、内疚或羞愧）。它还旨在改善日常生活。

本次门诊的 CPT 将包括哪些内容？

本次门诊的 CPT 包括 6~24 节个体（一对一）治疗，平均为 12 节。每节治疗持续 50~60 分钟。在这些治疗中，你将了解 PTSD 的症状，以及一些人产生这种症状的原因。

你也将和治疗师一起识别和探索创伤或者创伤如何改变思维和信念，以及一些思维方式如何使你"卡在"症状中。CPT 并不涉及重复回顾创伤细节。然而，需要检查你的经历，以了解它是如何影响认知、情绪和行为的。

CPT 对来访者有什么要求？

也许，CPT 对来访者最重要的期望是，其可以承诺来参加治疗。

此外，在每节治疗结束后，会布置一些练习作业，让你在治疗时间外完成。这些作业是为了在治疗时间外更快地改善 PTSD 症状。我们也鼓励你在进行 CPT 时随时提出任何问题。

来访者可以从 CPT 治疗师那里得到什么？

在每节治疗中，治疗师会帮助你找出创伤是如何影响思维和情绪的，并帮助你做出改变，让你感觉更好、功能更好。

为了做到这一点，治疗师将检查练习作业，并分享自己注意到的有关创伤的认知、情绪和行为。治疗师会问一些问题，以检查你对创伤的认知以及它对你生活的影响，并帮助你挑战那些可能不准确的认知。治疗师也会教你一些技巧，以改变你对事件、自己和他人的思考方式。治疗师的另一部分工作是，注意并指出你何时在回避处理创伤，即使你可能没有注意到自己正在这样做。回避是一个关键的 PTSD 症状，它使你无法恢复。

讲义 4.1　PTSD 认知加工疗法同意书（续）

来访者可以选择停止治疗吗？

　　你可以自主选择要不要做 CPT。因此，你可以随时选择停止治疗。如果发生这种情况，在终止治疗之前，会要求你进行最后一节治疗，以讨论你的顾虑。

　　我的签名表示我已经阅读了这些材料，并收到了关于针对 PTSD 的 CPT 的信息。我对自己、对这种治疗以及对上述目标做出乐观的承诺。我将收到一份本治疗方案的副本。

　　来访者签名：＿＿＿＿＿＿＿＿＿＿＿　　　　日期：＿＿＿＿＿＿＿

　　治疗师签名：＿＿＿＿＿＿＿＿＿＿＿　　　　日期：＿＿＿＿＿＿＿

PART

3

CPT 手册

5

PTSD 和 CPT 概述：
第 1 节治疗

第 1 节治疗目标

第 1 节治疗的主要目标是让来访者理解什么是 PTSD，为什么他们会在康复过程中出现停滞不前的状况，以及 CPT 会如何帮助来访者实现康复。在第 1 节治疗中，最重要也最紧急的目标是让来访者积极投入治疗中来，因为在 PTSD 的治疗过程中，逃避治疗是很常见的现象（比如在第 1 节治疗之前或之后退出治疗）。首先，治疗师要描述 PTSD 的症状，同时请来访者来描述他们的症状。其次，治疗师要解释创伤事件会对身体和思维产生怎样的影响。接着，治疗师可以介绍关于 PTSD 的认知理论，包括解释人们在遭遇创伤后，会如何维持之前既有的关于可预测性和可控制性的信念，以及对所谓"公正世界"的迷思。最后，治疗师要解释 CPT 将如何帮助来访者成为他们自己的治疗师，也就是通过教授来访者一系列的工具和技能，让来访者以一种新的方式检验自己的认知、描述自己的情绪，且治疗的终极目标是让来访者去体验创伤事件所带来的"自然情绪"，同时改变那些让他们"卡住"的想法。

第 1 节治疗步骤

1. 制定议程。
2. 描述 PTSD 的症状，以及关于为何有些人会在康复过程中被"卡住"。
3. 描述关于 PTSD 的认知理论。

4. 讨论情绪在创伤康复过程中的作用。

5. 简短地回顾首要创伤事件。

6. 描述 CPT 的整体过程。

7. 布置第一项练习作业。

8. 讨论来访者对这节治疗的反应。

制定议程

治疗师应该向来访者解释，第 1 节的 CPT 和之后的 CPT 在结构上会存在一定差别。在这一节治疗中，治疗师需要向来访者提供"心理教育"，这涉及以下话题：PTSD 有怎样的症状，为什么将 PTSD 视为创伤康复中出现的问题，逃避行为对于维持 PTSD 症状起到了怎样的作用，CPT 是怎样工作的。在第 1 节治疗的结尾，我们会布置第一份练习作业。治疗师可以告诉来访者，在第 1 节治疗中主要由治疗师说话，但这样的情况会随着治疗的推进而改变，也就是说来访者会慢慢成为对话的主力，而治疗师则更多扮演顾问的角色，帮助来访者解决其在完成练习作业中遇到的问题。治疗师也会提出一系列问题，帮助来访者采取和以往不同的方式来看待创伤经历。

讨论 PTSD 症状以及 PTSD 的功能模型

治疗师必须掌握的 PTSD 知识：诊断标准

与其详细列举 PTSD 的症状和症候群，治疗师更需要做的是帮助来访者了解为什么有的人被诊断为 PTSD。正因如此，治疗师不仅需要熟悉 DSM-5 和 ICD-10 中 PTSD 症状，还要了解这些症状是如何阻碍来访者康复的。DSM-5（American Psychiatric Association, 2013）对 PTSD 的诊断标准和分类方式进行了一些明显的修改。其中与之前的 DSM-Ⅲ 和 DSM-Ⅳ-TR（American Psychiatric Association, 1980, 2000）最明显的不同是，DSM-5 不再将 PTSD 视为一种焦虑障碍。因为我们有大量的研究证明，患有 PTSD 的来访者通常会体验到多种负面情绪，包括内疚、愤怒、羞耻、厌恶、悲伤，所以我们认为 PTSD 不只是焦虑障碍。在 DSM-5 里，PTSD 被纳入一个新的种类中，叫作"创伤及应激相关障碍（trauma and stressor related disorders）"。

在 DSM-5 中，PTSD 诊断标准 A（关于创伤经历的定义）被收紧，例如通过媒体间接体验到创伤事件不再被定义为创伤经历（除非这样的间接体验是个人工作的一部分），获悉他人的创伤事件也不再被定义为创伤经历（除非此创伤事件发生在自己的亲人或好友身上）。同时，在 DSM-5 中，PTSD 一共有四个而不是三个症候群。根据 DSM-5，PTSD 的 B 类症候群不再被描述为"重复地想到创伤事件"，而是"突如其来的、侵入性的回忆，要么是被外界环境所唤起，要么是在来访者没有全神贯注于其他事情时（比如来访者通过长期的过度工作进行逃避）"。当来访者疲劳、生病或者不是很忙碌的时候，他们就容易回忆起创伤事件，这些回忆可能通过画面、声音或者闪回的形式出现，或者在睡眠中以噩梦的方式出现。一些更严重的闪回可能会以解离状态出现，也就是来访者可能会迷失于某事件中而完全丧失了时间感。即使没有体验到对创伤事件的侵入性回忆，来访者也有可能在遭遇与创伤事件相关的刺激物时，出现情绪或生理上的应激反应。因此，PTSD 的 B 类症候群大多数是感官上的，虽然相对短暂，但会造成高度的困扰。

　　PTSD 的 C 类症候群，指的是逃避症状。在 DSM-5 中，提到了两种逃避行为：一是来访者逃避自身对于创伤事件的回忆，二是来访者逃避外界环境中和创伤事件相关的刺激物。但是，这两种逃避症状都可以通过无数种方式显现出来。举个例子，来访者在治疗过程中最常出现的逃避症状就是不出席治疗、迟到或者不完成练习作业。在治疗中，他们可能尝试改变话题，从一个比较痛苦的话题转到一个无关痛痒的话题。来访者可能通过物质滥用（比如毒品、酒精等）或者其他的自伤行为来麻痹自己的情绪和回忆，或者让自己可以在睡眠中不做噩梦，而这些行为都是逃避症状。逃避行为在短期内的确有效（因为减少了负面情绪），却阻碍了来访者去加工处理自己的创伤事件。有多少个来访者，就存在着多少种逃避行为。治疗师必须对来访者的逃避症状保持高度警惕，一旦发现就要及时指出来，并向来访者强调，从长期来看这样的行为并不是有效的应对策略。讲义 5.1 的上半部分并不包括 PTSD 的 C 类症候群，因为这里的图表描述是创伤的自然康复过程。而讲义 5.1 的下半部分则包括了 PTSD 的逃避症状，治疗师应该把逃避症状放到最后来讨论（因为这是最重要的部分），而不是按照 DSM-5 中症候群的顺序来进行讨论。

　　PTSD 的 D 类症候群是 DSM-5 中新加入的部分，包括一系列文献中经常出现的认知和情绪症状。尽管后面讲解 PTSD 的认知模型时也会提到 PTSD 的认知症状，治疗师还是有必要在这里和来访者对认知症状进行一定的讨论。认知症状包括：长期对自己、他人和世界的负面期望，长期因为创伤事件对自己或他人进行扭曲事实的责备，解离性地遗忘部分或全部创伤事件。很多来访者会责备自己，比如认为是自己导致了创伤事件的发生，或者认为自己当时没有阻止创伤事件的发生。同时，不少来访者也会责备其他人，但是忽略了其他人并没有直接导致创伤事件的发生，或者其他人并无意想让创伤事件发生。比如，童年遭受虐待的来访者可能会责备母亲没有尽到保护自己的责任，但是来访者并没有意识到：第一，母亲当时可能并不知道他正在遭受虐待；第二，母亲当时可能也正在遭受虐待，且没有能力让她和孩子从当前环境中脱身。在军队中服役的军人往往被教导：如果每个人都可以尽到自己的责任，那么所有人都可以安安全全、毫发无伤地回家。如果某军人的连队被敌人伏击了，而他没有办法在自己身上找到错误，那么他可能会责备其他成员、指挥或军队本身，而不会认识到伏击的本质就是突然袭击。正因如此，没有人可以预见这件事的发生，除了策划伏击的攻击者。

在 DSM-5 中，PTSD 的情绪症状不再只包括恐惧和焦虑，因为 PTSD 不再被认作是一种焦虑障碍。造成困扰的情绪可以包括任何一种长期存在的负面情绪（比如恐惧、惊骇、愤怒、内疚、厌恶、羞耻等），不再有兴趣参与生活中的活动，对他人感到脱节和疏远。DSM-Ⅳ 和 DSM-Ⅳ-TR 曾经强调，PTSD 来访者会体验到情绪麻木的症状。但是过去的研究表明，尽管 PTSD 来访者很努力地麻痹自己的情绪，但是当他们被刺激物触发创伤回忆时，依然会出现负面情绪的爆发。PTSD 来访者唯一能够相对成功地麻痹的情绪是正面情绪，比如快乐、幸福和爱。这些正面情绪的缺失，加上负面情绪的存在，会导致来访者没有兴趣参与自己曾经喜欢的活动，也会令来访者远离自己身边的人。

PTSD 的 E 类症候群包括在 DSM-Ⅳ 和 DSM-Ⅳ-TR 已经提到的身体唤醒症状，以及一些新的行为反应。也就是说，除了身体过度唤醒、明显的惊恐反射、注意力无法集中、睡眠问题、易怒和愤怒爆发之外，DSM-5 还加入了攻击性（作为易怒和愤怒爆发的表现形式）以及不顾危险的或自我伤害的行为。后者包括自伤行为、危险的驾驶行为或超速、骑摩托车不戴安全头盔、不加选择的性行为，或者其他冒险行为。这些行为在本质上是一致的，也就是来访者并不在意自己是活着还是死去。

使用 ICD-10（World Health Organization, 1992）的治疗师要注意，ICD-10 对 PTSD 列出了五个诊断标准，但是它的着重点和 DSM-5 存在一些差别。当和来访者谈论 PTSD 症状时，治疗师应该指出这两种不同的疾病分类系统存在差别。ICD-10 的诊断标准 A 要求来访者经历过一段应激事件，但是强调该事件应该是"异常的危险和灾难性的"，而且会给任何人带来持续困扰。和 DSM-5 一样，ICD-10 的诊断标准 B 把重心放在侵入性的闪回或噩梦，以及在遭遇创伤刺激物时体验到的显著痛苦上。ICD-10 的诊断标准 C 也和 DSM-5 相似，强调来访者会逃避一系列和创伤事件相关或者相似的刺激物。ICD-10 的诊断标准 D 和 DSM-5 存在差别，要求来访者有以下任一种症状：要么没有办法回忆起创伤事件中的重要部分，要么长期存在两种以上的身体唤醒症状，包括睡眠问题、易怒或愤怒爆发、注意力无法集中、过度警惕、过度的惊恐反射。最后，ICD-10 的诊断标准 E 要求以上症状在创伤事件发生后的六个月之内首次发作。与 DSM-5 不一样，ICD-10 要求这些症状至少持续了一个月以上（如果来访者在创伤事件发生后六个月内没有符合所有的诊断标准，仍然可以给予"延迟发作"的诊断标签）。

　　在我们编写此书时，ICD-11 还正在起草中，世界卫生组织原计划在 2018 年发布 ICD-11。基于目前的 ICD-11 草稿，如果我们将其和 DSM-5 比较，可以看出，ICD-11 将 PTSD 的定义变得更为狭窄，把 PTSD 视为一种基于惊恐、由应激事件所引发的焦虑障碍。ICD-11 同时包含了复杂型 PTSD（complex PTSD），并将其作为一个独立的诊断标签，这是 DSM-5 中所没有的。有研究曾对以上两种不同的疾病分类系统进行对比（O'Donnell et al., 2014; Stein et al., 2013），结果说明：与 DSM-5 相比，ICD-11 定义下的 PTSD 的患病率、与抑郁症的共病率以及残障比例都更低。使用 ICD-11 的临床工作者可能会发现，在临床实践中，满足 ICD-11 诊断标准的 PTSD 来访者在数量上可能比 DSM-5 或 ICD-10 更少。

来访者必须掌握的 PTSD 知识：PTSD 的功能模型

　　在和来访者一起回顾讲义 5.1 时，治疗师应该用上半部分的图表来描述正常的康复过程是怎样的。也就是说，当创伤事件足够严重，或者遭遇了多起创伤事件时，个体在接下来的一段时间内体验到 PTSD 症状是极其正常的（而不是异常的）。一旦创伤事件结束，我们需要用比较平衡的方式将这一段回忆整合到自身的认知体系之中，包括我们对经历的理解，为什么这件事情会发生，以及我们对自己、他人和这个世界的看法。治疗师可以先和来访者回顾 PTSD 的不同症状，并探讨来访者目前正体验着哪些症状，哪些时候会体验到这些症状。在这里，我们提供一个示例，治疗师可以向来访者提供如下介绍（治疗师可以用自己的语言，不一定要重复这里的语句）。

　　"一组很常见的 PTSD 症状是侵入性回忆，或者说一些回忆会'入侵'到你的头脑里，尽管你并不想要它们出现。它们会在最预料不到的时候出现——可能在你快要入睡时，也可能在你感觉不太舒服的时候。它们可能会通过与创伤事件相关的图画、声音等方式出现，也可能在你遇到一些和创伤经历相关的刺激物时，使你体验到生理或情绪上的强烈反应。你体验过这样的侵入性症状吗？可以给我一些生活中的示例吗？当体验到这样的侵入性症状时，你可能会体验到一些强烈的情绪。这些情绪一般会自然发展，不受我们的控制。当你回想起创伤经历时，你会体验到怎样的情绪呢？

　　"你可能想过这样一个问题：为什么这件事情会发生？你也可能为了防止这样的事情再次发生，而责备自己，或者认为自己当时犯下了一些错误。当你有这样的想法时，一般会体验到一些情绪，但是这些情绪和创伤事件带来的自然情绪有些不同。你因为创伤事件而体验到的自然情绪可能是惊恐、愤怒和悲伤。但是如果你责备自己，那么你可能会体验到内疚或羞耻，这些情绪并不是自然情绪，而更多是基于认知。你有过类似的想法和情绪吗？

"如果你的侵入性症状、情绪和认知给你造成了难以承受的痛苦，那么你可能会想方设法地逃脱或逃避它们。当我们不去想创伤事件，不去体验和创伤事件相关的情绪时，我们可以采取很多种不同的方式去逃避。例如，让自己非常忙碌、滥用酒精或毒品、不参加治疗、治疗迟到、不做练习作业等。尽管我能理解你想逃避过去、不想处理创伤事件，而且你可能已经这样做了很久，但是这些逃避行为会让你无法康复。"

治疗师在描述创伤的自然康复时应该指出，当侵入性回忆、强烈的负面情绪、身体唤起等症状被激发时，如果幸存者可以体验自身的情绪、主动处理创伤事件、和身边的支持者讨论自己的想法，那么外界环境就更有可能对创伤事件发生的原因提供纠正性反馈，同时对自然情绪反应提供更多的社会支持。

自然情绪通常来源于战斗－逃跑－冻结反应（例如，惊恐、愤怒）。正因如此，这些自然情绪一般会很快地消退，同样的情况也适用于其他不基于认知的情绪（唯一例外是哀伤，哀伤是一个持续过程）。当情绪强度下降时，幸存者更容易接受其他观点，并更有可能接受创伤事件。讲义 5.1 的上半部分展示了认知、情绪、身体唤起在自然康复的过程是如何互动的，而且这些症状会随着时间的推移不断减少，并和彼此脱离。过了一段时间之后，幸存者可能会说："我依然记得创伤事件发生时，有多么可怕，我当时的感觉有多么糟糕"，但他们不会继续体验强烈的负面情绪，也不会抑制自己的创伤回忆。如此，创伤事件最终会成为他人生故事的一部分。

讲义 5.1 的下半部分展示了人们如何被"卡在"这些症状之中，最终患上 PTSD。如果创伤的幸存者可以体验自然情绪、和他人谈论创伤事件、听取他人是如何看待创伤事件、主动趋近而不是逃避自己的症状，那么他们就可以把自己的这些经历整合到记忆中去（也就是顺应的过程，见第 1 章）。与之相反，PTSD 来访者会不论代价地逃避任何与创伤事件相关的想法、情绪和反应，而这些行为会阻碍创伤的自然康复。很不幸的是，尽管创伤后应激反应一般不包括逃避行为（至少在早期不会出现），但是逃避行为会阻碍康复。另一个不幸的事实是，大多数形式的逃避行为（包括攻击、物质滥用、社交隔离）虽然于长期无效，但在短期的确有效，所以来访者会更加频繁地使用这类行为，以至于这些行为成了独立的、与 PTSD 共病的状况（比如说毒品上瘾）。研究也证明，如果来访者在创伤事件发生前就习惯使用上述无效行为，那么这样的情况在创伤事件发生后会变得更加糟糕。就像在讲义 5.1 下半部分描述的那样，因为来访者正在进行很多逃避行为，所以从表面上看，PTSD 症状可能不多也不严重。但是，如果 PTSD 来访者停止逃避行为，那么他的 PTSD 症状就会再次浮现。举个例子，临床上一个很常见的现象是，同时患有 PTSD 和物质滥用障碍的来访者比只患有物质滥用障碍的来访者复发率要高得多。当这些来访者停止使用酒精或毒品时，他们会体验到更多的闪回或噩梦，为了减少这些 PTSD 症状，他们会重新开始物质滥用，进而导致复发。

对于接受 PTSD 治疗的来访者来说，让他们理解逃避行为在维持 PTSD 症状中所扮演的角色，是非常重要的。同时，他们必须接受这样的事实：如果他们想要康复，那么就一定要终止他们正在进行的一切逃避行为。治疗师在治疗中所负担的一个重要任务是，帮助来访者识别他们正在进行的逃避行为，从而帮助他们停止这些逃避行为。所以，准时出席治疗、完成练习作业、不依赖逃避行为是我们在治疗中一直会强调的话题，而且我们会把这些要求写在治疗合同里（见第 4 章的讲义 4.1）。

治疗师还要帮助来访者仔细检查他们如何看待创伤事件发生的原因和后果，帮助来访者将想法与事实区分开，让来访者认识到不同的想法会引发不同的情绪，以及教授来访者一系列技能，从而可以让来访者做到以平衡的方式去审核自己的体验。在回顾完 PTSD 症状后，接下来治疗师要向来访者讲解 PTSD 的认知理论，其中的重点在于解释认知对于 PTSD 的作用，以及如何通过改变认知来改善 PTSD 症状。

描述关于 PTSD 的认知理论

帮助来访者理解关于情绪和精神疾病的认知理论，是让来访者投入 CPT 的重要一部分。来访者可能从来没有听说过认知理论或认知模型。来访者也有可能对于这样的模型有误解：比如，有的来访者认为认知理论是肤浅的、冰冷的，甚至是一种精神控制。如果治疗师可以向来访者提供一个清晰的工作模型，帮助来访者理解 CPT 的基础概念以及背后的逻辑，那就给治疗开了一个好头。

以下提供一个示例，治疗师可以采用这样的方式向来访者解释认知理论（我们并不希望治疗师逐字逐句地重复以下的描述，治疗师可以用自己的语言介绍相关的概念）：

> "从出生到死亡，我们无时无刻不被各种各样的信息轮番轰炸。这些信息可能来自我们的感官、经历，以及其他人的言传身教。如果我们没有办法整理和组织这些信息，不知道哪些信息需要注意哪些信息可以忽略，那么我们就会完全不知所措。作为人类，我们有很强的欲望想要预测和控制生活，而且我们常常相信自己可以控制其他人和事，但客观事实并非如此。如果我们没有办法整理和组织这些不断输入的信息，我们将面临一

系列困难：不知道什么是安全的、什么是危险的，不知道自己喜欢什么、不喜欢什么，不知道自己想要怎样消磨时间、和谁消磨时间。

"作为孩子，我们需要学习语言，而语言是整理和组织信息的一种有效方法。在开始的时候，我们接触的环境和体验都相当有限，只能用很少的几个词语去描述它们。如果一个动物有四条腿、一条尾巴和一个鼻子，那么孩子可能会叫这个动物'狗'，因为孩子可能只知道这一个词语，尽管这个动物可能是猫、猪、马或者是狮子。随着年龄增长，我们逐渐发展出不同的、更为细分的种类（比如：除了'狗'之外，我们学会了'猫''猪''马'等动物），如此我们可以更好地与他人进行沟通，而且我们可以对自己的世界有更好的控制。

"家长、老师、宗教，甚至整个社会都向孩子灌输一个叫作'公正世界'的迷思，主要原因是孩子年纪太小，并不懂得概率，也不懂得如果自己行为端正或不端正会导致怎样的后果。'公正世界'的迷思一般包含以下的内容：恶有恶报，善有善报。如果一件坏事情发生在某人身上，那么这个人一定曾经做过一些坏事，现在得到了惩罚。如果一件好的事情发生在某人身上，那么这个人一定曾经做过一些聪明、勇敢、善良的行为，或者他一定非常遵守规则。总的来说，好人有好报，坏人有坏报。

"家长不会告诉孩子，如果行为端正，你可能会被奖励，也可能不会被奖励。家长也不会说，如果行为不端正，你可能会被惩罚，也可能不会被惩罚。只有随着时间流逝和更多的学习，大家才认识到好的事情也可以发生在坏人身上（比如，有的犯罪分子可能不会被惩罚），而坏的事情也可能发生在那些遵守规则、非常善良的人身上。不幸的是，我们早年的学习不是那么容易被抹去的，当有些人遭遇负面事件时，他们会习惯性地问'为什么是我呢？'。他们相信是因为自己曾经做过的事情让现在遭受了惩罚，如果可以弄清楚到底哪里做错了，那么也许就可以防止坏的事情在未来再次发生。这也可能是为什么我们经常听到创伤幸存者会对自己进行责备的原因之一。

"相比'为什么是我？'，相反的问题是'为什么不是我？'。这就是幸存者的内疚。我们经常听到军人说这样的话，'我的战友被杀，这件事情不公平。他是这么好的一个人，结了婚，还有两个小孩。我还是单身，没有孩子，为什么我得以活了下来？'或者有的人会质疑，为什么暴风摧毁了街上每一所房子，就偏偏放过了我？这个人可能会对自己幸存下来，而其他人没有幸存下来的事实，感到内疚。这两个问题（'为什么是我？'和'为什么不是我？'）都假设生活中的所有事件都可以被解释、都应该是公平的，而且可以被控制。

"当创伤事件发生时，就会是一个非常大的事件，所以对此事件产生情绪，比如惊恐、愤怒、悲伤、恐惧，都是很正常的反应。大脑会想尽办法找到一个方式，让创伤事件与之前的信念和经历保持一致。如果你从来没有经历过创伤事件，那么你的期望可能是，只有好事情会发生在你的身上。而这样的创伤事件把你脚下的地毯直接给抽走了，你需要找到一个方法去吸收这些新信息，比如说：坏的事情也会发生在你的身上。有的人可能还会这么去做，他们会努力地改变对这个事件的诠释，从而使它和自己之前既有的信念相一致，比如对这个世界的积极信念以及对未来事件的可控制感。他们可能会扭曲对于创伤事件的记忆，比如会说自己曾经犯了一些错误，这是一场误解，他们应该阻止这件事情的发生。如果可以找到自己曾在哪里做错了，就认为自己可以防止坏的事情在未来再次发生。"（治疗师注意：这就是同化）

"如果某人曾在儿童时期遭受过父母的虐待或疏忽，那么新的创伤事件可能并不会那么难以接受。这个人可能对自己已经有一些负面信念了，而新的创伤事件则可以被当作有力的证据，去证实自己之前既有的负面信念。这个人可能会想：'我总是招来创伤事件'或者'坏的事情总会发生在我的身上'。事实上，如果这个人已经有 PTSD，并且因为之前的创伤经历已经形成了一些负面信念，那么当一件新的创伤事件发生时，即使这个新的事件并不符合他之前的负面信念，这些负面信念也依然会被触发。举个例子，一个曾经被强奸过的受害者被一个陌生人攻击，事后说道：'在我的生命中，我不会再相信任何一个人。'为什么一个陌生人的行为会影响他对于信任的信念？这个信念可能来自之前的创伤事件，并被新的创伤事件重新触发了。

"就像我们之前提到过的，PTSD 来访者通常会分散自己的注意力，努力逃避和创伤事件相关的回忆。但事实是，对于这么重大的事件，我们很难真正做到遗忘，而从长远来看，逃避并不会成功。

"要从创伤事件中康复，就需要改变关于自己和世界的负面信念，从而让我们能够将这些新的信息吸纳到我们的人生故事中来。这意味着，我们需要学习，需要接受创伤事件是有可能发生的。一个新的认知可能是这样的：'我并没有犯任何错误。坏的事情也可能发生在好人的身上，而那个伤害我的人才是真正需要承担过错的人。'对于有些人来说，这样的认知可能很可怕，因为如果创伤事件不是因为自己的过错而发生，那么我们永远没有办法预防坏的事情在未来发生。如果其他人因为你的创伤事件而指责你，这也可能会进一步强化'一定是我做错了什么，才会造成这样的事件发生'的认知。事实上，如果你在年幼的时候被虐待过，那么你可能已经形成一种更为极端的、无益的'公正世界'迷思，也就是：坏的事情会一直发生在我身上，因为我这个人有问题。相比因为某个单一的创伤事件而责怪自己，你可能会体验到羞耻，并有一个根深蒂固的信念，认为自己是一个坏人，就应该被虐待。

"如果在创伤事件中你并不是独自一人，而除了自己和施害者之外还有其他人可以责备，那么你可能会责备这个本身并没有导致创伤事件也没有意图造成伤害的人。这是另外一种方式，可以让我们获得一些不真实的控制感，而责备施害者则得不到这种控制感。在军队里，军人常常被教导，如果所有人都可以把自己的本职工作做好，那么每个人都可以安安全全、毫发无伤地回家。但是如果发生了一起爆炸事故，有的人丧失，而你并没有犯任何错误，你会怎么办？为了维持自己的控制感，你可能会责备自己连队里的同伴，或者责备下达指令的指挥官。同样的，如果一个孩子遭到家长中一方的虐待，他可能会责备另一个家长，尽管另一个家长并不知道虐待的发生。

"还有一个应对创伤事件的方式，是将对自己以及对这个世界的信念变得更加极端。这里有一些例子：'我以前相信自己的判断力和做决定的能力，但是现在我没办法做出任何决定''我一定要控制身边的每一个人''这个世界总是危险的，而你必须每时每刻保持警惕''掌控权力的人一定会伤害你'。这些极端的负面信念往往是这样产生的：创伤的幸存者将自己之前既有的信念彻底反转到另一个极端，或者只注意到负面的人和事，然后决定，彻底回避这些人和事是保护自己、控制未来的最好方式。与其说：'那个人伤害了我，所以我以后要远离那个人'，一个创伤幸存者可能会责备任何和这个施害者属于同一社会群体的人（比如，男人、女人、军人及掌握权力的人）。创伤幸存者可能会得出结论，认为所有人都不可信，他们会主动脱离任何在他眼中和创伤事件的发生有关联的人。在创伤事件发生后，信念可以通过很多种方式变得极端，但是普遍来说，这些极端信念都围绕着以下的主题：安全、信任、权力和控制、尊重，或者亲密感。这些主题可能和自己有关，也可能和他人有关。（治疗师注意：这就是过度顺应）

"当你不断向自己灌输一些认知，这些认知就变得越来越可信，以至于你认为这些认知就是事实，因而就不再关注和认知不一致的客观证据了。问题在于，这些错误的认知往往对生活有严重的负面影响，而且会不断地维持着你的 PTSD 症状。你需要忽视或扭曲任何和负面信念不一致的人或事，最后的结果是，你不断地孤立自己。我们叫这些阻碍康复的认知为卡点。"

介绍完以上概念后，治疗师应该将讲义 5.2 交给来访者，并且和来访者一起回顾，他们的哪些认知属于卡点，哪些认知不属于卡点。

讨论情绪在创伤康复过程中的作用

　　治疗师在与来访者讨论过负面认知对于创伤康复的阻碍作用后，接下来要进入的主题是情绪。当一件重大的负面事件发生时，它必然会引起强烈的情绪反应。这些情绪可能是在创伤事件进行时产生的，一般来自战斗 – 逃跑 – 冻结反应。如果某人曾经接受过攻击训练，比如军人、警察和消防员等，那么他可能会主动趋近危险，做出攻击行为，并伴随着愤怒情绪。逃跑反应意味着想尽一切办法躲避危险，往往伴随着惊恐情绪。冻结反应一般包括两种。第一种，当某人在第一时间内感受到危险时，他会体验到短暂的冻结，在这个过程中，他会把注意力集中在当下的环境上，判断自己所处的环境是否存在危险，以及自己面临着怎样的情况、该怎么做。有的时候，来访者会因此责备自己，但忽略了冻结几秒钟与否并不会改变创伤事件的后果。第二种，一般表现为紧张性麻痹和解离状态。当危险不断持续，而战斗或逃跑反应都不起作用时，冻结反应可能是唯一可以保障生存的选项。这样的反应可能伴随着解离症状、情绪麻木、对创伤事件保持中立态度（就好像在身体之外观看创伤事件一样，比如现实感丧失、自我感丧失）。这些伴随着应激反应而出现的情绪，是自然情绪。在创伤事件中体验到强烈的情绪，可以帮助我们节省时间、直接做出反应。人类的生理机制决定了，我们会自动地对不同情况产生不同的情绪反应，比如危险、损失、厌恶、愉悦等。从进化论的角度来说，自动的情绪反应可以帮助我们更有效地应对不同的场景。但是危险一旦结束，我们就应该恢复到一个冷静稳定的状态中。对于 PTSD 来说，来访者往往抑制自己的情绪体验，不让情绪按照自然的进程去发展。在治疗中，治疗师经常使用这样一个类比：当我们猛烈地摇晃了一瓶碳酸饮料后，如果立刻把瓶盖打开，饮料就会喷发出来，看起来好像永远都不会停止，因此我们可能会马上把瓶盖盖回去。但是，如果我们可以保持瓶盖打开，瓶子里的能量就会随着饮料的喷发而慢慢减弱，饮料很快就会恢复平静。

　　从生物学角度来说，当触发战斗 – 逃跑反应时，我们的大脑会经历以下变化：大脑觉察到了危险，杏仁核启动情绪（惊恐或愤怒），然后向脑干发送神经递质，进而触发战斗 – 逃跑反应（见第 1 章）。在这个过程中，不必要的身体机能会被关闭。前额叶皮层（也就是大脑的理性中心）会被抑制。同样的，免疫系统、消化系统，以及其他一切和战斗 – 逃跑不相关的系统也会出现活跃度的大幅下降。杏仁核与前额叶皮层存在一种互反关系：当其中一者反应强烈时，另一者则减弱强度。如果某人可以保持冷静、客观思考，那么他的杏仁核会受到约制。在紧急情况下，杏仁核高度活跃，而且我们在此时并不需要进行高级思维，比如"我的生活哲学是怎样的？"或者"我想不想换个工作"，因此前额叶皮层的活跃程度会进一步降低。但是，在一个正常的战斗－逃跑反应中，当前额叶皮层察觉到危险已经结束，它会发出信息给杏仁核，让杏仁核停止战斗－逃跑反应，然后杏仁核会减少发送给脑干的神经递质。如此，前额叶皮层重新上线（恢复工作），平衡得到还原。如果某人患有 PTSD，那么他的前额叶皮层会长期处在关闭状态，进而就不会发信息给杏仁核让它停止应激反应。这样一来，PTSD 来访者需要很长的时间才可以平静下来。来访者有的时候会体验到"说不出话来的惊恐"，因为布洛卡区（Broca's Area），也就是大脑的语言中心（前额叶皮层的一部分）关闭了。说话会让我们的前额叶皮层重新上线。正因如此，用语言标注自己的情绪、不断地谈论自己的创伤经历，可以保持前额叶皮层的活跃状态、减少对创伤事件的重复体验，这是来访者可以使用的、最有效的情绪管理策略之一。

其他种类的情绪可能来自来访者在经历创伤事件后产生的认知。在 CPT 里，我们称这些情绪为"人造情绪"（其他人可能称之为"次生情绪"）。举个例子，在被袭击后，受害者不是体验到对施害者的愤怒情绪（这让受害者担心同样的事件在未来可能再次发生，因为自己无法控制别人的行为），反而会进行自责，进而体验到内疚或者对自己的愤怒。如果可以接收新的信息，并在治疗师的帮助下重新审视创伤事件，受害者就可以迅速地改变他的"人造情绪"。我们常用的类比是如何灭火。我们一般会这样叙述：

"壁炉里的火有很高的温度和能量，就像我们的情绪一样，你可能不想靠它太近。如果你坐在那里什么都不做，只是看着火燃烧，最后会发生什么呢？（来访者通常回答：'火会灭。'）对的，如果不给它燃料，火就不可能永远烧下去。创伤事件所导致的'自然情绪'和壁炉里的火其实是一样的：如果我们允许自己去体验这些情绪，这些情绪最终会因为能量耗尽而结束燃烧。但是如果不断地向着这团'情绪之火'投掷'负面认知的木头'，比如'这全是我的错''我怎么这么蠢''我应该知道这件事情会发生'，会有怎样的后果呢？这团火会不断地燃烧下去，只要你不停地向它提供负面认知作为燃料。问题在于，这些情绪并不是创伤事件带来的自然情绪。这团火不会烧尽，因为一系列的负面认知在不断地向它供应燃料，比如自我仇恨，责备那些本身并不对创伤事件负责的人，认为所有人都是坏人，以及认为所有人都不可信任等。

"在 CPT 中，我们想要做的是，让自然情绪自行完成燃烧，一般来说这并不需要太多时间。同时，我们要拿走那些导致人造情绪不断升温燃烧的燃料，我们需要改变那些极端或者不准确的认知。你觉得这有道理吗？"

回顾首要创伤事件

如果来访者对 PTSD 的认知理论及自然情绪与人造情绪等主题有疑问，那么治疗师应该对此先进行解答。当问题解决后，治疗师和来访者要对首要创伤事件达成一致意见（也就是造成最多困扰、对来访者的社会功能影响最大的创伤事件，我们将首先对其进行治疗）。在有的案例中，来访者在第 1 节治疗前就已经接受过诊断，因而在诊断过程中，临床工作者已经决定了哪一件创伤事件是首要创伤事件，然后根据首要创伤事件进行临床访谈（我们推荐使用"临床工作者使用的 PTSD 量表"，见第 3 章），评估来访者是否患有 PTSD 以及 PTSD 的严重程度。即使来访者已经接受了诊断，治疗师仍应该回顾来访者的创伤历史，并且帮助来访者在第 1 节治疗中决定哪一件创伤事件是首要创伤事件。原因在于，有的时候来访者在诊断过程中不敢直接谈论事实上造成最大困扰的创伤事件，担心自己会被临床工作者批判，或者会把"困扰"或"最糟糕的生活事件"与"最糟糕的创伤事件和 PTSD 症状"相混淆（比如："我的父亲因癌症去世，这是我人生中最糟糕的事件。在那之后，一切都变了"，但这可能并不是导致 PTSD 症状的创伤事件）。哀伤和 PTSD 不是一个概念，来访者叙述的事件可能并没有导致 PTSD 症状。治疗师应该回顾来访者叙述的"创伤事件"，并询问来访者在诊断之后，他有没有过任何想法。有的时候，治疗师可以问来访者这样的问题："你在诊断中有没有漏掉任何创伤事件？""在诊断后，你有没有想起来其他的创伤事件？""有没有创伤事件是你不希望我问的，或者是你不想在治疗中提及的？""哪一件创伤事件带给你最多的噩梦、经常在你最意料不到的时候从脑袋里弹出来？"

之所以要从造成最多困扰的创伤事件开始 CPT，是因为其他创伤事件很有可能和首要创伤事件共享着同样的卡点。如果从相对次要的创伤事件开始治疗，那么后期来访者很可能需要对首要创伤事件重新接受治疗，如此会造成不必要的治疗延长。一旦来访者认识到，自己可以容忍最痛苦的创伤事件所带来的负面情绪，那么处理其他创伤事件就相对比较容易了，可以在治疗过程中利用"挑战问题工作表"以及将新卡点添加到"卡点记录"来实现。

确定了首要创伤事件之后，治疗师会要求来访者就此事件做出一个简短的口头描述（不超过 5 分钟），如果在诊断中已经完成那么可以略去这一步。对首要创伤事件进行简短叙述的目标是，让治疗师获取关于创伤事件的客观事实，从而开始对治疗过程进行规划。治疗师要记住，不要把这个简短描述变成了一个详细的、充满情绪的描述。在刚开始治疗时，不少来访者会有强烈的愿望想要谈论他们的创伤事件，但是如果他们在这个过程中体验到强烈情绪，他们可能会从治疗中脱落，甚至认为治疗师对他们进行了批判，就像他们对自己不断地批判那样。在治疗前期，来访者没有足够的理由相信治疗师会支持他，也不相信除了自己对创伤事件的诠释之外还存在其他的诠释方式。如果来访者对创伤事件进行详细描述，治疗师应该及时介入，通过提问的方式，带领来访者回到本节治疗的议程上来。比如，治疗师可以主动要求来访者描述创伤事件的下一部分，询问来访者创伤事件是如何结束的。我们的经验是，大多数来访者会遵循指示，提供关于创伤事件的简短叙述，因为他们在自己的生活中经常需要向他人提供简短、不表露情感的创伤叙述。

描述 CPT

治疗进行到这时，治疗师应该向来访者提供关于 CPT 过程的简短概述。如果治疗师和来访者还没有决定好到底是做 CPT 还是 CPT+A（A 代表书面叙述），那么应该在这个时候做出决定。有的来访者喜欢动手写作，但有的人可能因为要进行书面叙述而退出治疗。这个问题我们会在第 6 章里进行更详细的讨论。如果来访者可以自己选择进行哪一版本的 CPT，他们会更有赋权感，从而更积极地参与治疗。在以下情境里，治疗师可能会建议来访者完成书面叙述：（1）当来访者经常处于解离状态时，这样的来访者会受益于创伤事件的书面叙述，通过书写，来访者可以更好地进行回忆，并把创伤的回忆按照开始、经过、结尾来进行排序；（2）当来访者在情绪上感觉特别麻木时，因为很多时候对创伤进行写作会引出一些自然情绪，而单纯的口头谈论则不一定会有这样的效果。如果来访者特别的情绪化，有着较重的共病情况，很容易进入不稳定和崩溃的状态，那么他们可能更受益于 CPT，也就是通过启动前额叶皮层、大脑的语言中枢，进而抑制杏仁核，从而达到情绪管理的目标。书面叙述，伴随着想象和情绪，可能会对这些来访者造成不必要的痛苦（见第 2 章），而且不会进一步提高治疗效果。

对于 CPT 的简单概述，治疗师可以这样展开：

"和学习任何技能一样，在 CPT 中，练习是不可或缺的。而且，和学习任何新事物一样，投入越多，收获也越多。这些事实可能和你一直以来的习惯形成了极大的反差，比如你可能很不愿意想起或谈起创伤事件，回避再次体验和创伤事件相关的情绪。但是，你一直在进行的逃避行为，并没有起到帮助，这一点我们已经达成了共识。正因如此，在 CPT 中，我们会要求你采取相反的姿态，主动去处理创伤事件。CPT 会教授一系列新技能，帮助你检查自己的认知，将想法和事实分清楚，对自己的想法进行提问，决定自己应该体验怎样的情绪。我们会提供讲义和工作表，帮助你把自己的想法通过书面方式记录下来。我们也会展示如何使用技能对一些和创伤事件相关的事实提出疑问，并决定是否想要对创伤事件采取不同的诠释。最终，你可能会采取一些新的、更有效的方式去看待自己的创伤事件以及它对你的影响，进而会有不同的情绪体验。

"在前半段的治疗中，我们会把工作重心放在创伤经历上，弄清楚你通常会对自己说些什么。通过问问题，我们一起确定哪些是关于创伤事件的客观事实，哪些是你对于创伤事件的主观认知，以及你关于创伤事件的结论是否准确。如果你的结论并不符合客观事实，那么我们会找到一些更为真实的结论，让你换一个方式去思考创伤经历。人可以改变自己的认知，如果你自创伤事件发生以来，一直持有某些想法，但没有核查这些认知是否属实，那么这些认知就可能变成了习惯，值得进一步探讨。我们会用到一系列讲义和工作表，帮助你利用一些技能去检查自己的想法。大多数人都从来没有在学校中学过这些技能。如果你已经习惯于用某种特定的方式思考，那么可能需要不断地练习才能改变思维，让客观的思考模式变成新习惯。讲义和工作表可以很好地帮助你达到这样的目标。我们会建立一张清单，把不符合客观事实、干扰康复的想法记录下来，这称为'卡点记录'。卡点指的是某一类型的认知，一般是在经历创伤事件之中或之后形成的，幸存者用卡点来解释为什么创伤事件会发生，以及创伤事件对于自己、他人、这个世界有怎样的意义。卡点通常会让你卡在某个地方停滞不前，阻碍你从创伤经历中康复和成长。我们会在治疗中仔细检查这些卡点，学习一些新的方式去应对这些卡点，包括使用'卡点记录'和其他工作表。

"因为 PTSD 并不只存在于这个房间里，而更存在于生活之中，所以每天使用新技能、完成工作表对于治疗来说非常重要，只有在生活中使用技能才可以收获最好的效果。一星期有 168 小时，如果你每周只在 1 小时或 2 小时的治疗中练习新的思维方式，而在其他 166 小时或 167 小时中继续沿用旧的思维方式，就不大可能取得进展。

"在治疗的后半部分，我们会讨论特定主题下的认知，而这些认知往往会受到创伤事件的影响，包括：安全、信任、权力与控制、尊重及亲密感。我在前面已经提到过这些主题，它们可能和你有关，也可能和别人有关。我们会提供讲义帮助你更好地思考以下问题：我是否因为创伤经历而改变了太多的认知？在生活中是否存在和这些负面信念不一致的例外情况？"

布置第一项练习作业

为了理解首要创伤事件如何影响来访者的认知，治疗师会要求来访者完成第一项练习作业，叫作"影响陈述"（见讲义 5.3）。影响陈述是一篇较短的声明（一般一页纸），其中需要描述来访者现在认为创伤事件会发生在自己身上的原因，以及创伤事件对来访者的信念带来了怎样的影响，包括对自己、他人和世界的信念。为了弄清楚创伤事件对来访者认知的影响，我们鼓励来访者就每个主题去思考，他们对自己及他人存在怎样的信念（上文有提到，也可以参考第 1 章，包括安全、信任、权力与控制、尊重及亲密感）。

治疗师不应该只描述练习作业，然后让来访者自己去写；应该鼓励来访者马上开始做这项作业，每天检阅并完善（直到下节治疗），不要躲避这项活动。如果来访者的生活环境不能保证个人隐私，那么治疗师可能需要和来访者一起解决问题，决定在何时何处完成这项作业。治疗师要提醒来访者，他们并不需要描述发生了什么，而是描述从他们的角度看来，为什么创伤事件会发生，以及创伤事件如何影响他们的认知和行为。这可能是治疗师第一次有机会问来访者一些问题，澄清来访者对治疗存在的疑问。如果来访者对于写作或该项作业表示紧张和担心（比如"我很怕你对我进行负面评判然后终止治疗"，或者"我可能会体验到太多的情绪，而不知所措"），那么治疗师可以将这些认知标记为卡点，并就此提出一些问题，来挑战这些卡点。我们提供了提问的示例：

"所以你担心我可能和你有着一样的认知？在 CPT 里我们称这样的思维模式为'读心术'。你不如直接问我，在什么样的情况下我会终止对你的治疗？"

"当你感受到情绪时，会发生什么？……然后会发生什么？……再然后会发生什么？"

"什么叫体验太多的情绪？你有没有遇到过情绪永远不会停止的情况？"

"当你想到创伤事件所代表的意义时，你可能会体验到怎样的情绪？"

"你可以做些什么，从而让自己不会感觉到不知所措？"

"当你被情绪压倒时，可以做些什么？"

在这里，治疗师一定要保持冷静，积极安慰来访者，同时也要坚持让来访者必须完成练习作业。举个例子，治疗师可以这么说：

"如果我感觉你无法应付这个治疗，就不会向你建议这个疗法。通过之前的诊断以及我们的讨论，我观察到你有能力从 CPT 中获益。事实上，一旦可以克服头几节治疗中的挑战，你可能会很喜欢这个疗法。"

对于治疗师来说，他们经常犯的一个错误是吓唬来访者，比如，告诉他们在得到改善前状态可能会变得更加糟糕，或者强调要做很多很多的练习。事实是，大多数接受 CPT 的来访者会在短期内出现显著的症状减轻。有些来访者可能会在治疗初期体验到更多的噩梦或闪回，而出现这样的情况可能是因为这是他们第一次不再采取逃避行为。如果来访者在 PCL-5 量表上的总分出现个位数的增加，那么在临床上并没有显著的意义。

治疗师要同时提醒来访者，绝大多数的练习作业并不需要投入大量时间，而且练习作业的目的是帮助来访者在治疗结束时掌握一系列的新技能从而成为自己的治疗师。还有，治疗师可以提醒来访者，关于创伤事件的痛苦回忆已经困扰他们很久了，CPT 的目标是减轻这些闯入性回忆带来的痛苦，找到一个让自己满意的方式去接受过去发生的事情，同时不再体验到 PTSD 症状。

讨论来访者对这节治疗的反应

治疗师应该在第 1 节治疗的结尾处，询问来访者对这一节治疗的反应。如果来访者对这节治疗的内容或练习作业有任何问题，治疗师应该及时解答。治疗师需要将来访者的负面情绪正常化，同时表扬来访者在康复之路上迈出了非常重要的一步。治疗师应该提醒来访者，很多人有逃避练习作业、逃避出席下一节治疗的冲动，但是这两者（完成练习作业、出席下一节治疗）对于康复非常重要。

> ## 讲义 5.1
> ## 创伤事件发生后，PTSD 症状的自然康复与不康复

在正常的康复过程中，闯入性回忆和负面情绪会逐渐降低，并且不再相互触发

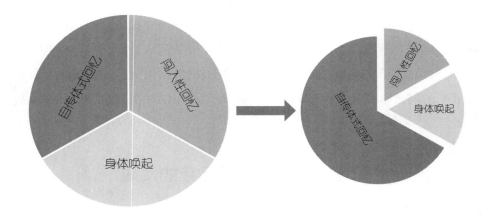

当出现闯入性回忆时，自然情绪和身体唤起会自然产生和消退，从而给予我们机会检查并修正自己的认知。这是一种"直面"创伤事件的主动方式。

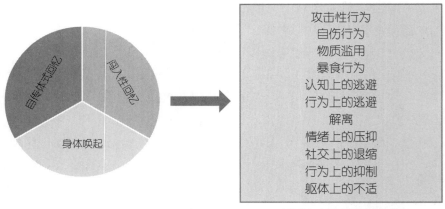

逃避与创伤事件相关的
外在刺激物

但是对于那些没有从创伤事件中康复的来访者而言，强烈的负面情绪会导致逃跑和逃避行为。逃避行为会阻碍来访者去加工处理自己的创伤经历，如此来访者便无法得到康复，而逃避行为只在短期内有效。

讲义 5.2

什么是卡点？

卡点是：

非黑即白

认知而不是情绪

全或无

在道德声明背后的
思考，或者道德上的
"黄金定律" [1]

"如果……就……"
的陈述

不一定是以"我"
开头的陈述

语言上简明扼要

---

[1]　指人应具有同理心，推己及人。——译者注

讲义 5.3
第 1 节 CPT 的练习作业

日期：_____　　来访者：_____

请写下在你看来为什么创伤事件会发生（选择给你造成最大痛苦的一段创伤经历），至少一页纸的篇幅。你并不需要描述创伤事件的具体细节。自创伤事件发生以来，你可能一直在思考是什么引发了此创伤事件，这里你只需要写出自己的想法即可。

同时，请描述创伤事件是如何影响你对自己、他人和世界所持有的信念的，可以考虑以下几个方面：安全、信任、权力与控制、尊重及亲密感。

当你出席下一节治疗时，请随身携带写好的影响陈述。同时我会向你提供关于 PTSD 症状和卡点的两张讲义（见讲义 5.1 和讲义 5.2），请仔细阅读这两份讲义，以确保你充分理解这些概念。

6

找到卡点：第2—3节治疗

第2节和第3节治疗的目标

第2节和第3节治疗的总体目标是，回顾来访者完成的影响陈述，找到那些阻碍来访者在遭遇创伤事件后实现自然康复的卡点。这两节治疗对于帮助来访者理解认知和情绪之间的关系至关重要，而要理解认知和情绪的关系，需要通过展开心理教育以及对认知和情绪的自我监测。在这两节治疗中，治疗师也可以和来访者进行苏格拉底式谈话，将工作重点放在同化类卡点上（比如，依据个人过往史去诠释首要创伤事件），如此可以帮助来访者更准确地认识创伤事件发生的背景以及来访者自己和他人在此创伤事件中所扮演的角色。治疗师应该鼓励来访者在治疗中和生活中去表达自然情绪，也就是当来访者对创伤事件的认知是符合事实时所体验到的情绪。在完成这两节治疗后，来访者应该每天对自己经历的事件、认知、情绪进行跟踪记录，并对首要创伤事件完成至少一次记录，而这就是这两节治疗的练习作业。

第2节治疗：探讨创伤事件产生的影响

第2节治疗的步骤

1. 回顾来访者在自陈量表上的分数（比如 PCL-5 和 PHQ-9）。
2. 让来访者大声朗读影响陈述，并帮助来访者识别在影响陈述中出现的卡点。
3. 如果来访者没有完成影响陈述的练习作业，需要和来访者解决治疗不依从的问题（同样适用于来访者没有完成 CPT 中的其他练习作业的时候）。

4. 开始帮助来访者检查触发事件、认知、情绪之间的关系，并将事实和认知区别开来。

5. 介绍 "ABC 工作表"。

6. 对卡点进行更详细的描述和讨论。

7. 布置新的练习作业。

8. 讨论来访者对这节治疗及练习作业的反应。

回顾来访者在自陈量表上的分数

治疗师需要记住，每位来访者都应该在每周治疗的开始时或者在候诊室等待时完成一份 PCL-5 量表（参考讲义 3.1；有的来访者还需要完成 PHQ-9，参考讲义 3.2）。治疗师应该把 PCL-5 的总分标记在讲义 3.1 的曲线图上，同时将该曲线图和来访者进行分享。治疗师应该记录来访者每次的分数，并添加到来访者的档案中，同时基于量表分数向来访者提供相应的反馈（比如症状的严重程度）。

让来访者大声朗读影响陈述，并识别卡点

之所以在第 1 节治疗中布置影响陈述这样的练习作业，其中一个目标是弄清楚来访者如何看待创伤事件发生的原因，以及让来访者去检查创伤事件对他们的生活造成了怎样的影响（在以下几个方面，包括：安全、信任、权力与控制、尊重及亲密感）。当来访者大声朗读影响陈述时，治疗师要确定以上目标已经实现。当聆听来访者的影响陈述时，治疗师应该把注意力集中在以下两类卡点上：一是阻碍来访者去接受创伤事件的信念（也就是同化类认知）；二是过于极端、以偏概全的信念（也就是过度顺应类认知）。

这里有一个同化类卡点的例子，一位来访者曾经被丈夫暴力攻击过，她可能会写，"之所以我被暴力袭击，是因为那天我把晚餐烧煳了"。在来访者和治疗师谈论了创伤事件后，她可能会在 "卡点记录" 上（见讲义 6.1）写下，"当我没有做到完美时，我的丈夫就会攻击我"。这样我们就把陈述的重点从烧煳了的晚餐转移到了丈夫对来访者犯错误的反应上。接下来，治疗师可以进一步检查相关证据，比如，有没有可能将所有事情做到完美，以及在面对不完美的情况时用暴力攻击是否合适。

在同样的情况下，来访者可能也会提供过度顺应类卡点，比如 "我什么都做不好"。来访者可以记下这样的卡点，我们会在后面的治疗中处理。治疗师也可以利用这次机会，使用苏格拉底式谈话，评估来访者在认知上的弹性。举个例子，治疗师可以说，"你什么都做不好

吗？我觉得你的影响陈述就做得挺不错。有哪些事情是你可以做得好的？"

在第 1 节治疗中布置影响陈述还有一个目标，即增加来访者的改变动力。创伤事件可以通过很多种不同的方式影响来访者对自己及他人的信念，在检阅创伤事件给来访者带来影响的过程中，治疗师可以帮助来访者认识到，采取逃避行为的代价很高，而加工处理创伤回忆以及相关的情绪可能是值得尝试的。治疗师可能注意到，因为来访者对于创伤事件存在一定的诠释，所以他们在不同的生活领域里受到了负面影响，这些领域包括：社交生活、工作、自尊心、自信心、控制感、亲密关系以及与他人的依恋关系等。影响陈述之所以重要还有一个原因，在治疗结束的时候，我们可以将来访者首次写的影响陈述作为基准，和其最后完成的影响陈述进行比较，从而弄清楚来访者在治疗过程中取得了怎样的进展。

在第 2 节治疗开始时（同样适用于往后的治疗），治疗师询问来访者是否完成了练习作业。受社交惯例或其他类型的心理治疗影响，治疗师可能倾向于在治疗开始时提出一些开放式问题，比如"你过去一周怎样？"或者"你今天感觉怎样？"。这样的问题会让来访者逃避谈论练习作业，如果来访者开始说自己最近的生活故事（和练习作业无关），那么我们就会失去宝贵的治疗时间。因此，治疗师应该在每节治疗的开始就询问来访者是否完成了练习作业，这么做可以强化练习作业对于康复的重要性，同时可以引导来访者去适应以目标为中心、积极主动的治疗方式。如果来访者完成了练习作业，治疗师应该赞扬来访者，特别是完成了首次的影响陈述，因为这会为往后的治疗依从打好基础。关于如何解决来访者不依从治疗、不完成练习作业，特别是首次的影响陈述的问题，我们会在下一节分开来说。

我们要求来访者大声朗读自己的影响陈述，也就是说治疗师不能阅读来访者的影响陈述，不论是出声还是不出声。这么做是为了鼓励来访者采取趋近而不是逃避的行为，同时可以强化来访者在治疗中扮演更积极主动的角色。在听完影响陈述后，治疗师应该将创伤事件对来访者的影响正常化，但同时要开始传递这样的信息：可能存在其他方式来诠释创伤事件，而不同的诠释可能可以帮助来访者从创伤事件中走出来。接下来，治疗师应该对影响陈述进行更加深入的分析，通过提出澄清性质的问题，或者询问来访者对影响陈述有怎样的情绪反应。治疗师还需要帮助来访者识别阻碍康复的卡点，而这些卡点将成为治疗的核心。尽管在这里，来访者对卡点的描述可能在措辞上并不理想，但并不妨碍我们把卡点写到"卡点记录"上去，这样可以帮助我们节省时间。在之后的治疗中，这些卡点还会再次出现，届时治疗师和来访者可以逐个对卡点展开工作。同时，治疗师可能需要在这一节的治疗中留出一些时间，对来访者最显著的同化类卡点进行初步加工，将卡点的措辞从"我当时应该"或者"我当时这么做就好了"改成"如果……就……"的格式。在治疗初期进行这样的工作是非常重要的，这里我们提供一个卡点被加工后的示例，"如果当时我没有冻结反应，我就可以阻止这件事情的发生"。

所有的卡点都应该写在"卡点记录"上（见讲义 6.1）。如果来访者提出某个卡点不是认知而是事实，那么治疗师可以建议来访者先记录下来，然后在以后的治疗中再一起决定。如果来访者依然坚持认为这个认知是事实，那么治疗师可以先在自己的"卡点记录"上写下来，等到之后再来讨论。治疗师甚至可以说："鉴于你的意见相当强烈，我预计将来我们还会回到这个话题上来。"

我们的经验是这样的，大多数来访者更容易识别出创伤事件所导致的过度顺应类认知，但是让来访者识别出同化类认知会比较困难。这可能是因为来访者长期逃避回忆创伤事件，也有可能是因为来访者对此时此刻的想法更加敏感。因为同化类认知对于个案概念化非常重要，所以治疗师应该特别留意来访者所持有的同化类认知，也就是来访者对于为什么创伤事件会发生所持有的具体想法。这里我们需要提醒治疗师，过度顺应类认知一般来自同化类认知。因此治疗师往往可以通过来访者所持有的过度顺应类认知，推断出来访者可能持有的同化类认知。

有的来访者可能一直在逃避任何和创伤事件相关的想法，因此他们无法识别自己持有的同化类认知，或者还没来得及形成关于创伤经历的叙事。在这样的情况下，治疗师应该采取温和的态度，和来访者探讨他们在过去是如何对创伤事件进行诠释的，以及这些诠释是否存在问题。举个例子，当来访者描述在创伤事件发生时自己本可以采取的不同应对策略时，治疗师可以这么问："你认为自己本应该如何去面对创伤事件？你当时有哪些选择？"来访者可能会给出以下几种答案：后见之明偏见（比如"我本应该知道这件事情会发生"），自我责备（比如"发生这件事情是我的错"），以及否认现实（比如"我一直在想，如果我当时在场的话，他就不会被杀死了"或者"我一直认为，当时的我一定可以做些什么去阻止这件事情的发生"）。以上回答都属于同化类认知，或者是来访者尝试改变对创伤事件的叙事，使之适应自己之前就持有的信念。治疗师要谨记，如果来访者否认任何的关于自我责备、挽回过去或者公正世界的想法，那么他们对于创伤事件的同化类卡点可能表现为针对其他人的错误认知，比如责怪某人但是该人并没有导致或者有意造成创伤事件。这里我们也提供一些过度顺应的例子："我们无时无刻不面临着危险""我不能信任自己的辨别能力""我再也不能和别人保持亲密关系"。治疗师可以温和地指出，尽管这些极端的声明会让来访者感觉更安全、更有控制感，但是这需要付出沉重的代价，而且从长期来看，这些信念并不起作用。治疗师可以问："这些认知和你认为导致创伤事件发生的原因有怎样的关系？"

这与第 3 章里谈到的个案概念化一致，治疗师要认识到卡点代表着同化类或顺应类的认知，才可以对卡点进行排序并优先选择治疗的重心。因为治疗师需要在治疗中优先处理和创伤相关的同化类认知，所以治疗师需要能够分辨出同化类和顺应类的认知，但这并不代表治疗师需要和来访者使用"同化"和"过度顺应"的专业词汇。

以下是一位在儿童期和成年期遭受过性侵的 34 岁男性来访者所完成的影响陈述。我们可以清楚地看到，他不仅因为创伤事件而责备自己（同化），还感觉被身边的人威胁，对于生活中存在的危险有以偏概全的信念（过度顺应）。他在自尊上也存在一些问题。

> "总的来说，被侵犯意味着我一定是个坏人，或者我做错了什么才导致了这样的事情发生在我身上。我觉得这样的事情在未来还会发生。只有在家的时候，我才感到安全。这个世界让我感到惊恐，我认为这个世界极不安全。我觉得所有人都比我更强大，我对于绝大多数人感到害怕。我觉得自己是丑陋的和愚蠢的。我不能让别人靠近我。我没办法和有权力的人进行沟通，所以我不能工作。我和我的未婚妻很少有性生活，有时候连一个拥抱都会让我感觉厌恶和惊恐。我觉得，如果自己在外部世界逗留太久，那么过去发生在我身上的事件会再次发生。我恨自己，我对自己感到愤怒，是我允许了这些创伤事件发生在自己身上。我感到内疚，因为我导致了自己家庭的问题（指父母离婚）。大多数时候，我感到自己很肮脏，我相信别人也是这样看我的。当别人对我做出承诺时，我不相信他们。我没有办法接受，这些创伤事件曾经发生在我身上。"

在回顾了影响陈述后，治疗师和来访者应该将注意力转移到"卡点记录"上，把影响陈述中出现的卡点添加进来。治疗师应该向来访者传达这样一个概念，卡点是认知而不是情绪，因此卡点是可以被挑战的（但不要将整节的治疗时间都用在这个环节上）。基于上面提供的影响陈述，我们可以识别出以下卡点：

> "这些事件之所以发生是因为我是个坏人。"
> "我可能在任何时候被再次侵犯。"
> "所有人都比我更强大。"
> "我是丑陋的、愚蠢的。"
> "这个世界不安全。"
> "家是唯一安全的地方。"
> "我没有办法工作。"
> "如果我在外面的世界逗留太长的时间，过去发生在我身上的事件会再次发生。"
> "我是一个肮脏的人。"

"其他人都认为我是肮脏的。"

"不要相信其他人做出的承诺。"

治疗师应该保留来访者的首次影响陈述，将之存入档案，这样在治疗结束时当来访者完成最后的影响陈述时，他就可以参考自己的首次影响陈述。同时，治疗师应该定时备份来访者的"卡点记录"，或者自己保存一份关于来访者的"卡点记录"。这样，哪怕来访者忘记或遗失了治疗手册或练习本，治疗仍然可以继续进行。

解决不完成影响陈述及其他练习作业的问题

和其他不同形式的认知行为疗法一样，治疗师需要及时并有效地处理来访者不完成练习作业的问题，如此才可以保证来访者可以接受足够量的 CPT。对于 PTSD 治疗来说，解决来访者不依从治疗的问题是非常重要的，因为逃避行为是维持 PTSD 症状的必要因素。更重要的是，研究数据显示，在所有影响治疗效果的因素（比如创伤经历的类型、患病的持续时间、创伤经历的长期性）中，最能预测来访者康复的因素是来访者在和治疗师见面之外自发进行的实践次数（也就是，来访者在治疗之外自主完成的练习越多，康复的概率就越高）。有时候，治疗师可能会让来访者不做练习作业，或者做得很少，但是如此一来，来访者很有可能完成了治疗却没能得到显著改善，或者根本没有改善，然后来访者会认为自己是"治疗失败者"。这些来访者往往无法受益于再次治疗，还会形成"在和治疗师见面之外，我不需要进行实践"的习惯，而将来的治疗师则需要去纠正这些错误信念。基于以上原因，治疗师需要迅速地解决来访者在 CPT 中不完成练习作业的问题，这一点非常关键。

如果在第 1 节治疗结束时，来访者没有完成影响陈述，那么治疗师应该使用苏格拉底式谈话的技巧，询问来访者有哪些因素阻碍他完成该项练习作业。在有些案例中，来访者遇到的困难可能是缺少相关信息，比如他们可能不理解练习作业的要求。但是，我们的经验是这样的，即使他们的确缺少信息，绝大多数来访者仍然会尝试写作业。在大多数案例中，核心问题来自来访者的逃避行为，或者来自来访者的动力问题。举个例子，来访者可能觉得很无望，认为治疗不会有效，或者因为自己的文化水平不高和理解能力不够而感到不好意思。治疗师应该识别这些问题，并要求来访者在下一节治疗前就这些信念完成"ABC 工作表"（参阅本章关于"ABC 工作表"的讨论），如此可以让来访者更清楚地认识到他们的认知模式以及这样的认知对于治疗的影响。

在大多数案例中，来访者不完成练习作业是因为他们不想回忆自己的创伤经历。正因如此，治疗师需要采取的第二步是，重申逃避行为会导致来访者在康复过程中停滞不前。我们建议治疗师询问来访者，看他们是否记得第 1 节治疗中涉及的心理教育，特别是逃避行为在创伤康复中所扮演的角色，这样可以帮助治疗师评估来访者是否真正理解为什么在治疗中需要直面创伤。通过直接询问来访者，我们创造了条件让来访者可以自己提出，为何应该趋近创伤而不是逃避创伤。这样的方法可以避免治疗师"教导"来访者，也不会让来访者因为没有完成练习作业而感到羞耻。

在解决来访者没有完成影响陈述、不依从治疗的过程中，第三步是要让来访者在本节治疗中通过口头叙述的方式，当场完成影响陈述，也就是让来访者口头描述自己会如何书写影响陈述（如果来访者忘带了影响陈述，那么让来访者口头回忆书写的内容）。治疗师不应该暂停本节治疗让来访者去完成影响陈述。这是非常重要的一步，因为治疗师不应该配合来访者的治疗不依从（也就是逃避行为）。相反，治疗应该继续下去。我们建议治疗师可以要求来访者做一些笔记，或者借助"卡点记录"去描述他们认为自己会如何完成影响陈述，这样方便来访者在第 2 节治疗后去完成影响陈述。

面对来访者没有完成影响陈述的第四步，是让这些不依从治疗的来访者在家完成影响陈述，此外，来访者依然需要完成下一份练习作业（也就是用于自我监测的"ABC 工作表"）。通过重新布置来访者没有完成的练习作业，可以尽可能地避免治疗师对来访者的逃避行为（特别是来访者逃避直面自己卡点的行为，而这样的行为不断维持着 PTSD 和共病症状）进行强化。如果治疗师不要求来访者完成上一份练习作业，而是直接进入下一份练习作业，那么来访者可能会获得这样的一个信息，即自己可以每隔几节治疗完成一份练习作业，或者偶尔完成练习作业。如此，治疗师便成了来访者逃避行为的"同谋者"。

最后，我们建议治疗师在每节治疗中布置练习作业时，花上一定的时间询问来访者，他需要采取怎样的实际行动才能保证自己按时完成练习作业。治疗师可以提出以下一些建议，比如：来访者可以在被布置了练习作业的当天就开始进行，来访者可以在日程表中提前预订时间来完成练习作业，来访者可以在手机或日程表中设置提示，以及来访者可以要求身边信得过的人来监督自己完成练习作业。[注意：苹果手机用户可以前往应用商店免费下载一款 CPT 的专用应用软件，叫作"CPT 教练（CPT Coach）"，目前只有英文版本，这款应用涵盖了 CPT 会用到的所有练习作业，并且用户可以通过此应用来设置关于练习作业以及下一节治疗时间的提示。]

检查事件、认知和情绪之间的关系

和来访者讨论过影响陈述后，治疗师可以开始帮助来访者识别并标注认知和情绪，协助他们认识到事件、认知和情绪之间的差别与联系，同时提醒他们注意，改变认知可以改变体验到的情绪种类和强度。治疗师首先向来访者提供识别情绪的讲义（讲义 6.2），从而提供关于情绪的不同类别、幅度和强度的心理教育。治疗师可能会用治疗的三分之一时间去解释相关材料和背后的逻辑。治疗师可以通过以下方式来展开这一段的讨论：

"今天我们要对不同的情绪展开工作，而且还会检查想法和情绪之间的联系。我们先检阅一下最基础、最自然的情绪，包括愤怒、厌恶、悲伤、害怕和快乐。这由我们的生理构造决定，人类与生俱来能够体验到最基础的情绪，这些情绪往往是自动产生的，同时会向我们提供非常重要的信息，帮助我们在行为上去应对当下以及未来相似的环境。不妨想一想，什么样的事情会让你愤怒？什么时候你会感觉到悲伤？什么会让你快乐？什么会让你感觉到害怕？愤怒的时候，你的肢体会有怎样的感觉？害怕的时候，你的肢体又会有怎样的感觉？对于你来说，愤怒和害怕有怎样的不同？

"还有一些情绪是基于认知的，这些情绪往往不是直接来自某一个事件。我们称这些情绪为'人造情绪'。这就好像脑袋里存在一个小工厂，而小工厂不断生产出负面认知，比如为什么这个事件会发生以及这个事件代表什么。如此一来，我们最后会体验到一些非自然的情绪，比如感觉到内疚或羞耻。我们甚至可能去责怪那些并没有意图要制造某种后果或伤害的个人，因为相比责怪那个真正导致事件发生的人来说，责怪这个人让我们感觉更加安全。这些情绪，不论是自然情绪或是人造情绪，往往会结合起来制造出其他情绪（比如，愤怒加上害怕会造成嫉妒），或者不同强度的情绪（比如，愤怒的情绪可以从'易怒'升级到'暴怒'）。对于自然情绪，我们鼓励你体验，当你体验这些情绪后，它们会自然地消退，而且这个过程往往很快。对于人造情绪，你需要学会修改自己的描述让它更符合事实。当你改变了认知后，这些情绪也会发生改变。对于为什么创伤事件会发生你有一些认知，而这些认知可能是你在经历创伤事件后做出的假设，也许你当时太年轻，也许你并没有掌握所有事实。不幸的是，因为你一直在逃避回忆创伤事件，所以你还没有机会去核查这些认知是否符合事实。我们将一起完成这项任务。"

接下来，治疗师可以借用一些例子（比如在大街上遇到一个熟人但是对方没有和自己打招呼，或者某位朋友保证会打电话过来却没有），来问来访者"在这样的情况下，你会有怎样的反应？"或者"你会对自己说些什么？"（比如"我感觉很受伤，他一定不喜欢我"或者"我很生气，他怎么可以这么没礼貌"）。如果来访者无法提供可替代的陈述，那么治疗师可以展示其他的可能自我陈述（比如"他一定没有戴眼镜""不知道他是不是生病了""他可能没有看到我""他的手机可能没电了"）。然后，治疗师可以问来访者，如果他做出了以上这些陈述，他会体验到怎样的情绪。在这里，治疗师应该指出，不同的自我陈述会引发不同的情绪反应。治疗师应该从来访者的影响陈述出发，进一步探讨对于来访者来说，事件、认知和情绪之间存在怎样的联系：

> "现在让我们再看一看你之前完成的影响陈述。当你在思考这件创伤事件对你到底有怎样的含义时，你写下了什么想法？当你写下这些想法时，你体验到了怎样的情绪？"

如果来访者无法准确地标注他们的情绪，治疗师可以引导来访者把注意力集中在自身的躯体反应上，从而更好地区分不同的情绪。这里也需要注意，有的情绪可能有多种功能。为了确定来访者在某一个场景中到底体验到了怎样的情绪，治疗师有时需要用到临床判断和苏格拉底式谈话。举个例子，愤怒可能是对于被攻击的一种反应，如此是一种自然情绪（也就是之前提到的战斗反应，是一种正当的愤怒，虽然受认知调节，但符合实际情况）。愤怒也可能是来自某种错误的认知而不符合现实，并指向自己或他人（比如"发生这件事是我的错""我的母亲不应该让我的哥哥侵犯我"）。最后，有的来访者可能会用愤怒来掩盖其他一些更为痛苦的情绪，比如悲伤、哀伤，或者是用愤怒来拒绝治疗师和其他人，但这是一种逃避行为。

如果来访者无法识别自己的情绪或者情绪与认知之间的联系，那么治疗师可以提出以下问题帮助他们将认知、情绪和行为串联起来："这些想法会怎样影响你的情绪？这些情绪又会怎样影响你的行为？"治疗师要确保来访者可以观察到认知、情绪和行为之间的联系。一些来访者可能无法分辨认知和事实的差别，这时简单地问一句"为什么"可能就可以帮助来访者对此进行更深入的思考：

治疗师：为什么你会愤怒？
来访者：因为我应该知道会发生什么。
治疗师：所以你的想法是"我应该知道这件事情会发生"？
来访者：是的。

治疗师：你的愤怒是指向自己的吗？（注意：愤怒的指向非常重要，治疗师要及时澄清。）

以上的交流让治疗师能够采用一些非常温和的苏格拉底式谈话，以更好地评估来访者的认知灵活性，确定来访者是否做出了一些"盲目的"假设（比如"我早就应该知道"）或者发展出了一些复杂、扭曲的思维方式。

治疗师：我不太理解。你怎么可能知道这件事情将会发生？

来访者：我那天早上有一种奇怪的感觉，觉得有什么事情将要发生。

治疗师：过去有发生过类似的情况吗？你有同样的奇怪感觉但是什么事情都没有发生的情况？

来访者：有过，但是那天我的感觉非常强烈。我本应该做些什么。

治疗师：你的感觉是否有告诉你到底什么事情会发生，以及什么时候这件事情会发生？

来访者：没有。

治疗师：如果是这样的话，你又可以做些什么呢？

来访者：我不知道，但是那天我应该做些什么。

治疗师：你对自己的感觉确定吗？你说你曾经有过同样的感觉但是什么事情都没有发生。

来访者：我不那么确定。

治疗师：所以你并不是那么相信你的感觉，而且即使你对自己的感觉很确定，你也不可能知道自己可以去做些什么？

来访者：是这样的，但是我仍然感到内疚，我本应该做些什么。

治疗师：那我们来想象一下，如果说你的确可以预知未来，知道将要发生什么事情，而且你知道这件事情会在何时何地发生，你也知道应该联系谁以发出警告。你觉得他们接到你的警告时，会有怎样的反应？

来访者：他们不会相信我。他们肯定觉得我是个疯子。

治疗师：那你会如何感觉？

来访者：至少我不会感到内疚，或者对自己感到愤怒。我会对他们感到愤怒，会因为自己什么都做不了而感到受挫。

治疗师：是的，没有办法采取行动去阻止这件事情的发生，而这件事情又在你的控制之外，这的确很让人受挫，不是吗？

来访者：是的，我很讨厌这样的情况。

治疗师：有的事情在我们的控制之外，这样的情况的确很难接受。但是这件事情发生了，是否就是你的错呢？

来访者：我猜可能不是。

　　如果来访者开始和治疗师争执，或者对自己的信念处于戒备状态，那么治疗师应该迅速后撤，治疗师可以这样说："这个话题很重要，我们以后会回到这个话题上来。"或者说："我听到了你的意见。如果之后再来谈论这个话题，你会介意吗？"

　　尽管有的来访者会用非常扭曲的认知来辩护自己的卡点，但是治疗师可以使用苏格拉底式谈话，引导来访者给出一些答案，特别在治疗前期。这里我们给出一个例子：

来访者：是我让这件事情发生的。

治疗师：你是怎样让这件事情发生的？

来访者：我不知道，我没有阻止这件事情发生。

治疗师：你可以如何阻止这件事情发生？

来访者：我不知道，但是我本应该阻止这件事情发生。

　　在上面这个例子中，来访者做出了一个没有经过深思熟虑的假设：他们在创伤事件发生后得出了一个结论——他们应该可以阻止这件事情发生，但是他们没有去挑战这样的结论，也从来没有去检查这样的结论。这样的情况在儿童时期经历创伤的来访者中很常见，因为在创伤发生时来访者的思维方式可能过于简单化（因为年龄）。一旦来访者形成了这样未经检验的信念，可能就会将其当作事实，然后根据这样的认知来决定行为。

　　如果来访者因为不知道如何回答这些问题而感到不安，那么治疗师也应该迅速后撤，并安慰来访者，告诉他们这将是治疗会涉及的内容。换句话说，治疗师会和来访者协同工作，帮助来访者思考创伤事件发生时的客观事实，让来访者体验和这些客观事实相关联的自然情绪。

介绍 "ABC 工作表"

　　"ABC 工作表"（讲义 6.3；我们还提供了已完成的 "ABC 工作表" 示例，见讲义 6.3a、讲义 6.3b 和讲义 6.3c）是 CPT 中一系列工作表的第一份，而这一系列工作表以彼此为基础，会在 CPT 全程中出现。这些工作表的最终目标是要帮助来访者成为自己的认知治疗师。我们设计 "ABC 工作表" 的最主要目标，是为了让来访者更好地观察到，自己对生活中事件的诠释以及对创伤事件的评估是如何对情绪产生影响的。

治疗师应该首先让来访者熟悉"ABC 工作表",指出表格中的不同栏目,讲解如何填写这份表格。在最开始的时候,我们鼓励来访者在每张"ABC 工作表"上只写一个事件,这样自我监测的过程会更加容易。当来访者慢慢熟悉了"ABC 工作表"后,可以在同一张工作表上填写数个事件,只需要把不同事件用横线分开就行。还有就是,同一个事件可能会引发不同的想法。治疗师应该帮助来访者,认识到不同的想法和不同的情绪之间的联系。

治疗师应该在这节治疗中和来访者一起完成一张"ABC 工作表"。我们可以使用来访者在治疗中已经提到过的事件,或者来访者在过去几天中遭遇到的事件。我们建议由来访者动笔来填写这张工作表,这样在治疗后他们可以借此作为参考,从而更好地完成练习作业。治疗师也应该向来访者提供几张已经完成的、与来访者主诉相关的"ABC 工作表"示例(讲义6.3a、讲义 6.3b、讲义 6.3c)。治疗师需要向来访者提供足够数量的空白"ABC 工作表",确保来访者在下一节治疗前可以完成每日一次的自我监测。同时,治疗师应该要求来访者完成至少一张与首要创伤事件相关的"ABC 工作表"。

"这些练习工作表能帮助你弄清楚,在某事件发生后,你的认知和情绪的联系。任何发生在你身上的事情,或者你想到的任何事情,都可以是工作表中的'事件'。你可能更容易感知到自己的情绪,而不是自己的认知。如果是这样的情况,那你可以先填写 C 栏。然后,回到 A 栏,决定到底是怎样的事件触发了自己的情绪。接着,可以尝试弄清楚,当事件发生后,你对自己说了些什么(B 栏)。问问自己,为什么我会出现这样的情绪,你的答案很可能就是你的认知。我们建议在事件发生后,尽快地填写这份工作表。如果你等到一天结束(或者一周结束)后再填写,那么你可能会忘记对自己说了些什么。同时,记录的事件不一定要是负面事件。在正面或中立事件发生后,你可能也会有些想法和情绪。但是我们要求,在接下来的一周里至少完成一张与首要创伤事件相关的"ABC 工作表",也就是我们之前决定下来的、需要首先展开工作的那段创伤经历。"

我们在"ABC 工作表"的底部设置了两个问题,用来介绍大家对于某一事件可以有不同诠释的理念。在这一阶段的 CPT 中,来访者的首要目标是完成"ABC 工作表",识别认知和情绪之间的联系,在此之后才会展开对认知的挑战。所以,治疗师需要根据来访者对基本的自我监测是否有足够的理解,自行判断介绍这两个问题的时机。一般来说,治疗师不会在这节治疗中要求来访者完成这两个问题,因为来访者很有可能会说他们的认知是真实的,不需要去质疑认知。如果治疗师对"ABC 工作表"的内容展开苏格拉底式谈话,而来访者依然坚持他们的极端认知是符合现实的，那么治疗师应该收集更多的信息去评估来访者认知僵化的程度。

但是，如果来访者自行回答了这两个问题，并且得出结论，认为自己的认知不符合现实，那么这可能代表着来访者已经做好了准备去挑战自己的认知。在这样的情况下，治疗师可以要求来访者完成"ABC 工作表"底部的两个问题，但是不必强求。如果来访者因为种种原因，比如智力受损、理解能力受限、脑部受伤、识字水平受限等，而无法使用后续更加复杂的工作表［例如，"挑战问题工作表""问题思维方式工作表"（Patterns of Problematic Thinking Worksheet）"挑战信念工作表"］，那么治疗师可以要求来访者使用"ABC 工作表"并辅以底部的两个问题，作为其他工作表的替代练习作业。

对卡点进行更详细的描述和讨论

在前文的相关内容中（比如在让来访者朗读影响陈述的内容里，或者在治疗师和来访者回顾影响陈述的内容里），我们已经介绍了卡点的概念。但是，治疗师可能自己也对什么是或不是卡点不太清楚，所以我们附上了一份卡点指南供治疗师使用，以帮助来访者识别卡点（见图 6.1）。出于同样的考虑，我们在这节治疗的材料中还包括了一份讲义（见讲义 6.4），向来访者提供更多关于卡点的信息。就像上面提到的，治疗师可能会向来访者提供一份已经完成的"ABC 工作表"示例，从而帮助来访者更好地学习使用。一般来说，来访者不需要全部三份工作表的示例，而且向来访者提供一份与首要创伤事件更为相关的工作表示例会更加有效。如果治疗师的临床工作专注于某一类群体（比如难民、车祸幸存者等）的创伤经历，那么治疗师可能需要针对该人群准备好一些已经完成好的"ABC 工作表"示例。

关于描述和讨论卡点，还有一些建议：

1. 在第一次介绍卡点的概念时，用非创伤事件来描述，一般更加容易被来访者理解。
2. 因为讨论创伤经历会引发来访者的焦虑情绪，进而使来访者很难"听见"关于卡点的描述，所以用日常生活中的例子来解释卡点会更加有效。治疗师可以这样描述卡点：

"在 CPT 中，我们将聚焦在这样的问题上，也就是思维方式或者认知是怎样阻碍着你从创伤经历中自然康复的。我们称这样的认知为'卡点'，因为这些想法不断让你'卡在'PTSD 症状之中。这些卡点制造了路障，让你无法康复。属于卡点的认知包括：'这是我的错''如果我做出了不同的反应，这件事情就不会发生''我们本应该选择这条路，

给治疗师的卡点指南

　　卡点是反映思维的简单陈述，而不是情绪、行为或事件。卡点一般以"如果……就……"的形式存在。当来访者提供了自认为是卡点但实际上不是卡点的信息时，治疗师可以采用苏格拉底式谈话去澄清并识别潜在的卡点。

A. 一些经常会被误认为是卡点的陈述：

1. **不是卡点：**"信任"。

   为什么不是卡点：这是一个概念，不是一个想法。它不够具体，你需要弄清楚来访者到底对于信任有着怎样的想法。在这个例子中，你可以询问来访者，关于信任的哪个方面存在问题。

   潜在的相关卡点："我不能相信任何一个人""如果我让别人接近自己，我一定会被伤害""我永远不能相信自己做出的判断"。

2. **不是卡点：**"约会的时候，我会非常紧张"。

   为什么不是卡点：这里描述的是一种情绪和事实，而不是一个想法。在这个例子中，你可以询问来访者，对于约会他们有怎样的自我对话，以帮助来访者识别潜在的卡点。

   潜在的相关卡点："如果我和人约会，我会被伤害""别人总是想占我便宜"。

3. **不是卡点：**"我和女儿经常吵架"。

   为什么不是卡点：这里描述的是一种行为和事实，而不是一个想法。在这个例子中，你可以询问来访者，最近一次和女儿吵架的过程前期、中期、后期有着怎样的想法，以识别潜在的卡点。

   潜在的相关卡点："我对于她来说，什么都不算""我一定要掌握完全的控制，才可以保证她的安全"。

4. **不是卡点：**"我目睹了别人死亡"。

   为什么不是卡点：这里描述的是事实，不是一个想法。在这个例子中，你可以询问来访者，目睹别人死亡对他造成了怎样的影响。在事件发生时，来访者有怎样的想法？目前来访者有怎样的想法？或者基于来访者的描述，你可以询问："所以这意味着……？"

   潜在的相关卡点："别人的死亡是我的错误""我当时应该做些什么来阻止这件事情发生"。

5. **不是卡点：**"我不知道自己会遭遇什么"或者"会有怎样的事情发生在我身上？"

   为什么不是卡点：这是一个关于未来的问题。在这个例子中，如果想要找到卡点，可以询问来访者："当你问自己这个问题时，你有着怎样的答案？这样的答案有着怎样的含义？"

   潜在的相关卡点："我没有未来""我不值得拥有一个好的未来"。

图 6.1　给治疗师的卡点指南

6. **不是卡点**："父母应该爱他们的孩子"。

　　为什么不是卡点：这是一个道德声明，而你需要识别这句话背后的想法。在这个例子中，如果想要找到卡点，你可以询问来访者，这个道德声明对于他们自己的生活经历有着怎样的含义。

　　潜在的相关卡点："我的父母辜负了我""即使是我的家庭成员，我也不可以去信任他们"。

B. **关于良好的卡点结构的一些提示**：

1. 每个卡点都是一个简单的思维。如果来访者在一个陈述中提供了数个卡点，你应该帮助来访者将其分离开来，一次只挑战一个卡点。举个例子，"他的死亡是我的过错，我是一个非常糟糕的人，我应该被惩罚"，这样的陈述可以分离出三个卡点，"他的死亡是我的过错""我是一个非常糟糕的人""我应该被惩罚"，我们应该对这三个卡点分别进行挑战，应该先从同化类卡点开始工作，也就是"他的死亡是我的过错"。

2. 如果在识别卡点的过程中感到吃力，那么可以尝试着将陈述转换成"如果……就……"的形式，然后让来访者进行填空。举个例子，"如果我当时注意到了那枚地雷，他就不会死去"。在来访者的影响陈述中，你也可以找到相应的卡点，并将卡点转换成"如果……就……"的形式，添加到"卡点记录"上去。

3. 卡点通常是非黑即白的陈述，并且伴随着极端的语言。有的时候，极端的语言可能以隐藏的方式存在。举个例子，当来访者说"这是我的过错"时，来访者想表达的往往是"这全部都是我的过错"。对第二个陈述展开工作更容易些。

4. 当卡点过于模糊，将很难对其进行挑战。我们通过询问来访者"你是怎样得出这个结论的？"，使卡点变得更加具体。举个例子，"我不相信任何人"，可以被改进为"如果相信其他人，我会受到伤害"。

5. 留意那些有不同含义的词语。如果卡点更加具体，且用词不存在歧义，那么挑战它就会更加容易。举个例子，对于卡点"如果我是正常人，就不会这样情绪崩溃"，我们可以使之更加具体，比如我们可以询问来访者："你的'正常人'指代什么？"以及"你的'情绪崩溃'代表着什么？"

C. **关于卡点的一些示例**：

1. 如果当时我能更好地完成工作，那么其他人就可以幸存下来（同化类）。

2. 其他人被杀是因为我搞砸了（同化类）。

3. 因为我没有告诉任何人，所以我被虐待的事只能责备自己（同化类）。

4. 因为我没有和施害者进行对抗，所以我被虐待是自己的过错（同化类）。

图 6.1（续）

5. 我一早就应该知道他会伤害我（同化类）。

6. 发生这件意外是我的过错（同化类）。

7. 如果当时我有注意的话，就不会有人死亡（同化类）。

8. 如果当时我没有饮酒，这件事情就不会发生（同化类）。

9. 当其他人丧失了生命时，我就不值得继续活下去（过度顺应类）。

10. 如果我让其他人靠近我，我就会被再次伤害（过度顺应类）。

11. 表达任何情绪都意味着我会丧失对自己的控制（过度顺应类）。

12. 我一定要无时无刻地保持警惕（过度顺应类）。

13. 我应该可以保护其他人（过度顺应类）。

14. 我需要对任何可能发生在我身上的事情保持完全的控制（过度顺应类）。

15. 错误是不可以被容忍的，错误会导致严重的伤害甚至死亡（过度顺应类）。

16. 没有人可以理解我（过度顺应类）。

17. 如果我让自己去回忆创伤事件，我将永远无法摆脱这些记忆（过度顺应类）。

18. 我一定要对所有的威胁采取强有力的回击（过度顺应类）。

19. 因为我做的这些事情，我一定会下地狱（过度顺应类）。

20. 我不值得被人爱（过度顺应类）。

21. 不能信任其他人（过度顺应类）。

22. 正因为我过度警惕，我的安全才可以得到保证（过度顺应类）。

23. 如果我生活幸福，我就侮辱了我逝去的朋友们（过度顺应类）。

24. 我对于自己的将来没有任何控制（过度顺应类）。

25. 不能信任男人（过度顺应类）。

26. 掌握权力的人一定会滥用权力（过度顺应类）。

27. 因为我曾被强奸，所以我被永久地损坏了（过度顺应类）。

28. 因为我的创伤，我不值得被人爱（过度顺应类）。

29. 因为我无法控制发生在我身上的事情，所以我没有任何价值（过度顺应类）。

30. 糟糕的事情发生在我身上，是我活该（过度顺应类）。

图 6.1（续）

而不是那条路'。请记住，这些是认知，而不是情绪。

"我来举例说明，认知怎样让我们不断被卡住和被阻碍着。当你准备好了要参加今天的治疗时，你可能对参加治疗有一些想法。你有着怎样的想法？（治疗师应该将这些想法写在白板或者白纸上。）一些常见的想法包括：'我不知道我行不行''我不知道这到底有没有帮助''这不适合我''我的治疗师会觉得我很愚蠢'等。

"如果你的自我对话是这样的，那你能体验到怎样的情绪？（治疗师应该在白板或者白纸上写下相应的情绪。）你看，这些想法可以让你体验到某些情绪，可以妨碍到你来参与今天的治疗，也会对你的康复造成阻碍。但是今天，你还是前来参加了治疗。你对自己说了些什么让你可以参加治疗呢？（这里我们不需要把这些想法写下来，治疗师可以直接邀请来访者来回答。）一些常见的答案包括：'我知道自己需要接受治疗''我厌倦了这样的生活方式''我想为了自己和家人接受治疗'等。

"你可以看到这些促使你参与治疗的想法和我们一开始写下来的想法存在着哪些不同吗？促使你参与治疗的想法让你不断前进，而其他想法让你停滞不前，所以我们称这些想法为'卡点'。在治疗中，我们会进一步检视你的卡点，弄清楚这些卡点是如何阻碍着你从创伤事件中自然康复的。"

布置新的练习作业

在第 2 节治疗完成后，来访者需要完成的练习作业是，利用"ABC 工作表"监测每日经历的事件、认知和情绪之间的联系（见讲义 6.5）。来访者至少需要完成一张首要创伤事件的"ABC 工作表"。如果来访者之前没有完成影响陈述，那么治疗师会重新布置这份作业，同时来访者仍需每日完成"ABC 工作表"。

讨论来访者对这节治疗及练习作业的反应

治疗师应该在结束第 2 节治疗时，询问来访者对于此节治疗的反应，以及询问来访者是否对于本节治疗的内容或练习作业有任何问题。如果来访者在此节治疗中获得了一些重要想法和发现，治疗师应该及时强化。如果来访者对此节治疗总结了一些重要信息，治疗师也应该给予注意。

第 3 节治疗：对事件、认知和情绪展开工作

第 3 节治疗的目标

第 3 节治疗的首要目标是让来访者识别事件、认知和情绪，弄清楚三者如何相联系，以及开始探索通过改变认知来改变情绪。在此节治疗中，一个非常重要的目标是，确定来访者可以区分不同的情绪，并且可以对不同的情绪进行准确的标注，同时开始理解哪些情绪直接来自创伤事件（也就是自然情绪，比如恐惧或悲伤），以及哪些情绪来自对创伤事件的诠释和结论（也就是人造情绪，比如内疚、羞耻、错误的责备他人）。尽管理想的情况是来访者可以开始改变自我对话（比如"你知道，我一直认为自己当时应该采取不同的反应，但是现在所能想到的行为在当时的环境下都是不可行的"），但在治疗初期，这样的情况一般不会出现。很多来访者在过去很长一段时间内一直坚持着某些假设，因为他们相信这些假设是真实的，所以他们认为这些假设的确符合事实。当来访者不断重复这些想法时，他们会认为想法等同于事实。在这样的案例中，治疗师必须要在治疗过程中保持耐心，不要尝试着说服来访者，相反应该让来访者认识到创伤事件发生时的真实情况。在这一节治疗的结尾，如果来访者可以识别他们的认知，将认知与情绪建立起联系，并可以把认知与情绪正确地填在工作表中，那么这节治疗就算是成功的。

第 3 节治疗的步骤

1. 回顾来访者在自陈量表上的分数（比如 PCL-5 和 PHQ-9）。

2. 回顾布置给来访者的练习作业。如果来访者在第 2 节治疗中没有出示完成的影响陈述，但是在第 3 节治疗中出示了完成的影响陈述，那么治疗师应该让来访者大声朗读影响陈述，并且将新的卡点添加到"卡点记录"上。如果来访者没有完成布置的练习作业，那么治疗师需要先和来访者解决不依从治疗的问题。

3. 如果来访者完成了一些"ABC 工作表"，治疗师需要帮助来访者标注事件所触发的认知和情绪，并介绍以下的概念：改变认知可以改变情绪的种类和强度。

4. 如果来访者完成了一张或更多关于创伤事件的"ABC 工作表"，治疗师可以使用这些工作表，帮助来访者开始挑战与首要创伤事件相关的同化类卡点。

5. 布置新的练习作业。

6. 讨论来访者对这节治疗及练习作业的反应。

回顾来访者在自陈量表上的分数

就像第 2 节治疗那样，随后的每一节治疗在开始的时候，都需要来访者完成 PCL-5（见讲义 3.1），如果来访者除了患有 PTSD 还患有抑郁症，那么还应该完成 PHQ-9（见讲义 3.2）。自陈量表应该每周完成一次，要么是在当节治疗开始时填写，要么是在候诊室等待时填写。治疗师应该检查自陈量表的分数，注意总分有没有降低，有没有因为逃避行为的减弱进而引起侵入性症状的减少。如果来访者的感觉更加糟糕，那么治疗师应该检查 PCL-5 的分数，看来访者是否体验到更多的症状，还是只是在侵入性症状和过度唤醒症状上出现了增长。如果是后者，那么治疗师可以说："好样的。你并没有变得更糟糕；相反，你减少了逃避行为，开始加工处理创伤事件了。你最近经历了怎样的回忆和想法？"

回顾来访者完成的练习作业

解决来访者持续不完成练习作业的问题

如果来访者在第 2 节治疗时没有出示完成的影响陈述，同时在第 3 节治疗时依然没有出示完成的影响陈述和"ABC 工作表"，那么治疗师需要和来访者进行一场非常严肃的对话，讨论来访者在这一刻是否有继续治疗的动机。就像这一章节早先提到的那样，如果来访者存在不依从治疗、不完成练习作业的情况，那么治疗师需要保持高度警惕，不应该继续展开任何循证治疗，因为继续治疗会导致来访者产生更多阻抗。我们常常用服用抗生素进行类比，帮助来访者理解为什么完成练习作业这么重要。如果遵医嘱按时按量服用，那么抗生素可以非常有效地治疗很多类的细菌感染。但是如果来访者没有按照医嘱按时按量地服用抗生素，那么细菌可能产生抗药性。除非来访者明确无疑地承诺自己会积极投入 CPT 中，并且提出一个具体的计划来改变自己的治疗不依从行为，否则我们建议治疗师终止治疗，直到来访者可以完全投入治疗时再继续。治疗师也可以考虑，基于来访者治疗动力缺失的情况，当前有没有其他疗法可能更适合来访者。或者，来访者在继续进行 PTSD 治疗前，可能需要先接受其他治疗（比如辩证行为疗法、愤怒管理、毒品上瘾的治疗、惊恐障碍的治疗等）。如果来访者的确需要接受另一种治疗，我们建议把来访者转介给另一位治疗师（而不是提供 CPT 的那位治疗师），以免强化来访者的逃避行为。

回顾来访者的影响陈述以及解决来访者不完成"ABC 工作表"的问题

如果来访者在参加第 2 节治疗时没有出示影响陈述，但是在第 3 节治疗时完成了影响陈述，那么治疗师应该努力地强化来访者对治疗的依从行为。同时，应该让来访者大声朗读影响陈述，目的是识别其中的卡点，并将这些卡点写到"卡点记录"上去。需要特别注意此节治疗的速度，因为仍然需完成第 3 节治疗中安排好的内容，而朗读和讨论影响陈述需要占据额外的时间。如果第 2 节治疗已经详细地讨论过卡点，则不必让来访者大声朗读影响陈述，可以直接问来访者在书写影响陈述的过程中有没有发现新的卡点，如果有就写到"卡点记录"上。治疗师应该向来访者索要影响陈述，并保管到最后一节治疗。

如果来访者在第 2 节治疗中已经完成并分享了影响陈述，但是在第 3 节治疗中没有出示完成的"ABC 工作表"，那么治疗师应该跟随上面讲述的步骤，解决治疗不依从的问题。由于来访者还不依从治疗，因此他们可能持有一些关于做练习作业和康复的卡点，治疗师可以寻找此类卡点，并针对这些卡点完成"ABC 工作表"。我们的经验是这样的，如果来访者已经完成了首个影响陈述，一般会继续完成其他练习作业。但有的时候，在治疗过程中随时会出现来访者没有掌握足够信息，或者在动机上存在显著起伏的问题，需要及时解决。治疗师应该不断提醒来访者一句被证实过的格言：你在治疗中投入多少，就会获得多少。治疗师在布置每一项新的练习作业前，需要向来访者提供一个非常有说服力的理由，让他们有动力去完成这项作业。

这里产生了一个非常重要的问题，当我们讨论"治疗依从"时，到底要多依从才是足够的呢？当来访者只做最少量的练习作业时，继续进行治疗就会存在较大的风险。在这样的情况下，我们建议治疗师不断地鼓励和支持来访者做更多的练习作业。但是，如果要回答"来访者是否得到了足够量的治疗"，那么最终的答案只能来自治疗师对来访者进行的不间断的、针对 PTSD 症状及共病症状的客观监测。更具体来说，如果来访者的量表分数没有改善，或者随着治疗的进行只出现了极少的改善，同时来访者也没有完成治疗所要求的练习作业，那么治疗师应该直接和来访者探讨治疗依从的问题，只有来访者增加投入才有可能提高治疗效果。

回顾"ABC 工作表"，并检查事件、认知和情绪

如果来访者在第 2 节治疗中完成并分享了影响陈述，而且在第 3 节治疗中也出示了完成的"ABC 工作表"（也就是说来访者按时完成了所有的练习作业），那么治疗师应该在第 3 节

治疗的开头对"ABC 工作表"进行回顾。在快速浏览来访者完成的工作表时，治疗师要考虑以下几个事项。第一，来访者经常会把认知标注为情绪。比如，来访者带来了完成的"ABC 工作表"。他写的事件（A 栏）是"早晨才起来没多久，我就被骂了"；写的信念或认知（B 栏）是"我这么努力地去尝试，仍没有得到任何回报"；写的情绪（C 栏）是"我感觉自己在打一场不可能获胜的战争"。治疗师要提醒来访者，"ABC 工作表"的 C 栏里应该标注的是情绪，同时要求来访者参考识别情绪的讲义（见讲义 6.2）。接下来，治疗师可以问来访者，讲义里哪一种情绪最适合其描述的认知。来访者回答："悲伤和愤怒"。治疗师可以指出，来访者一开始在 C 栏里写出的内容其实属于认知，应该列入 B 栏，并画出箭头把 C 栏写的内容指向 B 栏。如此一来，来访者可以更好地理解认知和情绪之间的差别。治疗师也应该指出，在一个想法之前冠以"我感觉"的措辞，并不会让想法变成情绪。来访者应该用"我认为"或"我相信"去描述认知，而将"我感觉"留给情绪。这对于治疗师来说也是重要的提醒，因为很多时候我们也会误用"我感觉"去描述认知。如果治疗师在治疗过程中犯了同样的错误，可以当场纠正自己，这样的做法是值得倡导的，因为可以向来访者直接说明，我们常常存在误用口头语言的情况。

在完成"ABC 工作表"时还存在一个普遍的问题，也就是描述的认知和标注的情绪在逻辑上不一定存在相关性。如果认知和情绪不存在逻辑上的关系，那么很有可能是来访者体验到一个过渡性的认知但是没有识别出来或者记录下来。举个例子，来访者识别出来的想法是"我什么都做不对"，标注的情绪是"内疚"。在这个情况下，过渡性的认知很有可能是"当我没有保护自己的团队时，我让大家失望了"。治疗师应该考虑，来访者所描述的认知和体验到的情绪强度是否匹配（比如：遭遇小事件，但是体验到不成比例的、高强度的情绪）。在这样的案例中，来访者可能没有记下真实的想法。相反，来访者的自我对话可能要比记录的、和治疗师分享的内容强度更高，或者一连串的认知可能最终导致了更强烈的情绪。治疗师应该鼓励来访者将所想的内容一五一十地记录下来，而不是以一种更容易被社会赞许的方式来叙述。治疗师应该考虑来访者有没有经常体验到某一种情绪（比如对自己的愤怒和内疚）。如果来访者的确经常体验到某一种情绪，那么很可能意味着他们会在不同场景中体验到同一类型的认知，如此更能说明来访者在图式或核心信念上存在一定的扭曲（比如，"我什么都做不好"可能代表低自尊）。

在帮助来访者不断熟悉"ABC 工作表"的过程中，治疗师需要及时赞扬来访者做出的努力，同时以低调的方式提供纠正性反馈，特别当来访者本来就习惯对自己进行负面评价时（比如，"好的，我们先把这个认知移到 B 栏里去，你觉得哪种情绪和这个认知会更加匹配？我们可以尝试用单一的词语来形容。"）。同时，任何新出现的卡点都应该被列入"卡点记录"

中。有的时候，来访者会用工作表来证明自己是愚蠢的、什么都做不对，面对这样的情况，治疗师可以询问来访者，他们是否在学校里学习过情绪和认知；如果没有的话，治疗师应该提醒来访者，如果他们从来没有学过某一学科，就不用期待自己应该懂得这方面的知识。

使用与创伤事件相关的"ABC 工作表"来开始挑战同化类认知

当回顾与首要创伤事件相关的"ABC 工作表"时，治疗师可以利用这个机会使用苏格拉底式谈话，帮助来访者挑战他们所持有的同化类认知。这里我们想要提醒一下，如果来访者完成的与创伤相关的认知并不属于同化类，那么治疗师一般可以凭借来访者的过度顺应类认知演绎出其背后的同化类认知。举个例子，如果来访者记录了这个想法"停车场是危险的"，治疗师可以推断出来访者很有可能对于创伤经历存在一个同化类认知，比如"如果当天我避开了停车场，我就不会遭到攻击"。治疗师可以向来访者提出下面的问题来寻找同化类认知，"你是怎样得出'停车场是危险的'这一结论的？"。就像我们之前提到的那样，在这一阶段的治疗中，我们必须优先处理同化类认知，而不是过度顺应类认知。

以下我们提供了一个示例，当来访者完成了与创伤事件相关的"ABC 工作表"时，治疗师可以采用苏格拉底式谈话进行讨论。

> **来访者：**我在 A 栏里写道，"我让部下遭遇了伏击，一半人被杀死了"。我的认知（B 栏）是"这是我的错"以及"我没有任何价值"。我在 C 栏里写道，"羞耻、愤怒，我取消了那晚的计划"。
>
> **治疗师：**不如我们先从情绪开始，你对谁愤怒？
>
> **来访者：**我自己。
>
> **治疗师：**好，那你可以帮助我理解，为什么你认为被伏击是你的错？
>
> **来访者：**我不知道，但这的确是我的错。
>
> **治疗师：**（安静地等待）
>
> **来访者：**这么说吧，我要对自己的部下负责，他们中的一部分人被杀死了，所以这是我的错。
>
> **治疗师：**在战场上，你可以控制一切吗？
>
> **来访者：**不，但是我至少应该预料到，这条路上可能会有埋伏。
>
> **治疗师：**（停顿）我需要理解一下什么叫作伏击？
>
> **来访者：**伏击是意想不到的进攻。

治疗师：所以，如果伏击是意想不到的，那你怎么可以预料到被伏击呢？你是否收到消息说敌人在那条路上等着你们？

来访者：没有，但这意味着我们的情报人员没有做好工作。这一定是某个人的错。

治疗师：那些有意造成伤害的人呢？他们应该承担怎样的过错？

来访者：他们应该承担很大的过错。他们对我们发起了进攻。

治疗师：如果说"某人需要承担过错"的前提是此人有意图去造成伤害，谁有意图杀死你的部下？

来访者：他们（指敌人）。

治疗师：如果你当时没有收到情报，你就不可能知道你们将被伏击，你以及你的指挥官应该承担多少过错呢？你的指挥官是有意造成这样的后果吗？

来访者：不是，当然不是这样。如果指挥官知道的话，他们肯定不会派我们去，也不会派这么少的人去。我肯定不会派自己的部下去。

治疗师：你现在说敌人应该承担很大的过错。还有谁可以承担过错？谁有意图去伤害和伏击你的部下呢？

来访者：是他们（指敌人）。我猜他们应该承担全部的过错。我只是希望自己当时知道将会发生什么。

治疗师：我理解你的想法。我也希望你当时知道将会发生什么，这样你的部下就不会死去。当时的你并没有办法去预测这样的情形，你的部下因为伏击而牺牲，这是一件非常难以接受的事情。这样说起来，你体验到的情绪是否会和你一直责怪自己的情绪有些不同？

来访者：是的，我的确一直在狠狠地责怪自己。但是当你让我回过头来看，当时到底发生了什么，我才意识到，这是一场伏击，当天的我无从得知我们会遭遇这么多的敌人。

治疗师：当你以这样的方式来回顾这件事情时，你感觉到怎样的情绪？

来访者：仍然悲伤，非常悲伤。

治疗师：这完全可以理解。你需要让自己去哀悼他们的死亡。你一直把注意力集中在内疚和对自己的愤怒上，因为你没有认识到这是一件无法预测的事情。悲伤是对这件事情的自然情绪，你需要让自己去体验这样的情绪，这对于你的康复来说是很重要的。

布置新的练习作业

第 3 节治疗后，来访者需要使用"ABC 工作表"继续完成每日的自我监测（见讲义 6.6）。但是这一次，来访者需要每天完成至少一张关于首要创伤事件或者其他创伤事件的"ABC 工作表"。此外，来访者也可以做一些与其他日常生活事件相关的"ABC 工作表"。

讨论来访者对这节治疗及练习作业的反应

与第 2 节治疗一样，治疗师应该在第 3 节治疗的结尾处，询问来访者对于此节治疗的反应，同时询问来访者对于本节治疗的内容或练习作业是否存在任何问题。如果来访者在此节治疗中获得了一些重要的想法和发现，治疗师应该及时强化。如果来访者对此节治疗总结了一些重要信息，治疗师也应该给予注意。

讲义 6.1
"卡点记录"

日期：＿＿＿＿＿＿＿＿＿＿＿　　来访者：＿＿＿＿＿＿＿＿＿＿＿＿＿＿＿＿＿

　　这一份"卡点记录"将在治疗全程中使用，所以请你将此讲义保存在治疗手册或练习本的封面页，以便随时使用。当你完成影响陈述后，你需要将识别的卡点添加到此处。在治疗过程中，我们可能会不断添加新的卡点。当你不再相信某一卡点时，我们会将其划去。

_____

_____

_____

_____

_____

_____

_____

_____

_____

_____

_____

_____

_____

_____

_____

_____

_____

_____

_____

_____

_____

_____

_____

_____

_____

讲义 6.2
识别情绪讲义

日期：_____　　来访者：_____

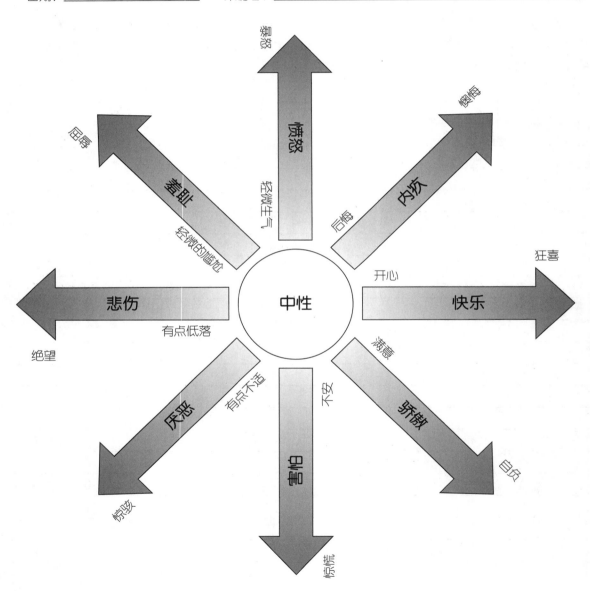

讲义 6.3
"ABC 工作表"

日期：＿＿＿＿＿＿＿　来访者：＿＿＿＿＿＿＿

A 触发事件	B 信念／卡点	C 结果
"某件事情发生了"	"我和自己说了什么"	"我感觉到了一些情绪"

我在 B 栏里写的想法符合事实吗？这样的想法对我有帮助吗？＿＿＿＿＿＿＿＿＿＿＿＿＿＿

＿＿＿＿＿＿＿＿＿＿＿＿＿＿＿＿＿＿＿＿＿＿＿＿＿＿＿＿＿＿＿＿＿＿＿＿＿＿＿

如果以后再遇到同样的事件，我可以对自己说些什么？＿＿＿＿＿＿＿＿＿＿＿＿＿＿＿

＿＿＿＿＿＿＿＿＿＿＿＿＿＿＿＿＿＿＿＿＿＿＿＿＿＿＿＿＿＿＿＿＿＿＿＿＿＿＿

讲义 6.3a

"ABC工作表"示例

日期：_____ 来访者：_____

A 触发事件	B 信念／卡点	C 结果
"某件事情发生了"	"我和自己说了什么"	"我感觉到了一些情绪"
在越南战争中，我射杀了一名越南妇人	我是一个坏人，因为我射杀了一个手无寸铁的村民	内疚，对自己愤怒

我在B栏里写的想法符合事实吗？这样的想法对我有帮助吗？不是的。化了一个错误并不意味着我就是个坏人。大家都会化错误，在高压的情况下，比如战争中，一个人化错的概率会增高。

如果以后再遇到同样的事件，我可以对自己说些什么？也许我在自己的生活中化过一些错误，但是这并不代表我就是个坏人。也许我要智在做过一些事情让我在自己的后悔，但是我在自己的生活中也做过很多好的事情。

讲义 6.3b
"ABC工作表" 示例

日期：_____ 来访者：_____

A 触发事件 "某件事情发生了"	B 信念／卡点 "我和自己说了什么"	C 结果 "我感觉到了一些情绪"
我的祖祖祖好了我	我从容这件事情发生，而且我没有告知任何人	内疚、羞耻

我在 B 栏里写的想法符合事实吗？这样的想法对我有帮助吗？ _____

_____

如果以后再遇到同样的事件，我可以对自己说些什么？ _____

_____

讲义 6.3c

"ABC工作表" 示例

日期：_____ 来访者：_____

A 触发事件 "某件事情发生了"	B 信念／卡点 "我和自己说了什么"	C 结果 "我感觉到了一些情绪"
我自己修建了一个门廊，但是扶手掉了下来	我什么事情都做不好	对自己的愤怒、悲伤

我在 B 栏里写的想法符合事实吗？这样的想法对我有帮助吗？ 不。如果是这样的话，我这样的评价结论还不恰当，因为有些事情我可以做得很好。

如果以后再遇到同样的事件，我可以对自己说些什么？ 在生活中，有些事情我可以做得不错。所以"我什么事情都做不好"的说法并不真实。

讲义 6.4
卡点帮助表

日期：_____ 　　来访者：_____

什么是卡点？

- 卡点是所持有的认知，而这些认知阻碍了你从创伤事件中康复。

- 这些认知并不是百分之百准确。

- 卡点可能是：

  - ◆ 对于为什么创伤事件会发生在自己身上的解释。

  - ◆ 因为创伤事件，你对自己、他人以及这个世界的想法发生了巨大的变化。

- 卡点一般是非常简明的陈述（但卡点通常并不是单个词语，比如"信任"不是一个卡点）。

- 卡点一般可以被转换成"如果……就……"的表述结构。举个例子，"如果我让别人接近自己，我就一定会被伤害"。

- 卡点一般会包含比较极端的语言，比如"从来没有""永远""每一个人"。

什么不是卡点？

行为。举个例子，"我和女儿经常吵架"不是一个卡点，因为这里描述的是一个行为。相反，请想一想当你和女儿吵架时，你有怎样的想法。

情绪。举个例子，"我约会的时候会非常紧张"不是一个卡点，因为这里描述的是事实和情绪。相反，请想一想你会对自己说些什么，让自己这么紧张。

事实。举个例子，"我目睹了别人的死亡"不是一个卡点，因为这里描述的事情的确发生了。相反，请想一想当这件事情发生时，你有怎样的想法，以及现在你对这件事情有怎样的想法。

问题。举个例子，"将来的我会遇到怎样的事情？"不是一个卡点，因为这是一个问题。相反，请想一想你会如何回答这个问题，比如"我没有任何未来"。

道德声明。举个例子，"刑事司法体系应该永远起到作用"不是一个卡点，因为它反映的是理想情况下对某些行为的道德标准。相反，请想一想这句陈述如何适用于你自己，比如"刑事司法体系辜负了我"或者"我无法信任政府部门"。

一些卡点的示例：

1. 如果我当时做好了自己的工作，其他人就可以幸存下来。
2. 因为我没有告诉任何人，所以我被侵犯只能责备自己。
3. 因为我没有和施害者进行对抗，所以被侵犯是我自己的过错。

讲义 6.4　卡点帮助表（续）

4. 我早就应该知道他会伤害我。

5. 发生这件意外是我的过错。

6. 如果我当时注意到，就不会有人死亡。

7. 如果我当时没有饮酒，这件事情就不会发生。

8. 当其他人丧失了生命时，我不值得继续活下去。

9. 如果我让其他人靠近我，我就会再次被伤害。

10. 表达任何情绪都意味着我会丧失对自己的控制。

11. 我一定要无时无刻地保持警惕。

12. 我应该可以保护其他人。

13. 我一定要对任何可能发生在我身上的事情保持完全的控制。

14. 错误是不可以容忍的，错误会导致严重的伤害甚至死亡。

15. 没有人可以理解我。

16. 如果回忆创伤事件，我将永远无法摆脱这些记忆。

17. 我一定要对所有的威胁采取强有力的回击。

18. 因为我曾经做过的事情，我永远不可能再成为一个好人、有道德的人。

19. 无法信任其他人。

20. 别人不应该相信我。

21. 如果我生活幸福，那么我就侮辱了逝去的朋友们。

22. 我对于自己的将来没有任何控制。

23. 无法信任政府部门。

24. 掌握权力的人一定会滥用权力。

25. 因为我曾被强奸，所以我被永久地损坏了。

26. 因为我的创伤经历，我不值得被人爱。

27. 因为我无法控制发生在自己身上的事情，所以我没有任何价值。

28. 糟糕的事情发生在我身上，是我活该。

29. 我是肮脏的。

30. 我活该被侵犯。

31. 只有同样经历过创伤事件的人才可以理解我。

讲义 6.5
第 2 节 CPT 后的练习作业

　　请完成"ABC 工作表"（见讲义 6.3），此练习作业的目标在于帮助你更好地弄清楚事件、认知和情绪之间的联系。请每天完成至少一张"ABC 工作表"。请在事件发生后，尽快完成"ABC 工作表"。如果你发现了新的卡点，请添加到"卡点记录"上（见讲义 6.1）。请就首要创伤事件（导致最多的 PTSD 症状的创伤事件），完成至少一张"ABC 工作表"。同时，你可以使用识别情绪讲义（见讲义 6.2）来帮助自己分辨所体验到的情绪。

讲义 6.6
第 3 节 CPT 后的练习作业

请继续每日使用"ABC 工作表"（见讲义 6.3），对所遭遇的事件、认知和情绪进行自我监测，从而提高你对这项技能的熟练程度。你应该每天针对首要创伤事件或者其他给你造成困扰的创伤事件完成一张"ABC工作表"，但是此外，你可以对其他日常生活事件完成额外的"ABC 工作表"。请将你新发现的卡点添加到"卡点记录"上（见讲义 6.1）。同时，请使用识别情绪讲义（见讲义 6.2）来帮助自己分辨所体验到的情绪。

7

对首要创伤事件进行加工：
第 4—5 节治疗

第 4 节和第 5 节治疗的目标

第 4 节和第 5 节治疗的目标是，确保来访者可以准确地标注事件、认知和情绪，可以弄清楚这三者之间的联系，同时向来访者介绍两张新的工作表（包括"挑战问题工作表"和"问题思维方式工作表"）。我们设计这两张工作表是为了帮助来访者挑战他们的认知以及其审视自己的思维方式，从而让来访者成为自己的认知治疗师。治疗师在这两节治疗中可以使用苏格拉底式谈话，帮助来访者对自己的卡点进行挑战。在这两节治疗中，应该优先考虑来访者对于首要创伤事件（也适用于其他创伤事件）的同化类认知。在第 4 节治疗中，治疗师应该进行大量的苏格拉底式谈话（远多于其他节治疗），特别是向来访者提出澄清性的问题。

第 4 节治疗：审视首要创伤事件

第 4 节治疗的步骤

1. 回顾来访者在自陈量表上的分数（比如 PCL-5 和 PHQ-9，请参阅第 6 章关于第 2 节和第 3 节治疗的介绍）。

2. 回顾来访者的"ABC 工作表"。

3. 解决来访者的同化类卡点，使用苏格拉底式谈话来澄清并审视这些卡点。识别来访者的首要创伤事件发生的场景，帮助来访者分清楚责备或意图、责任及不可预知的分别。

4. 介绍"挑战问题工作表"。

5. 布置新的练习作业。

6. 讨论来访者对这节治疗及练习作业的反应。

回顾来访者的"ABC 工作表"

在第 3 节治疗的结尾，治疗师给来访者布置了练习作业，要求来访者每天完成至少一张关于首要创伤事件或其他创伤事件的"ABC 工作表"，同时来访者可以针对日常生活事件完成额外的"ABC 工作表"。如果在上一节治疗中发现了新的卡点，治疗师应该帮助来访者整理好这些卡点的结构，并添加到"卡点记录"上。来访者常常会在 B 栏里说到，某件事件是他们的错误，或者他们当时应该做出不同的行为。有的时候，来访者会说他们不责备自己（比如"我当时只是个孩子"），但是他们会怀疑这件事情到底有没有发生过，因为其他人不承认这件事情的存在（比如他们的父母）。这也是一个同化类的卡点（比如"这件事情没有发生"），而且可能还包含着一些深层次的对创伤事件感到不公平的情绪（也就是公正世界的思维）。还有，就像之前的章节中提到过的那样，来访者可能会错误地责备他人；他们可能会责备那些当时距离自己很近、但是没有意图去造成伤害或负面后果的人，而不是责备导致创伤的人。

治疗师在解释完同化类卡点后，应该直接进入苏格拉底式谈话。那些症状偏内在化的来访者更可能专注于自己在创伤事件中所扮演的角色，更可能进行自我责备，同时也更可能共病抑郁症。其他来访者更容易表现出愤怒，并容易呈现出外显化的想法。这可能是因为在创伤事件发生时，他们和其他人在一起，或者某人在他们身边，如此他们可以把创伤事件归咎到他人身上（但这些人并不是加害者），或者他们并不认为自己犯了任何错误。错误地责备他人也是公正世界思维的一种表现方式，因为来访者聚焦于他人如何可以防止创伤事件的发生（但事实上并非如此）。相关的例子包括，服役军人责备自己的指挥官或团队首领，但是忽略了那些准备伏击或者埋下地雷的敌人；把创伤归咎到自己的父母身上，而这些父母当时并不知道自己的孩子受到了侵犯；或者责备旁观者而不是加害者。一旦来访者识别了这些情绪，治疗师应该把注意力集中在来访者对于创伤事件所持有的扭曲认知（也就是同化类卡点）上。

认知加工：解决同化类卡点

治疗师会将第 4 节治疗中的很大一部分时间用在针对创伤事件的苏格拉底式谈话上。治疗师应该先向来访者提出澄清性问题，以掌握相关的事实，这样可以更好地判断来访者的哪些陈述是符合事实的，哪些陈述属于卡点。根据我们的经验，如果治疗师可以将 80% 的时间用在提出澄清性问题，而将 20% 的时间用在核查事实或对创伤事件进行另一种诠释，那么这样的时间安排是比较理想的。以下我们提供了治疗师和来访者对话的一个示例，来访者曾被强奸并相信这是自己的过错。治疗师通过提出澄清性问题和给出总结性陈述，展开了和来访者的讨论。

治疗师：你可以告诉我，在强奸发生的时候你有怎样的选择呢？

来访者：我当时应该多重复几次"不"。他可能没有听到，或者他对我有误解。

治疗师：你当时说了多少次"不"？

来访者：我说了四五次。然后他要我闭嘴。

治疗师：如果他告诉你闭嘴，这是不是代表他已经听到了？

来访者：我猜是这样的，但是他可能不相信我。他当时说了"你知道你想要这样（指被强奸）"。

治疗师：你当时的确想要这样（指被强奸）？

来访者：没有。

治疗师：而且你也告诉他了？

来访者：是的。而且我当时很努力地尝试把他从我身上推下去，但是他块头太大了。

治疗师：基于以上的情境，在哪一个时间点上，你认为这件事情不再是你的错误，而是他的错误？法律是否规定你一定要说一定次数的"不"，否则施害者就不构成犯罪呢？

来访者：我认为说一次"不"应该就够了。

治疗师：让我确认一下，看看我是否完全理解你的意思。你说你不想和他发生性关系，你和他说了好几次"不"，你尝试着把他从你身上推下去但是没有成功。是这样吗？

来访者：是的。

治疗师：基于这样的情况，你认为当时的你有怎样的选择？

来访者：我当时应该做出更多的反抗。

治疗师：（困惑的语调）你可以向我解释一下，当时的你可以怎样做出更多的反抗？你说你没有办法把他从你身上推下来。他是不是把你压住了，你动不了？

来访者：是的。我没有办法移动自己的腿，所以我不能踢他。而且他把我的一只手臂压在我背后。当他告诉我闭嘴的时候，他多次击打了我的面部。

治疗师：哦，我之前都不知道有这部分。这是非常重要的信息。你当时连续说"不"，而且在一只手臂被别在身后、腿被压在他身下的情况下，你仍然尝试着用另一只手臂去把他推下来。然后他开始攻击你。如果我这样向你叙述事情的经过，你觉得这听起来像是一场误会吗？

来访者：（安静地哭泣）不，他强奸了我。

在这样的案例中，当治疗师让来访者体验到了自然情绪，并帮助来访者准确地识别后，治疗师应该接着和来访者探讨，在一个正常的、经过双方同意的性活动中会发生什么，让来访者意识到她并没有想要被强奸的意图，而被强奸也不是她的错。治疗师也可以询问来访者，如果来访者意识到自己身处在一个危险的场景中，最常见的应对措施大概是怎样的。以下是另一个治疗师和来访者的交谈示例，其中的卡点与战争相关。

治疗师：听起来，对于你来说，强度最大的卡点是"如果我当时有掩护我的战友，他就不会被杀死"。

来访者：是的。如果我当时在场掩护他，那么他今天仍会活着。

治疗师：当你说这句话时，你有怎样的情绪？

来访者：我感到愤怒。

治疗师：你对谁感到愤怒？

来访者：我对指挥官感到愤怒。这是他的错。但同时我也对自己感到愤怒，因为我没有和战友一起出发。

治疗师：当你说你应该和战友一起出发时，你有体验到其他情绪吗？

来访者：还有内疚。

治疗师：这样听起来，你存在两个卡点。第一个是你应该可以掩护你的战友，第二个是如果你这么做了，那么他就不会被杀死。不如我们逐个讨论。是什么阻止了你对你的战友提供掩护？

来访者：我的指挥官派我去了另外一个位置。我们被告知在某一个房子里存在暴动分子，我们的任务是逮捕这些暴动分子。我的战友被安排从正门进入。而我和其他两位士兵被派到了房子的背面，去掩护后门和窗户。

治疗师：当你们将要进入一个房子的时候，是否一般都是这么做的？

来访者：你指在房子的正门和背面同时进行掩护？是的。我们当时正要进入这些位置，但是那天晚上就是感觉有些东西不对。

治疗师：什么感觉不对？

来访者：那天晚上街上的人很少。外面非常安静。我应该知道接下来会发生什么。

治疗师：我认为这是你的另一个卡点，我们现在应该把这个卡点添加到你的"卡点记录"上。听起来，你是在说你应该有能力预测未来。我在想，你的内疚是不是来源于这里。但是现在，先让我们回到第一个卡点上。你说那天外面很安静。你的意思是不是，如果按照平常的程序，如果外面很安静，你就应该调整自己被部署的位置，转移到房子的正门？

来访者：不。我当时开始感觉到紧张，因为这应该是个非常简单的营救任务，但是我的直觉却不是如此。我并没有被派到房子的正门，所以我坚守了我的位置。暴动分子有可能会从房子的后门或窗户逃出。

治疗师：然后发生了什么？

来访者：灾难降临了，这是一场埋伏。暴动分子从正门冲了出来，杀死了我们战队的三个士兵。另外两个受了伤。我们从后面跑了过来，我射中了一个敌人。另外两个敌人也被射中，然后还有两个逃掉了。我们当时没有随队的救护兵，所以我们在增援到来之前，尽了自己最大的力量去救助战友。

治疗师：因为你的认知是，"如果我有掩护我的战友，他就不会被杀死"，如果说当时是你而不是其他人在房子的前门，你有什么证据可以说明你就可以保护到他呢？既然在前门的每一个士兵都被子弹射中，为什么你会认为你就不会被射中呢？

来访者：我不知道。我只是想象，如果我当时在前门，那么我可能就会先干掉那个杀死了马克的敌人。我出手太迟了。

治疗师：（保持了片刻的安静）我可以问你一个问题吗？

来访者：可以。

治疗师：你看到了谁杀死了马克吗？我这么问的原因是，当枪响的时候，你正在房子的后面。

来访者：嗯，让我想一想。就像你说的，我不知道是不是那个敌人杀死了马克。当我们赶到房子正门开始射击的时候，我们的士兵已经倒下了。我之所以怀疑是那个敌人杀死了马克，是因为他当时距离马克最近。

治疗师：但是你说自己出手"太迟了"。当你听到枪响前，你有任何理由离开你的位置吗？

来访者：没有。我只是希望自己可以拯救马克。

治疗师：我也希望马克没有被杀死。（暂停）但是，你这里说的和你之前说的有些不一样。当你说你希望马克没有被杀死时，你体验到怎样的情绪？

来访者：悲伤。我希望我可以让整个事件"重来一次"，从而让结果不同。

治疗师：这是大家都会体验到的反应。当我们失去了一个我们很在乎的人，我们会感到悲伤，有的时候我们很难接受这个无法改变的事实，不论你多么希望可以改变它。悲伤是我们需要去体验的一种自然情绪。（暂停）我在想，这是否和你之前说的这是指挥官的错或者对自己感到愤怒有些不同？

来访者：是的，我之前认为我们应该提前知道这是一场伏击，这样想会让我感觉好一些。我相信如果指挥官知道我们会在那里遭遇一场伏击战，他是不会把我们部署到平时的位置上。我只是想要把这件事情归咎于某人。

治疗师：这也是一个大家都会有的反应。这里我们是不是可以把过错归咎于暴动分子，因为他们有意图造成伤害，而且准备了伏击？

来访者：是的。但是让我放弃"我们当时可以做些什么"的想法真的很难。

治疗师：我们会继续针对这个认知进行做工。既然我们说到了这里，我希望你能允许自己体验到失去朋友的悲伤。当我们失去了一个非常在意的人时，悲伤是一个非常自然的情绪。在你看来，会不会有这样一种可能性，你对自己以及指挥官的愤怒可能在帮助你逃避另一个更加困难的情绪，也就是悲伤？你告诉过我，有的时候你会把愤怒发泄到那些和战友的死亡完全无关的人身上，比如你的妻子和孩子。

来访者：是的。让自己感到悲伤，对我来说的确很难。

以上的例子展示了治疗师可以通过对创伤事件提出问题，从而获得更多信息，进一步了解来访者的同化类卡点以及相关情绪。我们设计这些问题的目标是帮助治疗师和来访者更好地弄清楚创伤事件发生时的场景，如此可以更好地判断来访者是否有可能改变事情的结果，以及如果可以，要考虑是否可能因为来访者的其他行为而使结果变得更加糟糕。把创伤事件放到相匹配的场景之中是认知加工过程里非常核心的一部分。我们的目标是要认识到，来访者没有提前接到通知，并不知道将要到来的危险，因而没有时间做出决定或者采取行动。相反，可能创伤事件本身就是无法预测和不可预防的。

请注意，在上述的例子中，治疗师并没有要求来访者从画面上去描述创伤事件的详细情况（不论是被强奸或是被伏击）。尽管对于这些创伤事件，来访者可能会体验到闪回或者噩梦，但是有研究证明，随着认知上的干预，来访者再次体验的症状会减轻，因此并不需要治疗师重复处理这些画面上的细节，也不需要治疗师主动触发来访者的强烈情绪。这样的原理同样适用于其他类型的创伤（比如儿童虐待、车祸、火灾等）。这些充满血腥和痛苦的画面并不一定是某人患上 PTSD 的原因，而研究也说明在治疗中我们并不需要全面深入地回顾这些画面。还有一点需要注意，当来访者提到第二个卡点时（上面关于被伏击的例子），治疗师并没有紧追不舍，而是帮助来访者重新定向，回到第一个卡点。一般来说，我们需要先解决一个卡点，再开始处理另一个卡点。

如果此节治疗有足够的时间，治疗师可以对额外的卡点展开工作，但是这个卡点应该是和创伤事件的起因相关的。在上面关于战争的例子中，治疗师可以对第二个卡点展开工作。也就是说，如果来访者当时身处房子的前门，是否结果就会不一样呢？有没有可能结果会更糟糕？或者治疗师可以针对让来访者对指挥官产生愤怒的卡点展开工作，而且来访者对于责备他人这个信念已经展现出一定的认知弹性。在以上第一个案例中，因为强奸受害者在认知上具有一定的弹性，治疗师甚至可以提出这样的问题，"如果你用强奸而不是误解这样的词汇去描述你所经历的事件，会让你体验到不同的情绪吗？"

一般来说，同化类卡点牵涉：（1）后见之明偏见；（2）基于结果的推理；（3）没有分清楚以下几个概念，包括做出某行为的意图、对某件事情承担责任（也就是扮演了某个角色）以及不可预知的事情。"后见之明偏见"指代的是，当创伤事件发生后，来访者会考虑所有他们当时可以或者应该采取的行动，相信如果自己采取了这些行动，就可以阻止创伤事件的发生或中止创伤事件。他们甚至相信自己当时是有先见之明的（知道这件事情将要发生），但是他们做出了错误的决定，或者没有依据自己的先见之明及时采取行动。我们不可以假定这样的思考就是准确的，因为来访者对于自己当时可以或者应该掌握的信息或者采取的行动可能存在一定程度的扭曲。有的时候，来访者对于自己当时应该采取怎样的行动以及这样的行动是否真的有效，存在不切实际的信念（比如，一个 5 岁的孩子认为自己应该可以阻止来自父母的虐待，一个司机认为自己应该可以摆脱视觉盲区从而避免一场车祸）。我们的底线是这样的，后见之明偏见是一个假设，来访者假设他们当时应该可以做些什么，进而阻止创伤事件的发生。也就是说，来访者认为他们当时应该知道即将发生什么，然而他们并没能够阻止这件事情的发生，如此便意味着他们失败了。

"基于结果的推理"与公正世界的迷思紧密相连，代表人类对无所不知、无所不能的向往。它来自这样一种信念，因为一件事情的结果是糟糕的，那么一定是采取了什么错误的行动；如果来访者当时采取了正确的行动，那么这件事情的结果就会更好。对于来访者来说，他们可能经常听到甚至相信这样一种说法，"万事皆有因"。如果他们当时知道这件事情发生的原因是什么，那么他们就可以改变事情的结果，或者可以防止同样的事情在未来发生。来访者经常给出这样的陈述："我当时一定做出了一个错误的决定，因为这件事情的结果很糟糕"。年纪较小的人（或者那些在幼年遭受创伤事件的人，一直没有机会核查自己对于创伤事件的认知）特别容易出现这样的情况，他们特别容易相信这个世界上只存在正确或错误的选择，如果一件事情的结果是糟糕的，那么他们当时一定做出了错误的选择。有这种信念的来访者往往会放弃自己做选择，反而希望别人代替自己做选择，如果遇到一定要自己做选择的情形，他们会束手无策。他们一般不会认识到，其实从本质上来说，不做选择也是在做选择。

因为对"意图""责任""不可预知"这几个概念进行区分比较复杂，我们接下来会分开进行讨论。

区分意图、责任和不可预知

在大多数社会中，我们会对以下三个概念做出比较明确的区分，也就是做出某行动的意图、对某件事情承担责任以及不可预知的事情。这些概念在法律上会导致不同的后果，而从法律上对它们进行区分能帮助我们更好地理解这几个概念。举个例子，如果某人正在某个小区里小心谨慎地慢速驾驶，突然间一个小孩为了捡球从路边停的车子中间窜了出来，正好被车撞到而死亡，这样的情况构成了意外事故。尽管司机可能会因为这次事故在精神上受到创伤，但是他并不会被起诉，如果警察认为这是一场无法避免的事故，那么他也不会受到法律上的惩罚。但是，如果司机当时开车超速，或者是在酒驾，然后撞死了这个孩子，那么他可能就会被起诉，罪名可能是驾车杀人或者过失杀人。在这样的情况下，因为司机并没有意图去杀死这个孩子，所以他受到的法律惩罚会相应轻一些；也就是说虽然他对于车祸要承担责任，但是他没有意图去致死。如果说一个司机因为一时性的愤怒，急转方向然后撞死了某人，那么这个人可能会被控告二级谋杀。再进一步说，如果一个司机事先预谋好了，在某处等着目标出现，然后将其撞死，那么这个人就会被控告一级谋杀。在后两个例子中，司机撞人的行为是有意图的，要么是一时性的愤怒，要么是有预先策划，因而我们通常会说这个司机"有罪""有过错""犯了错误"。绝大多数的刑事司法系统会对以上概念做出区分，根据事件性质给出相应的惩罚。如果一个刑事案件的受害人说，"因为我没有能够阻止对方犯罪，所以是我的过错"，这就是对"过错"概念的不当使用。该受害人没有意图去制造如此的后果（比如自己被袭击），而且很有可能都不知道这件事情将会发生。治疗师应该利用责任等级讲义（见讲义 7.1）向来访者介绍这些概念。

非常重要的一点是，治疗师应该帮助来访者改变他们的语言，不再使用类似"这是我的过错"或者"我责备我自己"的语句，这像是他们因为自己做的事或没有做到的事情而在接受惩罚。举个例子，当来访者说，"被强奸是我的过错，因为我和一群朋友去了酒吧，喝了酒，而且穿了短裙"，治疗师的回应应该是表现出困惑并询问来访者，"所以你当时意图让某人对你实施犯罪行为吗？"。当来访者给出否定答案时，治疗师可以说，"你当天晚上有怎样的意图呢？"（比如和朋友玩得开心），或者"当天在酒吧里的其他女性是怎样穿着的呢？"（可能也穿了短裙）。治疗师可以问很多不同的问题，比如："你有没有在那间酒吧或任何酒吧喝过酒但没有被强奸？""你有没有听说过有人在没有饮酒的情况下，或者在没有穿短裙的情况下，被强奸？""受害者应该为被强奸而承担过错吗？"或者"那强奸犯呢？他应该承担什么程度的责任和过错？"。

最终，来访者需要意识到，他们可能为创伤事件提供了一次时机，但他们并不是创伤事件的起因。换句话说，来访者需要认识到，他们恰好在错误的时间出现在了错误的地点，而这可能对他们的生活带来了严重的影响，但是这些事件对于他们自身的存在并没有任何含义。来访者被选中成了犯罪行为的对象，但这样的概念可能很难被他们理解。

在有的案例中，来访者可能会因为判断失误而存在一定程度的责任，做出了一些有意图的行为，或者没有做出一些行为。即使某人在创伤事件发生时有意图造成伤害，他们仍可能患上 PTSD。监狱就是这样的地方，充满着 PTSD 的来访者，而他们中的很多人曾经遭遇了长期的创伤，后来做出了犯罪行为。有的时候，犯罪集团中存在这样的规矩，"要么加入犯罪集团去犯罪、杀人，要么就被杀"。或者，对于军人来说，他们可能做了某些行为或者没有阻止某些事情的发生，等到回家有时间对自己的作为或不作为进行思考时，才会体验到后悔。治疗师需要牢记，并向来访者澄清，如果他们当真没有良心，他们就不会因为自己的行为而体验到内疚或羞耻，更不会不断地被这些创伤事件所困扰。如果说某人曾对另一个人做出过某些伤害性行为（或者是有过不作为而造成伤害），同时他正在接受 PTSD 的治疗，那么这就更可以说明此人是有良心的（不然不会患上 PTSD，也不会需要治疗）。

经常有治疗师向我们提出这样的问题，如果来访者坚称自己在创伤事件中扮演了某个角色，或者他们当时的确有意图要去做犯罪行为，该如何应对。首先，治疗师应该通过苏格拉底式谈话来判定来访者的责备、卡点、信念究竟是否符合事实。治疗师同时要考虑，来访者是否真的体验到懊悔，目前有没有做出同样或相近的行为。如果来访者的确要承担一定的责任，或者当时有意图去伤害其他人，那么后悔或内疚的情绪就是适当的反应，治疗师不需要去改变这些情绪。来访者可能必须要去接受他所做出的行为，同时考虑向受害者或者整体社区进行怎样的补偿。来访者可以在避难所做志愿工作、向无家可归人士提供帮助吗？或者来访者可以通过其他方式为社区做出一些贡献吗？

一般来说，在 PTSD 的案例中，我们所谈到的创伤事件都发生在过去，来访者对于这些事件感到内疚和后悔。他们对自己的审判可能比法庭的审判更加严厉。如果是这样的情况，那么治疗任务就是要将卡点调整到合适的程度（比如，"我什么都不是，只是一个邪恶的怪物"），将创伤事件还原到当时的场景之中，然后结合来访者的生活经历去理解创伤事件。治疗师可以向来访者提出澄清性问题，确定来访者是在怎样的场景之中做出犯罪行为的。治疗师可以询问来访者，看他们现在是否在进行同样的行为，以及他们是否在积极地改变自己的生活。到目前为止，我们还没有遇到过这样的情况，也就是来访者要求接受 PTSD 治疗，同时仍在进行让他感到悔恨的犯罪行为。在大多案例中，治疗师可以画一个圆圈，然后问来访者，"如果这个圆圈代表你过去的生活，其中有多少和犯罪行为相关？你所扮演的不同角色各占据多少比例？"（见下面的例子。）接下来，治疗师可以询问来访者他们现在扮演着怎样的角色，然后让来访者想象，如果他们告诉自己"即使好人也会在某些情况下做出坏事"，而不是"我一定是邪恶的"，他们会有怎样的感受。治疗师应该帮助来访者思考他们是在怎样的环境中长大的，以及他们的成长环境会如何影响他们当时对于犯罪行为的认识。

一般情况下，如果某人在战争中杀死了其他人，这并不会被认定为谋杀，也不会被刑事检控，特别当此人是在服从军事命令的情况下做出这样的行为时。但是，如果来访者说，"人是不应该去杀戮的。我杀了人，所以我一定是个怪物。"这个想法并不符合事实。治疗师可以问，"当你说'我一定是个怪物'时，你体验到怎样的情绪？"这之后治疗师可以提出一系列问题，弄清楚事件是在怎样的场景中发生，比如来访者在参战之前有没有杀过人，在参战之后有没有杀过人，现在有没有杀人的冲动。来访者对于这些问题的答案可以帮助治疗师更好地理解这究竟是一个长期存在的行为模式，还是只在战争场景中发生的个别现象。以下是一个治疗师与来访者就此话题展开的苏格拉底式谈话。

治疗师：当你说"怪物"时，这有怎样的含义？

来访者：不是人，也不配与人做伴。

治疗师：这是你孤立自己，甚至不和家人往来的原因吗？

来访者：是的，我猜是这样的。我是这么危险的一个人，谁还想在我身边？

治疗师：危险？为什么你认为自己是危险的？

来访者：我之前杀过人，这样的事情将来可能会再次发生。

治疗师：在特殊的情境中，大多数人都有可能杀人，不是这样吗？如果有人在攻击一个孩子，在这样的情况下，妈妈为了保护自己的孩子不也会杀人吗？

来访者：是有可能，但是我的情况不同。妈妈杀人是为了保护其他人。

治疗师：你杀人的时候，你的任务是什么？当时是怎样的情况？

来访者：我们当时在丛林里巡逻，然后游击队袭击了我们。

治疗师：所以你当时是在杀人，还是在尝试拯救自己和战友？

来访者：我们当时没有选择。

治疗师：这和妈妈为了保护自己的孩子而杀人有怎样的区别？你和那位妈妈都是怪物吗？

来访者：我之前从来没有这么想过。不，她不是怪物。我射杀是为了保护自己和身边的战友。但是有一件事情我并没有告诉你。当我杀死那个人的时候，我感觉到了身体上的兴奋，我感觉到快感。这不可能是正常的。

治疗师：当你的生命处于危险之中，你的身体会启动各种化学反应来帮助你准备战斗或逃跑。当肾上腺素产生冲击效应时，你可能因为自己幸存下来而感到庆幸，也可能因为自己拯救了战友而感到高兴。在类似的情况中，人们有时会体验到解离症状，甚至可能出现内啡肽水平急速上升，而内啡肽的增加可以减少疼痛的感觉，就像"跑步时的兴奋"一样。这样不是正常的吗？

来访者：我不知道，但我的确看到其他士兵也出现了同样的情况，有的人甚至停不下来，连续不断地射杀。他们当时的情况可以说是，见一个杀一个人。

治疗师：你还记得我曾经和你说过，当我们的身体察觉到危险时，大脑的不同部位会被启动或关闭吗？你大脑中用来生存的部分会被开启，同时被启动的还有战斗－逃跑反应。负责生存的机体功能还包括情绪，比如愤怒和恐惧。同时，大脑的前端，也就是逻辑思考的部分，会在短时间内关闭。对于你来说，只有当危险已经过去、强烈的情绪结束时，你的前额叶，也就是负责逻辑思考的部分才会重新上线。这时你才能平静下来，停止射杀。当时在你身边的那些战友可能控制能力并不如你。他们很年轻，才 19 岁或 20 岁，他们的大脑还没有完成发育。听起来好像是这样的情况，大脑中负责思考的部分并没有踩下刹车，然后大脑中负责情绪的部分不断让他们处于战斗模式。但是，我同时也相信，他们现在并没有在继续杀人，他们一定也对自己在战争中做出的一些行为感到悔恨。（暂停）让我们先回到"怪物"这个词上。词语对于我们如何看待自己，有着很强的影响。用"怪物"形容你自己，准确吗？

来访者：不，我猜想这并不准确。但我依然是个杀人犯。

治疗师：是的，你的确杀了人。但是"杀了人"和"杀人犯"是否有差别呢？

来访者：我猜想，杀人犯意味着某人一直在杀人。

治疗师：所以你是一个"杀人犯"还是一个"杀了人的人"？

来访者：嗯，我猜我是一个杀了人的人。

治疗师：当你这么说的时候，你感觉怎样？

来访者：不是那么卑鄙。

治疗师：行，看来我们取得了一些进展。我同时也很好奇，除了是一个杀了人的人，你还扮演着怎样的角色？

来访者：什么意思？

治疗师：你是一个儿子吗？

来访者：是的。

治疗师：那你作为一个儿子，是一个杀人犯还是怪物？

来访者：（笑起来）也许我小的时候，偶尔会是一个小怪物。但是，没有，我是一个很好的儿子，我用心照顾自己的母亲。

治疗师：你是一个丈夫和父亲吗？

来访者：哦，我知道你的意思了。我并不只是一个杀人犯。

治疗师：是的。如果我们画一个圆圈，然后把它按照你所扮演的不同角色进行分割，包括儿子、父亲、叔叔、上司、看护者、园丁、修理工、朋友、洗碗工、教堂的执事，这个圆圈中有多少部分属于"杀手"呢？

来访者：一小部分，但是相当重要。

治疗师：我同意你的说法，有的部分可能会比其他部分更为重要。但同样重要的是，我们不应该忽略其他部分。难道它们不是你身份和生活的一部分吗？

来访者：是的，你之前和我说过，我需要考虑所有的一切，而不是其中的一部分。我猜想，因为我的卡点，我一直没有考虑其他方面。

治疗师：当你说，"我在战争中杀了人，是为了保护自己和战友"，你有怎样的感受？

来访者：说实话，不是太糟糕。感觉更好些。

治疗师：在哪些情绪上感觉更好些？

来访者：我感觉到不那么羞耻。我知道自己还没有走到那一步，但是我可能会感到骄傲，如果我能提醒自己，我在战争中保护了自己的战友。

治疗师：非常棒，你的意思是说，如果你可以建立起这样的新认知，你想象自己可能会体验到骄傲的情绪。那么现在我们需要做的是，练习逐渐接受这样的认知。不如我们就用这个话题作为一个例子，来解释接下来要使用的新工作表。

这个时候，治疗师可以向来访者介绍"挑战问题工作表"（讲义 7.2）。

介绍"挑战问题工作表"

治疗师一定要在这一节治疗中预留足够的时间来介绍新的工作表，同时在此节治疗结束前和来访者一起练习使用新的工作表。每一张工作表的复杂程度不同，这一部分的内容可能会占去本节治疗的三分之一时长。每次治疗师介绍新的工作表时，都必须要向来访者解释清楚为什么需要使用这个工作表，同时治疗师应该借用此节治疗中讨论过的卡点或者"卡点记录"上的新卡点，示范如何使用这个工作表。"挑战问题工作表"的目标是通过介绍一系列问题，帮助来访者开始挑战他们对于创伤事件的认知，以及他们对于自己、他人和整个世界的信念。

布置新的练习作业

第 4 节治疗完成后，来访者需要完成的练习作业是每天从"卡点记录"（见讲义 6.1）上选择一个卡点，完成一张"挑战问题工作表"（见讲义 7.2）。除了向来访者展示空白的"挑战问题工作表"外，治疗师还可以提供已经完成的"挑战问题工作表"示例（见讲义 7.2a 和 7.2b），演示如何去挑战一些常见的卡点。治疗师还可以向来访者提供"挑战问题工作表"指引（见讲义 7.3），解释每个问题到底问的是什么。这一环节相当重要，因为治疗师首先要确保来访者能够清晰地理解如何去填写"挑战问题工作表"，这样布置本节治疗的练习作业才有实际意义。同时，治疗师需要提醒来访者，"挑战问题工作表"包括不同类型的问题，这是因为不同的问题适用于不同的卡点。

讨论来访者对这节治疗及练习作业的反应

治疗师应该在第 4 节治疗的结尾处，询问来访者对于此节治疗的反应，以及对于本节治疗的内容或练习作业（见讲义 7.4）是否存在任何问题。治疗师甚至可以在来访者的"卡点记录"上做出标记，让来访者知道自己应该针对哪些同化类卡点去填写"挑战问题工作表"，治疗师也可以在空白的"挑战问题工作表"的顶部直接列出这些同化类卡点。如果来访者在此节治疗中获得了一些重要的想法和发现，治疗师应该及时强化。如果来访者对此节治疗总结了一些重要信息，治疗师也应该给予注意。

第 5 节治疗：使用"挑战问题工作表"

第 5 节治疗的步骤

1. 回顾来访者在自陈量表上的分数（比如 PCL-5 和 PHQ-9，请参阅第 6 章关于第 2 节和第 3 节治疗的介绍）。
2. 回顾来访者的"挑战问题工作表"。
3. 介绍"问题思维方式工作表"。
4. 布置新的练习作业。
5. 讨论来访者对这节治疗及练习作业的反应。

回顾来访者的"挑战问题工作表"

在第 4 节治疗的结尾，来访者被要求在第 5 节治疗前每天完成一张"挑战问题工作表"。治疗师在本节治疗中需要完成的第一件任务是检查来访者完成了多少张工作表，如果来访者没有完成或者完成很少量的工作表，那么治疗师需要和来访者讨论逃避行为在治疗中所扮演的角色。如果治疗师曾在空白的"挑战问题工作表"的顶部标注过需要处理的卡点，那么可以检查来访者对哪些卡点展开了挑战，以及在逃避哪些卡点。这些信息可以帮助治疗师判断，哪些卡点是特别根深蒂固的或者具有威胁性的（因此来访者采取了逃避行为）。尽管本节治疗中的大多数时间会被用在处理和首要创伤事件有关的同化类卡点上，治疗师和来访者应该预留一些时间去讨论工作表上的具体问题，特别当来访者可能对某些问题存在不理解的情况时。

即使来访者已经解决了所有关于首要创伤事件的同化类卡点（或者来访者已经开始处理其他创伤事件），本节治疗依然应该把重点放在这个话题之上。哪怕来访者可能说他们已经不再相信自己的某一个卡点（比如，"我现在不再相信这是我的过错"），我们仍然需要让来访者去完成至少一张关于此卡点的"挑战问题工作表"。这样，来访者可以把这张完成的工作表添加到治疗手册或练习本中去以供参考，而且可以强化来访者刚刚学会的新技能。在刚开始使用"挑战问题工作表"时，来访者应该尝试着去回答每一个问题，不能只是回答"是"或

"否"，而是要给出详细的解释。

来访者在完成"挑战问题工作表"的过程中，最常出现的一个问题是，他们可能会用某一个卡点去证实自己的另一个卡点。举个例子，如果某来访者的卡点是"被强奸是我的过错"，而她提供的关于此卡点的证据是"我一定做出了什么行为，让他认为我当时想要发生性关系"，这个时候治疗师应该花上一定的时间来解释认知和事实的差别。一个人的意见或者想法不可以被当作支持某卡点的证据。可以使用的常见证据应该是那些在法庭上也可以被接受的证据，或者是可以在信誉度较高的新闻媒体上被发表的证据。这里是治疗师和来访者关于此话题的一段对话示例。

治疗师：当我们在 CPT 中谈到"证据"时，我们说的是在法庭上也能站得住脚或者可以在可信度高的新闻媒体上发表的证据。打个比方，你觉得法官会说，"你一定做了某些行为，让他认为你当时想要发生性关系"吗？告诉我，你那天晚上对他说了些什么？

来访者：我说我喜欢他的衬衫。

治疗师：你可以解释一下，你说你喜欢他的衬衫，这怎么等同于你向他传递信息说你想要被他强奸呢？

来访者：但是这不是调情吗？

治疗师：也许是这样。但是如果你当时的意图只是想调情，这是不是代表你向他传递了信息说你想要被侵犯？

来访者：不是。

治疗师：就算你当时想要和他发生性关系，这是不是代表着你授权他强奸你？

来访者：不是。

治疗师：所以让我们先回到这张工作表上来，对于这个卡点"被强奸是我的过错"，我们有怎样的证据？你当时有意图被强奸吗？谁到底有意图去强奸呢？

来访者：是他。但是如果是这样，那就没有任何证据说明被强奸是我的过错。

治疗师：那这样，不如我们把这句话添加到工作表上："没有证据说明被强奸是我的过错"。我们有怎样的证据去反驳被强奸是你的过错呢？

来访者：他说他会开车送我回家，但是他把我带到了野外，然后侵犯了我。

治疗师：所以他把你带到了野外，强奸了你。而且你对他说了"不"，是吗？

来访者：是的。我尽了自己最大的力气去抵抗他，而且我尝试着去逃跑，但是他抓住了我，并把我打倒在地。

治疗师：所以听起来是这样的，我们有很多的证据去反驳被强奸是你的过错。那我们不如把这些证据写下来，放在"反对卡点的证据"这一栏中。

有的来访者可能对"挑战问题工作表"的第三个问题存在困难，也就是"你的卡点是否有包含所有的信息？"。我们提出这个问题，目的是要把创伤事件放到当时的情境中，然后检视来访者是否遗漏了一些重要的元素。在上面的这个例子中（被强奸），来访者没有考虑以下这些背景因素，包括来访者说了"不"，来访者进行了抵抗，施害者说了他会开车送她回家却把她带去了野外。再举个例子，士兵可能会责怪自己或者战友，但却忘记了被敌人伏击到底代表着什么。从定义上来说，被伏击是无法预料的，这是一场突然袭击，这是创伤事件所处情境中相当重要的一个元素。同样的，一个体重25千克的孩子怎么可能打得过一个体重100千克的成年人？来访者怎么可能提前知道他所认识的、没有理由不去信任的某人会突然地对自己展开攻击？来访者又怎能冲进一个被火焰吞噬的房子，并把身处二楼的某家庭成员给救出来？当来访者说，"我早应该知道"或者"我当时应该阻止创伤事件的发生"，治疗师一定要提问，他们在创伤事件发生时到底掌握了怎样的信息，而且现实地来说，基于他们自身的情况、当时所处的情境以及他们面对的选择，他们到底可以做到些什么。

"挑战问题工作表"上的第四个问题和第五个问题很相像，但是第四个问题问的是来访者是否在用全或无的语言，也就是假设只存在两个选择（而不是假设存在更多选择）。第五个问题问的是来访者是否在用极端或夸大的语言。"应该"可能是一个极端的词语（比如，"我应该可以阻止他被射杀"），但不一定就是全或无（比如，"如果我当时改变了自己的部署位置，那么我就可以阻止他被射杀"）。治疗师可以同时使用这两个问题，如此可以获得更多关于来访者可能持有的同化类卡点的信息。

治疗师也应该留意来访者认知里所隐藏的话语。如果一个母亲说，"我的女儿被虐待是我的过错"，那么她是不是在说这全部都是她的过错？那么施害者呢？母亲当时知道她的女儿正在被虐待吗？还是说她的确要承担责任，因为她把女儿交付给了一个她曾怀疑过会伤害她的人？如果是后者，这位母亲的确要承担一定的责任，但是她并没有意图想要她的女儿受到伤害，也没有直接对她的女儿做出伤害行为。而施害者有意图去伤害她的女儿，并且做出了这样的行为，所以应该由施害者承担过错。如果说这位母亲把自己的女儿交给了施害者，那么她的确需要承担过错，但是即使如此，她也没有能力强迫施害者去侵犯自己的女儿，所以施害者依然要承担过错。

"挑战问题工作表"上的第六个问题是关于过度聚焦于事情的某一个方面而忽略了其他方面的。举个例子，一个女人可能在被性侵前有饮酒，所以会认为是饮酒导致了这个事件的发生："如果我当时没有喝酒，我就不会被侵犯"。这个来访者可能忽略了一些事实，比如当晚在场的其他人也喝酒了，或者不论她那晚有没有喝酒，她都有可能会被侵犯。尽管酒精的确在被侵害或者后续程序里的问题中是一个风险因素，但是酒精本身并不一定会导致某事件的发生。打个比方，酒精并不会导致某个人做出犯罪行为。在这样的案例中，我们一定不要去责备受害者。

"挑战问题工作表"的第七个问题问的是卡点的来源。有的时候，卡点的来源是来访者本身。但是，如果创伤事件发生时，来访者还只是个孩子，而来访者认定了创伤事件是自己的过错，那么这个卡点的来源就不是一个可靠、成熟的个人。卡点可能代表的是一厢情愿的思维，也就是某人在事情发生后试图对一个原本无法控制的事件施加控制（比如，"我当时应该把他揍一顿"）。或者，卡点可能来自他人。如果一个强奸犯说，"你知道你想要我这样对你"，那么他是一个准确或可靠的信息来源吗？如果一个施虐的父母说，"我打你是你自找的"，这站得住脚吗？对于来访者来说，识别卡点的信息来源是非常重要的，同样重要的是认识到，这些信息来源可能并不可靠。治疗师有时候可以向来访者提出这样的问题："（对于这样的信息来源）你最信得过的人会怎样评价？"

"挑战问题工作表"的第八个问题是"你是否把可能的事情和可能性很大的事情混淆了？"。换句话来说，来访者是否把一件可能性很小的事情（比如恐怖袭击）和一件可能性很大的事情（比如每天早晨太阳都会升起）混淆了？ PTSD 来访者往往假定，因为一件事情发生了一次或者两次，所以如果他们不随时保持警惕，那么这件事情就可能会再次发生。在很多情况下，PTSD 病症中的逃避行为就是为了防止坏的事情再次发生。患有 PTSD 的士兵或者退伍军人会躲开大型商场或餐厅，因为他们假定人群是危险的，人群聚集的地方可能发生坏事情。一个强奸受害者可能在晚上睡觉时把所有的灯都开着，因为之前的强奸是在黑暗中发生的。在遭遇车祸之后，有些来访者可能拒绝在忙碌的高速公路上驾驶，或者逃避那些让他们回忆起车祸的公路。所以，"挑战问题工作表"的第八个问题主要针对和安全相关的卡点。

"挑战问题工作表"的第九个问题是关于情绪推理的。情绪推理指的是，来访者用体验到的情绪来证明卡点。换句话来说，与其去核查事实然后感知自己的情绪，来访者首先注意到了自己的情绪，然后要么假定这些情绪有正当理由，要么是用这些情绪去证实自己的卡点是正确的。来访者可能感觉到惊恐，然后假定自己一定是处在危险之中；或者来访者体验到愤怒，然后假定一定是有人冤枉了自己；或者来访者体验到内疚，然后假设自己一定是做错了什么。如果我们用上一段里提到的例子，一个经历过创伤的士兵或退伍军人可能走进一个大型、拥挤的商店，然后开始感到焦虑。他假定自己处在危险之中，接着离开了商店。他没有在商店里逗留足够长的时间，去发现其实不会有坏的事情发生。相反，他迅速离开商店的行为强化了他认为商店里存在危险的认知。在创伤事件发生时，来访者形成了许多对刺激物的条件反射，然后这些刺激物不断得到泛化。PTSD 来访者会用这些情绪上的条件反射来支持自己的认知，而这是一种逆向推理。

"挑战问题工作表"的最后一个问题问的是来访者是否关注和创伤事件的起因不相关的因素。在以上提到的强奸受害者的例子中，来访者假定自己被强奸是因为她称赞了施害者的衬衫。她认为自己当时一定在和他调情（这是有可能的，但并不重要），但是她将所有的注意力都放在了这个因素上，而忽略了和她被强奸有关的其余事件。调情并不能强迫某人去侵犯他人，更不应该把调情和邀请某人发生双方自愿的性关系混为一谈。

如果来访者因为车祸而患上 PTSD，那么司机有没有喝酒及喝了多少酒则可能是和创伤事件有关的因素，但是车祸发生在哪个城市则和创伤事件的起因并不相关。治疗师经常听到来访者说，如果自己可以远走高飞，那么坏的事情就不会发生了。如果某人生活在一个犯罪率极高的地区，那么这可能是一个风险因素；但是如果生活在一个安全的地区，那么把创伤事件归咎于某个地区、城市或省份，就不是对犯罪事件或者车祸的准确评估，因为这样的思维代表着来访者聚焦于一个和创伤事件的起因并不相关的要素。

介绍"问题思维方式工作表"

本节治疗的三分之二时间应该用在回顾来访者完成的"挑战问题工作表"上，当这个任务完成后，治疗师应该用剩下的时间来介绍新的工作表，也就是"问题思维方式工作表"（见讲义 7.5）。"挑战问题工作表"每次只针对一个卡点，而"问题思维方式工作表"则可以帮助来访者识别自己持有的并存在问题的思维方式。治疗师应该向来访者仔细讲解这份工作表，同时让来访者思考以下问题："你的卡点以及日常生活中对不同事件的反应是否反映出这里提到的问题思维方式呢？"有的问题思维方式，可能在创伤事件发生之前就存在，有的甚至是来访者的核心信念。有的来访者可能发现自己在每一个问题思维方式中，都可以找到一些例子；而有的来访者可能会是"专家型"（打个比方，他们可能经常妄下结论，但是并不常进行一厢情愿的思维）。治疗师应该解释，问题思维方式会变得自动化，进而导致负面情绪，并令来访者做出自我挫败的行为（比如，因为来访者相信自己不可以信任任何人，进而逃避任何亲密关系）。

在这一版的治疗手册中，我们新增了一条问题思维方式，叫作"读心术"（举个例子，在没有确凿证据的情况下，来访者常常倾向于相信别人对自己持有负面想法）。治疗师可以用这个机会和来访者讨论治疗过程中可能出现的"读心术"。如果来访者在治疗初期曾假定治疗师会以某种方式对待自己，或者假定治疗师会对他们的创伤经历表现出厌恶或拒绝，那么治疗师可以指出，来访者当初的"读心术"并不准确，而来访者当时的假定更可能代表的是他们自己的想法，而不是他人的想法（比如治疗师）。治疗师应该向来访者提供数份空白的"问题思维方式工作表"，这样来访者可以在下一节治疗前每天完成一张工作表。治疗师也应该向来访者提供一份已经完成的"问题思维方式工作表"的示例（见讲义 7.5a），借此帮助来访者更好地理解和完成这份练习作业。

布置新的练习作业

治疗师应该要求来访者每天完成一份"问题思维方式工作表"（见讲义 7.6）。这些问题思维方式可以来自日常生活事件，也可以来自"卡点记录"。完成这份工作表的目的是弄清楚来访者是否持有特定的思维方式（比如"读心术"），或者是否属于"全面型"，持有大多数或全部的问题思维方式。通过察觉自己在日常生活中的想法，以及关于创伤事件的卡点，可以让来访者审视自己持有的习惯性思维。

讨论来访者对这节治疗及练习作业的反应

治疗师应该在第 5 节治疗的结尾处，询问来访者对于此节治疗的反应，同时询问来访者对于本节治疗的内容或练习作业是否存在任何问题。治疗师应该鼓励来访者核查日常生活中的问题思维方式，以及那些和创伤有关的卡点，如此可以识别出来访者往后需要特别注意的习惯性思维。如果来访者在此节治疗中获得了一些重要的想法和发现，治疗师应该及时强化。如果来访者对此节治疗总结了一些重要信息，治疗师也应该给予注意。

讲义 7.1

责任等级讲义

日期: _____ 来访者: _____

你在创伤事件中所扮演的角色: 事实到底是怎样的?

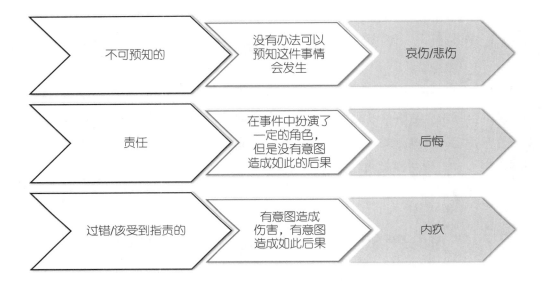

不可预知的	没有办法可以预知这件事情会发生	哀伤/悲伤
责任	在事件中扮演了一定的角色, 但是没有意图造成如此的后果	后悔
过错/该受到指责的	有意图造成伤害, 有意图造成如此后果	内疚

讲义 7.2
"挑战问题工作表"

日期：_____　　来访者：_____

以下问题可以帮助你挑战卡点或者其他有问题的信念。并不是所有问题都适用于你想要去挑战的认知。选择你想要改变的信念，回答下列问题中尽可能多的问题。

信念：

1. 有哪些证据可以支持和反对这个卡点？

   支持卡点的证据：

   反对卡点的证据：

2. 你的卡点是一种习惯还是基于事实？

3. 你的卡点在哪些方面没有包括所有的信息？

4. 你的卡点是否包括全或无的规则？

5. 你的卡点是否包含了极端或者夸大的语言或措辞（比如"总是""永远""从不""必须""应该""一定""不能""每次"）？

讲义 7.2 "挑战问题工作表"（续）

6. 你的卡点以什么方式聚焦在事件的某一个方面？

7. 你的卡点来自哪里？卡点的来源可靠吗？

8. 你的卡点是否将可能的事情和可能性很大的事情弄混淆了？

9. 你的卡点在哪些方面是基于情绪而非事实？

10. 这个卡点聚焦在哪些与事件不相关的因素？

讲义 7.2a
"挑战问题工作表"示例

日期：＿＿＿＿＿＿＿＿＿＿ 来访者：＿＿＿＿＿＿＿＿＿＿

以下问题可以帮助你挑战卡点或者其他有问题的信念。并不是所有问题都适用于你所想要去挑战的认知。选择你想要改变的信念，回答下列问题中尽可能多的问题。

信念：

我的叔叔和我发生性关系是我的过错（治疗师询问来访者，此卡点是否意味着"全是我的过错"）。

1. 有哪些证据可以支持和反对这个卡点？

   支持卡点的证据：

   我一定做出了什么行为让他认为我是同意的。（在治疗师质疑"意图"和"过错"之后：）*没有证据可以支持这是我的过错。*

   反对卡点的证据：

   我不想让他碰我，我也告诉他了。他威胁说要伤害我的妹妹。他说不会有人相信我。他是一个成年人，而我当时只是个孩子。他比我更高大强壮。

2. 你的卡点是一种习惯还是基于事实？

   习惯。在过去的 25 年中，我一直都和自己这么说。

3. 你的卡点在哪些方面没有包括所有的信息？

   这怎么可能是我的过错？当他对我动手时，我甚至都不知道性是什么。没有人应该对孩子做出这样的行为。他给我读故事，照顾我，但这并不代表他有权利侵犯我。

4. 你的卡点是否包括全或无的规则？

   我们讨论过，这个卡点其实隐含着"全是我的过错"。我认为这全是我的过错，完全没有想到要去追究他的责任。我当时太怕他了，而我的妈妈特别喜欢他。

5. 你的卡点是否包含了极端或者夸大的语言或措辞（比如"总是""永远""从不""必须""应该""一定""不能""每次"）？

   "这全是我的过错"

6. 你的卡点以什么方式聚焦在事件的某一个方面？

   因为他侵犯了我，所以我假定这全是因为我。我没有想到另外一些事实，比如当时是个孩子，而他做出的行为构成了犯罪。我对他说了"不"，而他却威胁我的家人。

讲义 7.2a "挑战问题工作表"示例（续）

7. 你的卡点来自哪里？卡点的来源可靠吗？

    大多数来于自己，但是我认为他当时说了一些话让这个事情看起来好像是我的错。比如他说：我很漂亮，他不舍得把手从我身上拿开，我有多么特殊等。

8. 你的卡点是否将可能的事情和可能性很大的事情弄混淆了？

    此问题不适用。

9. 你的卡点在哪些方面是基于情绪而非事实？

    因为我觉得羞耻和内疚，所以我想这一定是我的过错。

10. 这个卡点聚焦在哪些与事件不相关的因素？

    我一直认为，对于当时的情境，我是有足够控制的。

讲义 7.2b
"挑战问题工作表" 示例

日期：_____　　来访者：_____

以下问题可以帮助你挑战卡点或者其他有问题的信念。并不是所有问题都适用于你所想要去挑战的认知。选择你想要改变的信念，回答下列问题中尽可能多的问题。

信念：

我的哥哥在车祸中身亡，这是我的过错。我当时应该采取不同的行为。

1. 有哪些证据可以支持和反对这个卡点？

     支持卡点的证据：

     我当时应该要求他系上安全带。他拒绝了，然后我觉得只有几个街区的距离，应该没什么问题。我们当时有说有笑的。

     反对卡点的证据：

     并不是我造成了车祸。另外，那个司机当时在用手机，然后闯了红灯。警察也说，就算当时他系了安全带，我的哥哥依然会丧命，因为是车的侧面遭受撞击。

2. 你的卡点是一种习惯还是基于事实？

     习惯。我已经责备自己两年了。我猜这可能是自己的一厢情愿。

3. 你的卡点在哪些方面没有包括所有的信息？

     当交通灯转绿的时候，我的确两边都有看，然后才进入了十字路口。另一个司机当时开得非常快，我没有办法躲让。

4. 你的卡点是否包括全或无的规则？

     我认为我哥哥的死全是我的过错，我甚至没有想到另一个司机所扮演的角色。我一直和自己说，如果我当时采取了不同的行为，就可以避免这场车祸了。

5. 你的卡点是否包含了极端或者夸大的语言或措辞（比如 "总是" "永远" "从不" "必须" "应该" "一定" "不能" "每次"）？

     "这全是我的过错。" "我当时应该采取不同的行为。"

6. 你的卡点以什么方式聚焦在事件的某一个方面？

     我过去一直聚焦于哥哥拒绝系安全带这件事，但是我忘记了警察说过，在这种侧面撞击的车祸中，有没有系安全带其实没有任何影响。我之前还聚焦于我们当时有说有笑的事实，但忘记了我开车进入交叉口时的确两边都有看。

讲义 7.2b "挑战问题工作表"示例（续）

7. 你的卡点来自哪里？卡点的来源可靠吗？

这个卡点来自我自己。但是当车祸刚发生时，我父母的第一反应是，这场车祸是我的错，因为我不应该在他没有系安全带的情况下继续开车。后来他们的态度有所改变，我觉得事情刚发生时，他们很痛苦，所以把气撒在我的身上。

8. 你的卡点是否将可能的事情和可能性很大的事情弄混淆了？

我一直在想，我当时可以采取不同的行为来避免车祸的发生。也许我确实可以做出一些不同的行为，但是这样的可能性不大。

9. 你的卡点在哪些方面是基于情绪而非事实？

因为我觉得内疚，所以我认为这一定是我的错。

10. 这个卡点聚焦在哪些与事件不相关的因素？

我一直聚焦于安全带这件事。我并没有杀死自己的哥哥。是另外那个司机杀死了他。他不应该开车的时候用手机，也不应该超速驾驶。我一直聚焦于我们当时有说有笑，这和车祸无关。我当时有注意驾驶，并遵守了交通规则。

讲义 7.3
"挑战问题工作表" 指南

日期：_____　　　来访者：_____

以下问题可以帮助你挑战卡点或者其他有问题的信念。并不是所有问题都适用于你所想要去挑战的认知。选择你想要改变的信念，回答下列问题中尽可能多的问题。

信念： 将你的卡点写在这里。你可以参考自己的"卡点记录"。

这里的信念不应该是情绪或行为，也不应该太模糊。如果可以，用"如果……就……"的格式来描述卡点。

1. 有哪些证据可以支持和反对这个卡点？

　　证据应该包含事实，可以在法庭上立住脚的那种。我们并不是要挑战事件有没有发生。我们是要寻找有哪些证据可以支持和反对上面列出的卡点。

　　支持卡点的证据：

　　请不要在这里使用另一个卡点做证据。请确定这里列举的是事实。

　　反对卡点的证据：

　　如果想要把信念和事实区分开来，我们只需要一个不支持该信念的例外。事实是百分之百的，并且是绝对的。如果你可以找到一个不支持卡点的例外，那么卡点则不是事实，如此这个卡点在法庭上将无法成立。

2. 你的卡点是一种习惯还是基于事实？

　　你是不是一直在和自己重复说这个信念，当你说了很多遍之后，感觉它已经成为了事实？这就像是广告营销一样，在一段时间之后，你开始相信它。你在过去很长一段时间里，是不是一直习惯性地告诉自己以上这个信念？

3. 你的卡点在哪些方面没有包括所有的信息？

　　有没有可能你的卡点不符合事实，或者说你的卡点不完全准确或真实？你的信念是否反映了当时情况的全部事实？请记住创伤事件发生时的情境。

4. 你的卡点是否包括全或无的规则？

　　你的卡点是否反映出全或无、非黑即白的思维？事情要么都是好的，要么都是坏的，是这样的情况吗？你是否漏掉了两个极端之间的灰色地带？如果你的表现不够完美，是否代表着你是失败的呢？

讲义 7.3 "挑战问题工作表"指南（续）

---

5. 你的卡点是否包含了极端或者夸大的语言或措辞（比如"总是""永远""从不""必须""应该""一定""不能""每次"）？

   这些语言或措辞可能是隐藏着的。举个例子，"男人不可信任"其实代表的是"所有的男人都不可以信任"。

6. 你的卡点以什么方式聚焦在事件的某一个方面？

   这个问题问的是，我们是否认为事件的某个方面导致了整个事件的发生。然后，我们基于这个方面，制造出以上卡点。举个例子，"如果我当时更强壮，那么这件事情就不会发生"。如果现在画一个扇形图出来，其中的一小块代表你一直聚焦的某方面。你可能将100%的"过错"或"原因"分配到这一小块上，而不考虑其他所有因素（扇形图上的其他区域）。其他区域可能包括，你当时寡不敌众，施害者持有武器，你当时措手不及，你当时没有其他选项，或者其他类似的因素。为什么你没有考虑这些因素或区域呢？你是不是忽略了这些因素，而只聚焦于某一个因素或区域？

7. 你的卡点来自哪里？卡点的来源可靠吗？

   请你回想一下事件发生时的情况。你当时多大、正在做什么（比如一个感到害怕的20岁士兵，一个正在被成年人侵犯的孩子等）？你的卡点可能基于某个想法，而这个想法可能是在你非常恐惧或者非常年幼的时候形成的。你在过去这么多年一直保留着这个卡点，而这是基于你当时体验到的情绪。或者我们从你的敌人或施害者或其他来源的角度思考一下：这些人可靠吗？我们可以信任他们对于这件事情（或者对于你）的评判吗？你的卡点可能是侵犯你的施害者对你说的话。我们可以相信施害者所说的话吗？他可靠吗？我们是否认为施害者会说真话？考虑一下卡点的来源。

8. 你的卡点是否将可能的事情和可能性很大的事情弄混淆了？

   这个问题最适用于一个关注当下或者未来的卡点。这个问题问的是，"卡点再次发生的概率或者可能性到底有多大？"。一个关注当下或未来的卡点可能是，"如果我相信别人，我将再次受到伤害"。这可能是个小概率事件，但是你假设它必然发生，并据此来安排自己的生活。是的，这样的事情可能会发生，但是你是否假设它一定会发生呢？当然，在一个危险的环境里，你或许必须要把所有可能发生的事情视为大概率事件，因为后果可能会非常严重（死亡或受伤）。但是你有没有想过，你不需要在所有的环境中都假定事情发生的概率如此之高。换句话说，你是不是认为你的卡点在所有的情况下都有非常高的概率会再次发生（或者说，一定会发生）？打个比方，比如说开车。我们都知道每年有很多人因为交通事故而死亡，但是我们依然继续开车。我们这么去做是因为，即使我们有可能出车祸，但不代表着一定会出车祸。

讲义 7.3　"挑战问题工作表"指南（续）

9. 你的卡点在哪些方面是基于情绪而非事实?

　　这个问题代表的是这样一个逻辑，如果你觉得某件事是真的，那么它就一定是真的。举个例子，想一想过度警惕的症状：因为在人群中觉得不舒服或者觉得受到威胁，所以我们就假定人群是危险的（或者说，我们形成了这样的信念）。进而变成"我不喜欢人群"，然后演变为卡点，比如"我在人群中永远不会安全"或者"如果在人群中，我可能会受到伤害"。另外一个例子是，如果你感觉到内疚，你就会假定这一定是你的过错。

10. 这个卡点聚焦在哪些与事件不相关的因素?

　　这个问题问的是，我们有没有把起因或过错归咎于和事情并不相关的因素之上。举个例子，"我那天穿了一条红色的裙子，所以我被性侵了"。这个问题和第 6 题不一样，是因为这个问题问的是和事件发生完全无关的因素，而第 6 题涉及的因素可能是导致事件发生的一个原因，但并不是全部的原因。不过即使在第 6 题中，这个因素也可能是不准确、不符合事实的。

讲义 7.4
第 4 节 CPT 后的练习作业

请每日选择一个卡点，然后就这个卡点完成一份"挑战问题工作表"（见讲义 7.2），回答相关的问题。请先完成那些与创伤事件直接相关的卡点（比如，"这是我的过错""我当时应该阻止这件事情发生"，或者"如果我当时有做什么，这件事情就不会发生"）。治疗师会提供额外的"挑战问题工作表"，这样你可以对多个卡点展开工作。你可以使用已经填写好的"挑战问题工作表"示例（见讲义 7.2a 和讲义 7.2b）和"挑战问题工作表"指南（见讲义 7.3）来帮助你完成这项练习作业。

讲义 7.5
"问题思维方式工作表"

日期：_____　　来访者：_____

　　以下列出的是人们在不同的生活情境中会用到的存在问题的思维方式。这些思维方式往往是自动化、习惯性的想法，但是这样的想法会让人做出自我挫败的行为。请考虑一下你自己的卡点，或者你日常生活中的认知，去找出以下每一个思维方式的例子。请在相对应的思维方式下方写出你的卡点或者常见认知，然后描述它如何反映这样的思维方式。请思考这些问题思维方式对你有怎样的影响。

1. **妄下结论**或者预测未来。

2. **夸大或低估**某一个情境（超出比例地夸大其词，或者把事情的严重性极小化）。

3. **忽略**了情境中的某一个**重要环节**。

4. **把事情过度简单化**为好的或坏的，或者对的或错的。

5. 基于某单一事件，**以偏概全**（比如，认为单一的负面事件会不断循环出现）。

6. **读心术**（认定别人正在负面地评价自己，但没有事实依据）。

7. **情绪推理**（用情绪作为认知的依据，比如"我感觉到惊恐，所以我一定身处于危险之中"）。

讲义 7.5a
"问题思维方式工作表" 示例

日期：_____　　来访者：_____

以下列出的是人们在不同的生活情境中会用到的存在问题的思维方式。这些思维方式往往是自动化、习惯性的想法，但是这样的想法会让人做出自我挫败的行为。请考虑一下你自己的卡点，或者你日常生活中的认知，去找出以下每一个思维方式的例子。请在相对应的思维方式下方写出你的卡点或者常见认知，然后描述它如何反映这样的思维方式。请思考这些问题思维方式对你有怎样的影响。

1. **妄下结论**或者预测未来。

   （儿童时期遭受性侵的受害者）如果一个男人和一个孩子独处一室，那么这个男人一定会伤害这个孩子。但是我知道我的丈夫不会伤害我的孩子，所以这个信念正在给我的婚姻造成问题。

2. **夸大或低估**某一个情境（超出比例地夸大其词，或者把事情的严重性极小化）。

   （旅行者）我目睹了暴乱和一具尸体，但是我并没有受到伤害，而其他人目睹了更加糟糕的画面，所以我对于这个情境的反应是错误的。我是一个软弱的人。

3. **忽略**了情境中的某一个**重要环节**。

   （抢劫案的受害者）我总是忘记抢劫犯当时持枪了的事实，这个环节非常重要，说明我对当时的情境并没有多少控制。

4. **把事情过度简单化**为好的或坏的，或者对的或错的。

   （警察）并不是所有人都是完全的好人，或者完全的坏人。我可能在生活中做过一些并不是特别好的事情，但这并不代表我就是一个坏人。

5. 基于某单一事件，**以偏概全**（比如，认为单一的负面事件会不断循环出现）。

   （成年时期遭受强奸的受害者）我被一个男人强奸了，所以全世界的男人都是危险的。也许我通过使用这个信念，和男人保持距离？

6. **读心术**（认定别人正在负面地评价自己，但却没有事实依据）。

   （儿童时期遭受肢体虐待的受害者）我的父亲一旦大声喊叫，我就假定他一定是愤怒的。但是很多时候这并不符合事实，他大声喊叫是因为他的一只耳朵已经聋了，而另一只耳朵也在逐渐变聋。他大声喊叫是因为他并不知道自己在大声喊叫。

7. **情绪推理**（用情绪作为认知的依据，比如"我感觉到惊恐，所以我一定身处于危险之中"）。

   （在灾难中丧失亲友的幸存者）我因为朋友的死亡而感到内疚，所以我当时一定做错了什么。

讲义 7.6

第 5 节 CPT 后的练习作业

接下来你的练习作业是检视卡点，以及日常生活中会出现的认知，就"问题思维方式工作表"（见讲义 7.5）上提及的每一个思维方式找到一些相对应的例子。请每天在工作表上的问题思维方式下方，列举出一个相应的卡点，或者是日常生活中的例子。请想一想，这些问题思维方式是如何影响你对于创伤事件的反应的。你可以使用已经填写好的"问题思维方式工作表"示例（见讲义 7.5a）来帮助自己完成这项练习作业。

8

学习挑战自我：
第6—7节治疗

第 6 节和第 7 节治疗的目标

第 6 节和第 7 节治疗的首要目标是继续指导来访者，让他们成为自己的认知治疗师。首先，治疗师通过"问题思维方式工作表"，对来访者提出一系列问题，从而帮助来访者识别自己特有的、对事件进行诠释的认知模式。然后，治疗师向来访者介绍最后一份认知工作表，也就是"挑战信念工作表"，而这份工作表会把来访者学过的所有工作表集合起来，同时添加一些新的成分，包括养成新的认知以及新认知带来的情绪。在剩余的 CPT 中，"挑战信念工作表"将是我们最常使用的工具。

> ### 第 6 节治疗：回顾"问题思维方式工作表"和
> ### 介绍"挑战信念工作表"

第 6 节治疗的步骤

1. 回顾来访者在自陈量表上的分数（比如 PCL-5 和 PHQ-9，请参阅第 6 章关于第 2 节和第 3 节治疗的介绍），并就来访者对治疗的反应进行一次治疗中期评估。
2. 回顾来访者的"问题思维方式工作表"。
3. 介绍"挑战信念工作表"，并在本节治疗中，和来访者一起借用某创伤示例完成一份

"挑战信念工作表"。

4. 布置新的练习作业。

5. 讨论来访者对这节治疗及练习作业的反应。

进行治疗中期的疗效评估

到了第 6 节治疗，标志着 CPT 已经进行了一半，来访者在 PCL-5 或其他 PTSD 自陈量表上的分数应该出现了显著下降。如果这样的情况没有发生，那么可能意味着治疗并没有成功地解决关于创伤的同化类认知。我们在本书第 3 章的"个案概念化"部分以及第 3 部分关于治疗手册的头几章节里强调过，治疗师应该将重心放在首要创伤事件和相关的同化类认知上。有可能来访者存在其他的创伤经历，而和这些创伤经历相关的同化类认知也需要解决。我们的经验是这样的，如果来访者的多次创伤经历在主题上是相似的（比如人际关系中的暴力，从军经历），那么通过对首要创伤事件展开工作一般可以解决关于其他创伤事件的同化类认知。举个例子，如果来访者指出她的首要创伤事件是在成年时被强奸，但同时也有儿童时被性侵的历史，那么针对她以及施害者在首要创伤事件中所承担的责任，她会在治疗中形成一些顺应类认知，而这些认知是同样适用于她儿童时期被性侵的经历（比如，"我不应该把施害者利用我年纪小而侵犯我的行为归咎到自己身上"）。相反地，如果我们在治疗中发现了一个核心信念（比如"所有人都会背叛我"），那么这个核心信念一般来自童年时期的创伤经历，然后被成年时期的创伤再次触发了。

如果说其他的创伤经历和首要创伤经历并不相似，那么我们需要对这些创伤经历分别进行处理。举个例子，如果有一位来访者认为自己的首要创伤事件是孩子的溺水身亡，但是也曾被抢劫过。经过治疗后，来访者对孩子的死亡形成了顺应类认知，这时治疗师就可以把精力放在她对于被抢劫的经历所持有的同化类信念，如此可以更好地帮助她减少 PTSD 症状。同时还有一种可能是，来访者有意地遗漏了首要创伤事件的某一重要环节，可能是因为羞耻，也有可能是因为来访者想要借此保护自己的另一个更重要的卡点（比如"如果乱伦并不是我的过错，那么就意味着我的父亲并不爱我。如果连我的父亲都不爱我，那么就没有人会来保护我了"）。

治疗师应该仔细地回顾来访者对于 PTSD 自陈量表上每一个问题的回答，借此判断来访者目前仍然体验到哪些 PTSD 症状。如果来访者仍然在逃避回忆创伤事件，或者逃避体验和创伤事件相关的自然情绪，那么治疗师应该帮助来访者去挑战这样的逃避行为。这个过程包括识别来访者可能持有的和直面创伤事件或体验情绪相关的卡点，以及使用一系列的认知工作表挑战这些卡点。如果来访者继续体验到噩梦和闪回的症状，那么治疗师就应该去弄清楚噩梦和闪回的内容。这样的信息一般会给治疗师一些线索，判断来访者可能在创伤事件的哪一个方面仍然停滞不前。同时治疗师需要和来访者确认，他们在填写自陈量表时是就首要创伤事件进行回答，而不是针对自己的整体压力状态做出回答。

如果来访者在 PTSD 之外还体验到共病症状（比如抑郁症），那么治疗师应该和来访者回顾相关自陈量表（比如 PHQ-9）的结果，判断治疗是否对共病症状有帮助。举个例子，如果来访者的毒品使用量和频率没有任何减少，那么这个问题必须要得到解决，不然毒品使用会干扰 CPT。同样地，如果来访者继续体验到显著的解离症状，那么这个问题也必须解决，不然会影响 CPT 的疗效。

回顾"问题思维方式工作表"

这一节治疗的重心应该放在回顾来访者完成的"问题思维方式工作表"上。治疗师应该弄清楚来访者在完成练习作业过程中是否遇到了任何困难，以及来访者是否理解这些思维方式带来的问题。治疗师应该和来访者讨论，这些思维方式如何影响他们当场或事后对创伤事件的反应。在 PTSD 来访者中，有几个问题思维方式很常见。举个例子，某来访者可能习惯性地妄下结论"任何不好的结果都是我的过错"，而这样的思维方式导致了来访者在经历创伤事件后责备自己。读心术也很常见，比如来访者假定别人和自己的想法和感受一样，然后基于这样的假设做出反应，导致了自己和他人的疏远。我们经常观察到来访者对于恐惧、羞耻、内疚的情绪推理，也就是来访者经常体验到这些情绪，进而认为这些情绪证实了自己的确做错了什么。基于单一事件而以一概全，或者非黑即白的极端思维，都很常见。

即使来访者在一开始并不相信另一个更加平衡的想法，治疗师可以鼓励来访者去改变自己的语言，这么做可以迅速地减少来访者所体验到的负面情绪。举个例子，一旦治疗师向来访者指出，我们可以在某种程度上相信有些人（哪怕只是一个人），治疗师可以进而提醒来访者，"没有人可以信任"这样的说法是不准确的。当来访者开始说"有的人不可以信任"时，随之而来的情绪就要比说"没有人可以信任"要更缓和些。因为来访者的某些问题思维方式可能代表的是自动化的核心信念，治疗师需要弄清楚这些核心信念从何而来。有的核心信念可能来自童年早期的虐待，然后演变成为图式或核心信念，而这些认知是非常根深蒂固和自动化的。

借用创伤示例介绍"挑战信念工作表"

在回顾完"问题思维方式工作表"后，治疗师应该向来访者介绍"挑战信念工作表"（见讲义 8.1）。治疗师需要特别留意，在介绍这份工作表时，不要让来访者感到太大的压力，因为这份工作表看起来的确比较复杂。治疗师可以这样和来访者说，这份工作表整合了之前完成的多张工作表，包含了到目前为止学到的所有技能。而在"挑战信念工作表"中，我们唯一添加的新元素是新的想法和情绪，以及对认知的可信度、情绪的强度进行评分。在接下来的 CPT 中，我们会不断使用"挑战信念工作表"。

治疗师应该向来访者指出，"挑战信念工作表"左边的两栏（也就是 A 栏和 B 栏）其实就是"ABC 工作表"，同时治疗师可以用白纸把"挑战信念工作表"的其余部分遮盖起来。与"ABC 工作表"不同的是，在"挑战信念工作表"的 B 栏里，来访者需要评估自己有多相信这里的认知或卡点（从 0%~100%）；同样，来访者需要在 C 栏评估自己的情绪强度有多高（从 0%~100%）。我们之所以在这个治疗阶段要求来访者对信念和情绪进行评估，是因为在治疗初期，来访者一般会把这些信念当作百分之百准确的事实，同时相关的情绪不是"有"就是"无"。经过多次练习后，来访者更有可能在信念和情绪的强度上出现更多的松动和变化。

接下来的两栏（D 栏和 E 栏）包含了来自"挑战问题工作表"和"问题思维方式工作表"的内容，目的是帮助来访者挑战自己的认知。这里需要再次提醒，并不是每一个挑战问题或思维方式都与指定卡点相关。在开始的时候，来访者可能不记得挑战问题或思维方式指代的具体内容，如果是这样，来访者可以参考自己曾经完成过的工作表。最后，来访者需要写出一个新的想法，同时这个想法应该是更平衡的，并以证据为基础的（F 栏）；在生成新的想法后，来访者要重新评价自己对原卡点的相信程度（G 栏）；以及，监测自己的情绪强度有没有发生变化（H 栏）。

治疗师需要向来访者强调，我们用"挑战信念工作表"并不是要让来访者回到之前持有的信念上，因为来访者可能在创伤事件发生之前就已经有不符合事实的认知（比如，"我可以预测并防止坏的事情发生在我身上"或者"没有人可以信任"）。我们的目标是让来访者生成更平衡、具有适应性并符合事实的信念。如果我们用"没有人可以信任"为例，来访者可能会用自己的创伤事件作为证据来支持这样的信念。我们的目标是让来访者可以找到一个更有弹性、更为具体的信念，比如"关于某些事情，可以在某一个程度上信任有的人"。如果来访者在经历创伤前就有这样的信念"我应该永远屏蔽自己的情绪"，那么治疗师不应该帮助来访者回归到这样的信念上来。那些有着很长创伤史的 PTSD 来访者，特别是在童年早期经历创伤的，特别容易采纳极端的信念，然后这些信念会变得根深蒂固。如果来访者在生成更平衡的想法的过程中遇到困难，那么可以参考工作表 D 栏"反对卡点的证据"，来获得一些主意。

在本节治疗中，治疗师和来访者应该一起完成至少一张"挑战信念工作表"，从而确保来访者对工作表有足够的理解，提高来访者在本节治疗结束后完成练习作业的概率。这里提一个醒，治疗师应该继续优先处理和创伤事件相关的同化类认知，这样才可以达到最理想的治疗效果。治疗师和来访者应该一起回顾"卡点记录"，删除来访者不再相信的卡点，将工作重心放在来访者仍需要挑战的卡点上。有些卡点可能反映的是一个潜在的核心信念（比如，"如果一件坏的事情发生，那么一定是我的过错"），要解决这些卡点可能需要完成很多张工作表。核心信念也可能是过度顺应类认知，但是一般来说，核心信念有以下两种来源，一是施虐的父母不断地把自己的虐待行为归咎到孩子身上，二是孩子被父母告知，被虐待是因为自己没有用或者太蠢了。针对这些自动化的信念，来访者需要完成很多张关于创伤经历和日常事件的工作表，再辅以和治疗师的讨论，进而找到更平衡的新想法。

布置新的练习作业

在这一节治疗后，来访者需要完成的练习作业是，利用"挑战信念工作表"挑战自己的卡点。治疗师应该帮助来访者从"卡点记录"上筛选出一些仍需处理的卡点，然后将这些卡点写在空白的"挑战信念工作表"上。这么做可以提高来访者在本节治疗结束后完成练习作业的概率。治疗师还可以向来访者提供已完成的"挑战信念工作表"示例（见讲义 8.1a 到 8.1e），特别是那些和来访者创伤经历比较相关的示例，从而帮助来访者更好地理解如何使用这份工作表。来访者应该每日完成一份"挑战信念工作表"（见讲义 8.2）。

讨论来访者对这节治疗及练习作业的反应

与往常一样，治疗师应该在第 6 节治疗的结尾处，询问来访者对于此节治疗的反应，同时询问对于本节治疗的内容或练习作业是否存在任何问题。如果来访者在此节治疗中获得了一些重要的想法和发现，治疗师应该及时强化。如果来访者对此节治疗总结了一些重要信息，那么治疗师也应该给予注意。

第 7 节治疗：回顾"挑战信念工作表"和介绍特定主题

第 7 节治疗的步骤

1. 回顾来访者在自陈量表上的分数（比如 PCL-5 和 PHQ-9，请参阅第 6 章关于第 2 节和第 3 节治疗的介绍）。

2. 回顾来访者的"挑战信念工作表"，判断来访者是否理解此工作表，以及是否成功地挑战了一些和创伤经历相关的卡点。

3. 简单概述接下来治疗中会涉及的五个不同特定主题。

4. 介绍安全主题，也是第一个特定主题。

5. 布置新的练习作业。

6. 讨论来访者对这节治疗及练习作业的反应。

回顾来访者的"挑战信念工作表"

检阅了来访者在自陈量表上的分数后，治疗师应该和来访者一起回顾第 6 节治疗后完成的"挑战信念工作表"。治疗师应该特别注意，来访者在使用这份工作表挑战自己的认知和情绪的过程中，遇到了怎样的成功或困难。治疗师和来访者应该充分利用工作表 D 栏的挑战问题，帮助来访者核查这些有问题的认知。举个例子，来访者之前经历过一起电梯事故，电梯坠落了 20 层楼，直到快触底时才停下来。除了体验到噩梦和闪回症状之外，来访者没办法再次进入电梯。他的认知是"电梯是危险的"，以及"如果下一次再发生事故，我一定会死"。在工作表上，来访者提到自己有足够的证据，因为电梯的确不安全。正因为他从那次事故中幸存了下来，所以他才知道自己下次一定会死。他没有意识到自己夸大了事故发生的可能性，而且在没有足够证据的前提下妄下结论，他也没有认识到自己在进行情绪推理。在这份工作表的结尾处，他的评分没有任何变化。对于治疗师来说，这是个很好的机会来进行 10~15 分钟的苏格拉底式谈话，谈话结束后可以重新完成这份工作表。治疗师可以提醒来访者，他们在之前的治疗中曾经讨论过来访者下次坐电梯会死亡或者电梯会再次坠落 20 层楼的概率。

治疗师需要谨记，尽管有些来访者在刚开始填写这份工作表的时候会感到困难，但是绝大多数来访者通过使用"挑战问题工作表"和"问题思维方式工作表"，可以生成一些新的认知，并改变自己的情绪。在这里，治疗师更应该扮演教练的角色，针对来访者完成的工作表提出指导意见，以帮助来访者从工作表中得到最大的益处。治疗师也应该优先处理来访者仍需挑战的同化类卡点。为了帮助来访者得到足够的练习机会、从而形成新的思维方式，治疗师可能需要向来访者布置一定数量以不同措辞方式存在的卡点。打个比方，一位性侵受害者可能会被要求对以下卡点进行挑战，包括"我当时应该反抗得更强烈""我本就应该知道自己不可以信任他""我当时不应该和他调情"和"如果我当时没有冻结反应，那我就不会被强奸"。以上认知都体现着同样的同化类认知，其核心是来访者相信自己可以改变当时发生的事情，但是忽略了此创伤事件发生的情境。一旦来访者可以在某个同化类卡点上取得进展，这样的变化就可以被运用到其他相似的卡点上来，从而更容易帮助来访者采用新的、健康的思维方式。

当治疗进行到这里的时候，我们经常听到来访者说，"我知道你的意思，逻辑上也完全说得过去，但我就是感觉不到"。当这样的情况出现时，治疗师首先要祝贺来访者在治疗中取得了这样的进展："在治疗刚开始时，你确信你的信念就是事实、无可置疑。有的时候，让你的情绪追上你的认知，需要更长的时间"。或者治疗师可以这样说："你在过去很长一段时间内采取的都是另一种思维方式，你已经习惯于这么去想。而新的思维方式可能感觉起来并不那么舒服，而且感觉也不真实。当你练习得越多，这种新的、更平衡的思维方式就会慢慢变成一个新的习惯，你也就不会感觉那么奇怪了"。

简单概述 5 个特定主题

治疗进行到这里，治疗师应该向来访者介绍在接下来的最后 5 节治疗中会依次讨论的 5 个特定主题。我们在第 3 章的个案概念化里有提到过，这些主题代表着一些非常重要的负面核心信念或者图式，而某个创伤事件表面上看起来好像是证实了这样的认知，或者直接导致了来访者形成这些认知。5 个特定主题包括：安全、信任、权力与控制、自尊及亲密感。我们按这个顺序对特定主题进行排列，是因为它们代表着从基本到复杂的人类需求。更重要的是，每一个主题可以和自己有关，也可以和他人有关（比如，关于安全的信念可以是保护自己，也可以是保护别人）。这里提供一个示例，治疗师可以采用这样的方式向来访者介绍 5 个特定主题：

"在接下来的 5 节治疗中，我们将探讨一些特定主题，它们代表了常常会受到创伤事件影响的生活领域。在每一节治疗中，我们都需要讨论以下问题：在创伤事件发生之前你在某一方面持有怎样的信念，创伤事件是如何影响这些信念的，以及这些信念是如何影响你对创伤事件的诠释的。如果你在某些主题上存在卡点，那么我们将会针对这些卡点完成工作表，这样做的目的是改变你的自我对话。这 5 个特定主题分别是：安全、信任、权力与控制、自尊及亲密感。每一个主题都可以从两个方向来考虑：一个是你如何看待自己，另一个是你如何看待他人。"

对于治疗师来说，很重要的一步是在每一节治疗中介绍相对应的主题，从而保证来访者有机会识别自己在每一领域中可能存在的卡点。但是，我们在这本书中也反复强调过，个案概念化要视来访者的具体情况而定，如果某主题和来访者的康复紧密相关，那么应该优先处理这个主题。特别是，如果来访者在某一个领域仍然存在同化类卡点，我们需要优先解决这些卡点，这样才可以更好地处理 5 个特定主题中会出现的过度顺应类卡点。举个例子，某个来访者对她的卡点进行了挑战，不再相信她当时可以阻止银行抢劫案的发生；她的新认知是"我没有办法控制抢劫犯的行为"。接下来，她开始表达一些过度顺应类认知，包括坚信应该可以保障自己的人身安全，以及在工作环境中应该拥有绝对的权力和控制。就像这个例子所展示的一样，当我们改变了来访者对创伤经历的诠释之后，这可能会对来访者本身持有的过度顺应类信念产生影响。在最后的几节治疗中，我们的首要目标是帮助来访者在 5 个领域里形成一些更平衡、更有弹性的认知。

介绍安全主题

就像之前说的，治疗师介绍的第一个特定主题是安全（包括自己的安全，以及他人的安全）。治疗师可以采取下面的方式向来访者展开介绍：

> "我们将要讨论的第一个主题是安全。一方面，如果在首要创伤事件发生前，你认为自己挺安全的，其他人并不危险，而你可以保护自己，那么这些信念非常有可能被创伤事件打破。另一方面，如果你在首要创伤事件发生前就经历过一些事情，让你认为其他人是危险的或者可能会伤害你，而你没有办法保护自己，那么创伤事件可能会证实或加强这些信念。在你的成长过程中，有没有经历过一些事情，让你相信自己是不安全的或者处于危险之中的？你有没有被过度呵护？你是不是相信自己不会遭遇创伤事件？"

当来访者描述了他之前既有的信念后，治疗师应该帮助来访者判断，有哪些信念可能被创伤事件所打破、有哪些信念被创伤事件所强化。治疗师和来访者应该判断，来访者是否继续持有与安全相关的负面信念，比如自己或他人并不安全，或者无法保护自己不受伤害。如果是这样，那么治疗师应该和来访者讨论，这些负面信念会如何引发焦虑反应（比如，"如果我一个人开车外出，那么接下来一定会发生坏的事情"）。来访者同时需要认识到，这样的信念和情绪会如何影响自己的行为（比如逃避行为、社交孤立）。

　　过度泛化的恐惧可能会导致某些来访者逃避某些群体。比如，参与过越南战争的老兵说他们在亚洲人身边会非常不舒服，而参与过伊拉克战争的老兵说他们对中东人保持着高度警惕。女性强奸受害者总是想要逃避男性。在这些案例中，来访者习得了这样一种反应：一旦遇到了那些在外表上会让自己回忆起创伤经历的人，就需要保持高度警惕。在治疗的开始，来访者可能无法分辨低概率和高概率事件，她们认为无论在任何场景下都面临着同样的风险。不论概率有多大，只要存在被伤害的风险，都不能够容忍。

　　治疗师可能需要帮助这样的来访者去弄清楚以下两者的区别，一个是谨慎的安全措施，另一个是基于恐惧的逃避行为。关于这个话题的讨论应该在这节治疗的结尾或下一节治疗的开头进行。来访者可以通过采取安全措施来减少再次被伤害的概率（比如锁门，但不需要反复检查），但不需要感到惊恐或恐慌，也不需要进行过度的逃避行为。相反，有些事件是不可预知的，也是不可避免的（比如美国的"9·11"恐怖袭击事件）。对于这些事件，我们没有办法减少风险。如果治疗师发现来访者一直在进行高风险行为，那么一定不要在治疗初期讨论这个话题，因为来访者很容易误会，认为治疗师在责怪自己甚至把创伤事件归咎到自己身上。面对这样的案例，治疗师应该等到讨论安全主题的时候，再来和来访者讨论一些降低安全风险的策略。

　　泛化的恐惧和为了获得绝对安全而进行的强迫性行为并不能防止创伤事件的发生；相反，这两者唯一起到的作用是阻碍来访者的康复。与此相同，有的来访者把所有注意力都放在与创伤相关的某个因素上，并针对这一个因素进行极端的计划和准备，但是忘记了其他一些高风险因素。举个例子，某来访者曾经在家中被袭击，于是她花了很多时间和金钱安装了成套的安全警报系统和加固窗户，且不断地更换门锁。与此相反，她经常去酒吧和朋友喝到烂醉。她甚至有一次在酒吧被下药后遭受强奸。但是她依然只把注意力集中在可能会在家中再次遭遇袭击，而忽略了其他领域中自己可能会面临的更高风险（比如在酒吧喝到烂醉）。

　　治疗师应该帮助来访者认识到，他们对安全主题可能存在负面认知，需要形成一些新的、更加合适的、不那么容易触发恐惧的认知（比如，把"我确信自己会再次被攻击"换成"我再次被攻击的可能性不大"）。有的来访者认为，如果创伤事件发生过一次，那么它一定还会再次发生。治疗师可以鼓励来访者去搜索相关的统计数据，然后通过苏格拉底式谈话把来访者认为这些事件会再次发生的概率调整到一个合适的范围内。哪怕是高风险的情境（比如军队作战），一样适用。尽管治疗师不能保证创伤事件不会再次发生，但是他们可以帮助来访者认识到，创伤并不是高概率事件，在某些场景下，来访者不需要做出一些极端的行为。更重要的是，鉴于来访者在康复过程中付出的努力和习得的技能，治疗师可以向来访者提倡一些更健康的信念，比如来访者有能力去容忍创伤事件，来访者可以更有效地面对未来可能会发生的创伤事件。

布置新的练习作业

治疗师应该向来访者提供安全主题讲义（见讲义 8.3），来强化这节治疗中所涉及的关于安全主题的心理教育。如果来访者的确存在和安全主题相关的认知或行为（包括关于自己或他人的安全），那么他们需要在下一节治疗前完成至少一张关于安全主题的"挑战信念工作表"。如果安全主题不适用，来访者应该继续完成更多的"挑战信念工作表"，内容可以是之前记录的卡点或者最近发生的和创伤经历相关的事件。来访者应该每日完成一张"挑战信念工作表"（见讲义 8.4）。

讨论来访者对这节治疗及练习作业的反应

与往常一样，治疗师应该在第 7 节治疗的结尾处，询问来访者对于此节治疗的反应，同时询问来访者对于本节治疗的内容或练习作业是否存在任何问题。如果来访者在此节治疗中获得了一些重要的想法和发现，治疗师应该及时强化。如果来访者对此节治疗总结了一些重要信息，治疗师也应该给予注意。

讲义 8.1
"挑战信念工作表"

日期：_____ 来访者：_____

A. 情境	B. 认知或卡点	C. 情绪	D. 挑战认知	E. 问题方式	F. 新认知	G. 重新评分旧的认知或卡点	H. 情绪
描述引发不安情绪的事件，想法或信念。	写下和 A 栏相关的认知或卡点。在 0%~100% 的范围内，对每一个认知进行评分。（你有多相信这个认知？）	具体描述你的情绪（比如悲伤、愤怒等）。并从 0%~100%，对每一个情绪的强度进行评分。	使用"挑战问题工作表"来核查你在 B 栏里的认知。请考虑这个认知是否符合事实，或是比较极端？ 支持的证据？ 反对的证据？ 习惯还是事实？ 没有包含所有信息？ 全或无？ 极端或夸大？ 只聚焦于某一方面？ 来源可靠？ 把可能和可能性大相混淆？ 基于情绪还是事实？ 聚焦于不相关的因素？	使用"问题思维方式工作表"来判断这个认知是否反映了你的某些问题思维方式？ 妄下结论： 夸大或低估： 忽略重要环节： 过度简单化： 以偏概全： 读心术： 情绪推理：	除了 B 栏里的认知，我还可以对自己说些什么？我还可以怎样诠释这个事件？在 0%~100% 的范围内，对新认知的可信程度进行评分。	从 0%~100%，现在你有多相信 B 栏里的认知或卡点？	现在你有怎样的情绪？从 0%~100%，对情绪强度进行评分。

讲义 8.1a
"挑战信念工作表" 示例

日期：_____ 来访者：_____

A. 情境	B. 认知或卡点	C. 情绪	D. 挑战认知	E. 问题思维方式	F. 新认知
描述引发不安情绪的事件、想法或信念。	写下和A栏相关的认知或卡点。在0%~100%的范围内，对每一个认知进行评分。（你有多相信这个认知？）	具体描述你的情绪（比如悲伤、愤怒等）。并从0%~100%，对每一个情绪的强度进行评分。	使用"挑战问题工作表"来核查你在B栏里的认知。请参考这些事实，或是比较极端？	使用"问题思维工作表"来判断这个认知是否反映了你的某些问题思维方式？	除了B栏里的认知，我还可以对自己说些什么？我还可以怎样诠释这个事件？在0%~100%的范围内，对新认知的可信程度进行评分。
我想要坐飞机。	坐飞机是危险的——75%	害怕——100% 无助——75% 焦虑——75%	支持的证据？有人在空难中身亡。 反对的证据？机场的安全措施加强。 习惯还是事实？这是习惯。 没有包含所有信息？事实是很多飞机每年都在飞，并没有发生事故。 全或无？是的，我所乘坐的是"所有的航班都是危险的"。 极端或夸大？是的，我在某些大风险。 只聚焦于某一方面？但是我怎么了每天都在飞，并没有坠毁。 来源可靠？不，我经常对飞机械臂误读的解读。 把可能和可能性大相混淆？是的，飞机坠机是个想法的可能性很大。 基于情绪还是事实？我担忧这个想法，是因为我感到害怕，而不是基于事实。 聚焦于不相关的因素？我认识很多人坐飞机，过得多开心，促进美满事故发生。	妄下结论：是的，我假定，如果我坐飞机，飞机就会出事故。 夸大或低估：我在多大事故发生的可能性。 忽略重要环节：每天有上千架飞机在天上飞，并没有发生事故。 过度简单化： 以偏概全： 读心术： 情绪推理：我坐飞机时会焦虑，对我来说，飞机就是危险的。	我在乘坐飞机的过程中因各事故而受伤或丧命的可能性很小——95% 如果飞机真的发生了爆炸，我什么也做不了——80%

G. 重新评分旧的认知或卡点	H. 情绪
从0%~100%，现在你有多相信B栏里的认知或卡点？ 15%	现在你有怎样的情绪？从0%~100%，对情绪强度进行评分。 害怕——40% 无助——5% 焦虑——10%

讲义 8.1b
"挑战信念工作表" 示例

日期：＿＿＿＿＿

来访者：＿＿＿＿＿

A. 情境	B. 认知或卡点	C. 情绪	D. 挑战认知	E. 问题方式	F. 新认知
描述引发不安、情绪的事件、想法或信念。	写下和 A 栏相关的认知或卡点。在 0%～100% 的范围内，对每一个认知进行评分。（你有多相信这个认知？）		使用"挑战问题工作表"来核查你 B 栏里的认知。请思考这个认知是否符合事实，或是比较极端？	使用"问题思维方式工作表"来判断这个认知是否反映了你的某些问题思维方式？	除了 B 栏里的认知，我还可以对自己说些什么？我还可以怎样诠释这个事件？在新认知的范围内，对新认知的可信程度进行评分。0%～100%
我丈夫看着我的杯子又一次进了水槽里，他多次要我保持水槽里干净，或多或少溅射出来。	我丈夫会可怜我让这事情发生——100%		支持的证据？ 我失误溅射来了。 反对的证据？ 当时我不可能通过将被状击去，无法察击。我认为我已平就返该知道会减状击，是在我将状击的某子。 习惯还是事实？ 习惯。我已经这样和自己说了很多年。 没有包含所有信息？ 这是一场状击。我们当时没有什么报告说明哪个地区在震动句子。 全或无？ 除了我之外，没有人会带有自己的手干支持状击的人的罐状中。 极端或等大？ 在我看来的前提下，认为自己反该可少防止事情的发生，是极端的。 只聚焦于某一方面？ 来源可靠？我是我自己的事实，这是我自己反该负责任。把可能和可能性大相混淆？ 基于情绪还是事实？ 情绪。 聚焦于不相关的因素？ 我丈夫不相干的因素？我是我他们的错上。	妄下结论：我当时应该可以防止这件事情发生。 夸大或低估：多大句低估？我认为对状击去的将被利修功。 忽略重要环节：这是一场状击的事实。我不可能提前知道将被状击。 过度简单化： 以偏概全： 读心术： 情绪推理：因为我感觉到内疚，所以我是有过错的。	在当时的情况下，我不可能如通即将被状击——85% 基于当时的状况，我尽了句乙来对状击的某种反应——90%
		具体描述你的情绪（比如悲伤、愤怒等）。并从 0%～100%，对每一个情绪的强度进行评分。 内疚——100% 无助——100% 焦虑——75%		G. 重新评分旧的认知或卡点 从 0%～100%，现在你有多相信 B 栏里的认知或卡点？ 10%	H. 情绪 现在你对有怎样的情绪？从 0%～100%，对情绪强度进行评分。 内疚——40% 无助——80% 焦虑——40%

讲义 8.1c

"挑战信念工作表" 示例

日期：_____　　来访者：_____

A. 情境	B. 认知或卡点	C. 情绪	D. 挑战认知	E. 问题方式	F. 新认知
描述引发不安情绪的事件，想法或信念。	写下和A栏里相关的认知或卡点。在 0%~100% 的范围内，对每一个认知进行评分。（你有多相信这个认知？）	具体描述你的情绪（比如悲伤、愤怒等）。并从 0%~100%，对每一个情绪的强度进行评分。 悲伤——50% 害怕——50%	使用"挑战问题工作表"来核查你在B栏里的认知。请考虑这个认知认知是否合乎事实，或是比较极端？	使用"问题思维方式工作表"来判断这个认知是否反映了你的某些问题思维方式？	除了 B 栏里的认知，我还可以对自己说些什么？我还可以怎样诠释这个事件？在新认知的范围内，对 0%~100% 的可信认知的可信程度进行评分。
我在接受治疗的练习作业。	如果我接受到接受的时候，我会去去接受。50%。		支持的证据？我在过去感到接受的时候，做出了支持性行为。 反对的证据？当我接受的时候，我从来没有支持性的选择。我可以休息一会儿离开那个环境。习惯还是事实？ 没有包含所有信息？我并不是完全地去支持利。我必须在接受速度，句己去怎样去支持利。 全或无？是的，我去了支持利。 极端或夸大？如果我根治疗的练习作业，因为填写一移工作。 只聚焦于某一方面？我会支持接受，这是我的依恢。 来源可靠？不是，这是我的依恢。 把可能和可能性大相混淆？因为填写一移工作。 基于情绪还是事实？接受。 聚焦于不相关的事实？这只是一移工作表，不是利伤事件本身。	安下结论：我去下结论。我假定，如果去句己去支接。 读心术，泛论会去支接。 夸大或缩小：我把接受和接受等同了起来，但是接受并没有那么重要，只是不舒服了。 忽略重要环节：我忽略了过去接受到接受的时候，接受仍支接利经了句己。 过度简单化：是的，感到接受是一件糟糕的事情。 以偏概全：我会经做过支接工作表，不大去支接写出。读心术： 情绪推理：接受也许正会引发去古行为。	我可以通过非暴力的方式接接受这接受——60%。 接受和悲伤根本是接情，我可以接接受到接受这样的情情，同时接受行分行为——60%。

G. 重新评分旧的认知或卡点

从 0%~100%，现在你有多相信 B 栏里的认知或卡点？

20%

H. 情绪

现在你有怎样的情绪？从 0%~100%，对情绪强度进行评分。

悲伤——30%

害怕——35%

讲义 8.1d

"挑战信念工作表" 示例

日期：_____　　来访者：_____

A. 情境	B. 认知或卡点	C. 情绪	D. 挑战认知	E. 问题方式	F. 新认知	G. 重新评分旧的认知或卡点	H. 情绪
描述引发不安情绪的事件、想法或信念。	写下和 A 栏相关的认知或卡点。在 0%~100% 的范围内，对每一个认知进行评分。（你有多相信这个认知？）		使用"挑战问题工作表"来核查你在 B 栏里的认知。请考虑这个认知是否平衡且符合事实，或是比较极端？	使用"问题思维方式工作表"来判断这个认知是否反映了你的某些问题思维方式？	除了 B 栏里的认知，我还可以对自己说些什么？我还可以怎样诠释这个事件？在 0%~100% 的范围内，对新认知的可信程度进行评分。	从 0%~100%，现在你有多相信 B 栏里的认知？ 50%	现在你有怎样的情绪？从 0%~100%，对情绪强度进行评分。 焦虑—25% 难过—40% 恐惧—10%
我的一个朋友要搬去排斥近我的城市。	我不可能和任何人重升一段新关系。我不可能让别人接近我，他们不会发现我的生活是多么受限制。—75%	具体描述你的情绪（比如悲伤、愤怒等）。并从 0%~100%，对每一个情绪的强度进行评分。 焦虑—50% 难过—80% 恐惧—50%	支持的证据？之前和我有过的一个对象，当我和他接近后已被他的伤害，促在此之后缓慢提升经历，最后和我中断了联系。 反对的证据？我的朋友和家人一直都很支持我。 习惯还是事实？习惯。 没有包含所有信息？我朋友是不会去排斥我认识一个不利害的人。 全或无？大多数健康的人不会选避一段关系。 极端或somewhat？我在很定这人会如何应对我。 只聚焦于某一方面？促不见得。 来源可靠？未凉于过去复的经历，少取一个不健康的对象。 把可能和可能性大相混淆？促为可修不喜欢，但也有可修和我不喜欢被。 基于情绪还是事实？情绪。 聚焦于不相关的因素？因为我之前被拒绝过，不代表所有人都会对我做出复面评价，也评使们会对这看着等等做出复面评价。	妄下结论：是的，我很定这场约会修糟糕。 夸大或低估：一场约会出现过问题，不代表其他约会也会出现问题。 忽略重要环节：之前约会的过程中也有健康的，也不健康。 过度简单化：如果我没去做这件事，我可以避免见件事情。促这投关系重要吗？对这段关系更好的评估。 以偏概全：就这样我会不会被另一个人。是利害吗？我需要某种对否定到我生活如何受限制。 读心术：是的，促是我们还没见过面。 情绪推理：因为我焦虑，所以我假定这场约会是糟糕的。	约会的对象会去欣赏我，他不想和我的约会治好过。等他被她接近—60% 我会一直保持去好表—70%		

讲义 8.1e

"挑战信念工作表" 示例

日期：_____ 　　来访者：_____

A. 情境	B. 认知或卡点	C. 情绪	D. 挑战认知	E. 问题方式	F. 新认知	G. 重新评分旧的认知或卡点	H. 情绪
描述引发不安情绪的事件、想法或信念。	写下和 A 栏相关的认知或卡点。在 0%~100% 的范围内，对每一个认知进行评分。（你有多相信这个认知？）	具体描述你的情绪（比如悲伤、愤怒等）。并从 0%~100%，对每一个情绪的强度进行评分。	使用"挑战问题工作表"来核查你在 B 栏里的认知。请考虑这个认知是否平衡且符合事实，或是比较极端？	使用"问题思维方式工作表"来判断这个认知是否反映了你的某些问题思维方式？	除了 B 栏里的认知，我还可以对自己说些什么？我还可以怎样诠释这个事件？在 0%~100% 的范围内，对新认知的可信程度进行评分。	从 0%~100%，现在你有多相信 B 栏里的认知或卡点？	现在你有怎样的情绪？从 0%~100%，对情绪强度进行评分。
我的上司明知道这麻烦还让我上阵，他们多事动了手，仍旧连累我们前往。因为他们，我，可怕，他，我，战，车，死了。	他与死了我的战友被杀害了。100%	愤怒了。我的战友被杀害。100%	支持的证据？我的战友被杀害了！ 反对的证据？我的上司可能收到命令，需要派我们通过去。因为他们需要物资补给。 习惯还是事实？他并没有亲手杀我的战友去。 没有包含所有信息？暴动与哪个士车杀死了我的战友去。全或无？是无。 极端或夸大？我是对的。但是这个命令命全不合逻辑。为什么我们需要那个时候杀出去？同时，我的去全到了的地扣会不会本还是很危险的。 只聚焦于某一方面？我想，我并不适使我不全接到了命令要将商品名高层物的压力而在哪个时间点冲过去。 来源可靠？是我自己的猜想。 把可能和可能性大相混淆？	妄下结论：我，我想，并不知道他下命令时怎样的考虑。 夸大或低估：是无。 忽略重要环节：我，都不适应么什么指令。 过度简单化：尽管这事情很危险，但是我们之前走过。 以偏概全： 读心术：我用了读心术，推断他的动机。 情绪推理：我感到愤怒，所以指责他。	我依然会被卷这一事实，尽管看起来游我们出去并没必要。但我并不适我的上司当时需要考虑什么——95% 高高面对着场战风险作战，但是我驾驶这车场战我之前走过回头，向且我依旧安全——90%	从 0%~100%，现在你有多相信 B 栏里的认知或卡点？ 40%	稍微好些。不那么愤怒——60%

讲义 8.2

第 6 节 CPT 后的练习作业

请每日选择至少一个卡点，通过完成"挑战信念工作表"（见讲义 8.1）来分析并挑战该卡点。如果你对日常生活中的事件存在负面或有问题的认知及情绪，也可以使用"挑战信念工作表"来挑战这些认知。

讲义 8.3
安全主题讲义

与自我有关的安全信念：相信可以保护自己不受伤害，相信自己对于外部事件有足够的控制。

过往经历

负面的	正面的
如果你曾重复体验到危险及不可控的生活场景，那么你可能形成了一些负面信念，认为无法保护自己不受伤害。新的创伤事件可能会证实这样的信念。	如果你曾经的经历都是比较积极的，你可能形成了这样的信念，认为自己可以控制大多数的外部事件，可以保护自己不受伤害。创伤事件可能会打破这样的信念。

与自我有关的负面安全信念：相关症状
<ul><li>长期的、持续的焦虑</li><li>侵入性的、关于安全主题的想法</li><li>易怒</li><li>惊跳反应、身体过度唤醒</li><li>对于未来受伤害的强烈惊恐</li></ul>

可能存在的卡点示例
"我无法保护自己不受伤害。" "如果我外出，就会受到伤害。" "当我感觉到恐惧时，意味着我在危险之中。"

解决方法

如果你之前相信：	新的认知可能是：
"这不可能发生在我身上"，那么你需要解决这个信念和创伤事件之间的冲突。	"同样的事件不大可能再次发生，但是发生的概率依然存在。即使它再次发生，我也有更多的技能可以使用，从而可以更好地应对。"
"我可以保护自己不受任何伤害"，那么你需要解决这个信念和创伤事件之间的冲突。	"我无法控制所有发生在我身上的事情，但是我可以采取安全措施降低创伤事件在未来发生的概率。"
"我不能够保护自己"，那么新的创伤事件看起来证实了这个信念。你必须对维护自身安全的能力形成更加平衡的认知。	"我的确有一定的能力来维护自身的安全，而且我可以采取一系列措施来保护自己不受伤害。"

讲义 8.3 安全主题讲义（续）

与他人有关的安全信念：相信其他人是危险的，相信别人有意图去造成伤害、损伤或损失。

过往经历

负面的	正面的
如果你在早期的生活经历中，体验到别人是危险的，或者你认为暴力是一种与人交往的正常方式，那么新的创伤事件好像是证实了这样的信念。	如果你在早期的生活经历中，体验到别人是安全的，你可能期待别人会维护你的安全，不会给你造成伤害、损伤、损失。创伤事件可能会打破这样的信念。
与他人有关的负面安全信念：相关症状	
• 逃避行为、恐惧症状 • 社交孤立	
可能存在的卡点示例	
"世界的每个角落都是危险的。" "别人总想要伤害我。" "没有一个地方是安全的。"	

解决方法

如果你之前相信：	新的认知可能是：
"别人总想要伤害我；如果条件许可，大多数人都会来伤害我"，那么你需要修正这个信念，不然你无法和他人建立起信任、积极的人际关系。	"这个世界上的确存在一些危险的人，但不是每一个人都想要通过某种途径来伤害我。"
"我永远不会被别人伤害"，那么你需要解决这个信念和创伤事件之间的冲突。	"这个世界上可能存在一些想要伤害我的人，但不是我所遇见的每一个人都会来伤害我。我可以采取安全措施来减少被人伤害的概率。"

讲义 8.4
第 7 节 CPT 后的练习作业

请每日选择至少一个卡点，通过完成"挑战信念工作表"（见讲义 8.1）来分析并挑战该卡点。同时，请阅读关于安全主题的讲义（见讲义 8.3），并思考你在创伤事件发生前对安全主题持有怎样的信念，以及这些信念是如何被创伤事件影响。如果你在关于自己或者他人的安全方面存在问题，请完成至少一张"挑战信念工作表"，来挑战这些和安全主题相关的信念。此外，你可以选择"卡点记录"上的其他卡点（见讲义 6.1）或者最近发生的负面事件，来完成"挑战信念工作表"。

9

创伤主题——安全、信任，以及权力与控制：第 8—10 节治疗

第 8 节、第 9 节和第 10 节治疗的目标

对于第 8—10 节来说，我们的治疗目标是一致的，需要治疗师和来访者一起就相关的创伤主题完成"挑战信念工作表"（涉及的主题包括：安全、信任，以及权力与控制）。此外，如果来访者有任何还没有解决的同化类卡点，或者与其他创伤事件相关的卡点，那么治疗师需要将这些内容整合到治疗中，并就此继续布置练习作业。第 10 节治疗包含两份额外的行为练习，帮助来访者提升自尊和对他人的尊重。

第 8 节治疗：处理安全主题和介绍信任主题

第 8 节治疗的步骤

1. 回顾来访者在自陈量表上的分数（比如 PCL-5 和 PHQ-9，请参阅第 6 章关于第 2 节和第 3 节治疗的介绍）。

2. 回顾来访者的"挑战信念工作表"，其中包括与安全主题相关的卡点，以及其他内容的卡点。

3. 介绍信任主题。

4. 布置新的练习作业。

5. 讨论来访者对这节治疗及练习作业的反应。

回顾来访者的"挑战信念工作表"

在第 8 节治疗的开头，治疗师应该和来访者一起回顾来访者完成的"挑战信念工作表"，并讨论来访者在挑战卡点以及挑战情绪的过程中是否顺利、是否遇到了任何困难。在理想的情况下，来访者应该就自己或他人的安全主题完成了至少一张"挑战信念工作表"，治疗师需要先回顾关于安全主题的工作表，以及关于任何尚未解决的卡点的工作表，然后检阅额外的工作表。本节治疗中没来得及讨论的内容，必须在下一节治疗前完成。出于这样的原因，治疗师不应该将太多的时间放在某一张工作表上，除非来访者在某一个卡点上停滞不前。

安全主题往往和概率相关。对于来访者来说，一个很常见的安全类卡点是，创伤事件会再次发生。强奸的受害者可能会说，"所有的男人都是强奸犯"；军人或退伍老兵可能说，"我知道我会在战争中死亡"或者"这个世界太危险了，所以我不希望家人和我一起外出"。这些卡点让来访者无法过上完整的生活。强奸的受害者可能害怕约会，不敢去排队，甚至不敢去公共场所；而军人可能在以下的场景中遭遇困扰，比如他们仍然在服役或即将被部署，又或者他们在和社会打交道时感到危险。

当治疗师帮助来访者检阅"挑战信念工作表"时，治疗师应当要求来访者当场对工作表进行修改。如此一来，来访者回到家后，可以自行参考被修正、改进过的工作表。同时，我们也发现，即使治疗已经进行了好一段时间，有些来访者因为深陷自己的信念，没办法从另外一个角度来看待事件。这些来访者往往持有和安全主题相关的过度顺应类卡点，针对这些来访者，治疗师可以采取以下一些措施，来帮助他们走出困境。举个例子，治疗师可以帮助来访者深入地研究创伤事件再次发生的概率。治疗师可以要求来访者去查阅相关数据，搞清楚不同事件发生的概率，这样可以帮助来访者认识到，在自己的日常生活中，再次遭遇创伤事件的概率其实是相对较低的。但是，如果来访者的卡点是"这件事一定会再次发生"，那么这样的信念会导致来访者在自己的生活中采取极端行为，并导致他们逃避曾经可以轻松面对的场景。

我们在这里提供一些具体的示例。如果某人觉得去大型商场太过于危险，那么我们可能需要让来访者查一查那个商场的犯罪率。对于一位强奸受害者，治疗师可以提出以下问题：

"这个世界上有多少男人？在 36 亿男人中，你到目前为止一共遇到过多少人？在这些人中，有多少人尝试去强奸你？你认不认识一些曾经帮助过你，或者对你非常友善的男人？如果有，以下两者哪一个发生的概率比较高？遇到一个对你友善的男人，还是遇到一个想要强奸你的男人？"

对于一个害怕驾驶的车祸幸存者，治疗师可以询问来访者，他在过去一共开过多少次车，其中有多少次遭遇了车祸。下面是治疗师和来访者的对话：

治疗师：在这次车祸之前，你一共遭遇过多少次给身体带来伤害的车祸？

来访者：从来没有。但是我一直在新闻上看到这类报道。

治疗师：在这次车祸之前，你在新闻上留意过关于车祸的报道吗？

来访者：没有。

治疗师：我们称这种现象为"选择性注意"。你正在有选择地对不同事件给予关注。因为你经历过一些事件，所以现在的你会去特别注意同类事件，但是在车祸发生前，你并没有注意过这类事件。当你说车祸率在上升，或者你更有可能遭遇车祸时，你有怎样的证据呢？

来访者：我并没有。我只是更加清醒地意识到这件事情可能会再次发生。

治疗师：所以，事实上，你可能会在未来成为一个更加小心的驾驶员？

来访者：可能是的。我一定不会一边发短信一边开车了。

治疗师注意到，来访者并不确定自己"将会"遭遇车祸，于是提出了这样的问题：如果来访者说车祸"可能"发生，而不是车祸"将会"发生，是否会有不同的体验？来访者承认，这两种说法带来的感觉的确不一样，"可能"和"将会"在概率上存在差别（前者概率较低，后者概率是 100%）。治疗师不用在这个话题上继续深入谈论，反而可以向来访者布置练习作业，要求来访者在本节治疗后对这个卡点完成"挑战信念工作表"。来访者记录下来的卡点是，"如果我开车，我将会遭遇车祸"。

一旦来访者完成了一张"挑战信念工作表"，并成功地挑战了自己的卡点后，治疗师就可以鼓励来访者反复阅读这份工作表，让来访者更习惯这样的思维。这样来访者在治疗后可以对相关材料进行复习，这也是为什么治疗师和来访者在治疗中需要优先完成书面的工作表，而不只是交谈。

介绍信任主题

在本节治疗进行到最后三分之一时，治疗师需要介绍信任主题。治疗师和来访者应该简短地浏览一遍信任主题的讲义（见讲义9.1）。这里我们提供一个示例，治疗师可以如此向来访者介绍信任主题：

> "自我信任这个概念代表的是，人们可以相信自己的想法、感知和判断。在创伤事件发生后，很多人开始反复地怀疑自己，质疑创伤事件中的许多环节。他们可能怀疑：自己的判断力，比如为什么会置身于那个场景中；在事件中采取的行为；或者，判断他人品行的能力（特别当做出侵犯行为的施害者是自己熟识的人时）。

> "同样的，信任别人代表的是一个人与其他人建立起相对平衡的信任感的能力。对于别人的信任往往会在创伤事件发生后遭到破坏。当创伤事件是由那些本应该值得来访者信任的人有意造成时，来访者会体验到深深的背叛感。除此之外，来访者在创伤事件发生时或发生后往往会向他人寻求帮助和支持，而这些人也可能会背叛来访者。举个例子，如果一个军人认为自己的指挥官在一场战争中犯了一个应受谴责的错误时，这位军人可能决定'不论在什么情况下，都没有任何人可以保证我的安全'。或者，如果一个孩子曾经被父母虐待过，这个孩子可能在长大后认为'没有任何人值得信任'。有的时候，来访者可能持有这样的信念长达数十年，但并不知道到底其他人会不会背叛自己。来访者也可以使用另一种方式解释其他人的行为。比如，军事情报可能是有误的，或者自己的母亲当时并不知道自己的父亲有虐待自己。"

布置新的练习作业

治疗师应该向来访者提供信任主题讲义（讲义9.1），从而强化本节治疗所提供的关于信任的心理教育。如果来访者的确存在和信任主题相关的陈述、行为和卡点（包括对于自己的信任和对于他人的信任），那么来访者应该在下一节治疗前完成至少一张关于信任主题的"挑战信念工作表"。如果信任主题不适用，来访者应该继续完成更多的"挑战信念工作表"，内容可以是之前记录的卡点或者最近发生的和创伤经历相关的事件。来访者应该每日完成一张"挑战信念工作表"（见讲义9.2）。

讨论来访者对这节治疗及练习作业的反应

与往常一样，治疗师应该在第 8 节治疗的结尾处，询问来访者对于此节治疗的反应，同时询问来访者对于本节治疗的内容或练习作业是否存在任何问题。如果来访者在此节治疗中获得了一些重要的想法和发现，治疗师应该及时强化。如果来访者对此节治疗总结了一些重要信息，治疗师也应该给予注意。

第 9 节治疗：处理信任主题，介绍权力与控制主题

第 9 节治疗的步骤

1. 回顾来访者在自陈量表上的分数（比如 PCL-5 和 PHQ-9，请参阅第 6 章关于第 2 节和第 3 节治疗的介绍）。
2. 回顾来访者的"挑战信念工作表"，其中包括与信任主题相关的卡点，以及其他内容的卡点。
3. 介绍权力与控制主题。
4. 布置新的练习作业。
5. 讨论来访者对这节治疗及练习作业的反应。

回顾来访者的"挑战信念工作表"

在第 9 节治疗的开头，治疗师应该和来访者一起回顾来访者完成的"挑战信念工作表"，并解决和信任主题相关的卡点。治疗师应该继续使用苏格拉底式谈话帮助来访者形成新的认知方式，而这些内容应该当场记录到工作表上，方便来访者在治疗后参考。有的时候，来访者可能会发现新的卡点，或者是与本节治疗主题不相关的卡点。这也是为什么治疗中能够检阅越多的工作表越好的原因，这样才能保证来访者对自己的卡点进行了充分的挑战。

对于很多创伤幸存者来说，信任已经成了一个全或无的概念，而不是一个连续的变量。因此，创伤幸存者要么从一开始就过度信任他人（比如"所有和我年龄相同的人都可以信任"），要么就完全不信任他人，除非自己掌握了压倒性的证据说明这个人值得信任。这样造成的结果是，创伤幸存者要么孤立自己、回避人际关系，要么建立起了一些不健康、不平衡

的人际关系。为了帮助来访者，治疗师可以和来访者讨论不同类型的信任，如此让来访者认识到信任是以多种形式存在的，而有些方面的信任可能更加重要（比如，保守秘密、信任医生或飞行员的胜任力、忠诚度、可靠度、不会利用信息来攻击来访者）。

治疗师可以帮助来访者探索这样一个概念：信任是一个连续的变量，还可能是多维度的。治疗师可以通过苏格拉底式谈话帮助来访者认识到，针对不同的人，我们可能有不同种类、不同程度的信任。下面我们提供一个治疗师和来访者的谈话示例。

来访者：我的卡点是"如果我信任别人，我一定会受到伤害"。

治疗师：首先，你的"受到伤害"指的是什么？

来访者：他们可能会攻击我，或者拒绝我。

治疗师：所以被伤害可能存在不同的方式？那你的"信任"又指的是什么呢？这是一个意思很宽泛的词语。

来访者：什么意思？你要么信任别人，要么不信任别人。

治疗师：如果把信任当作一个不同种类、不同程度的变量，可能对你更有帮助。打个比方，你认不认识这样的人，你可以信任他们去照顾你的宠物或者孩子，但是如果你借了他们一百块钱，你不信任他们会把钱还给你？

来访者：有的。

治疗师：再打个比方，你认不认识这样的人，你可以信任他们会拯救你的生命，但是如果你要和他们一起去看电影，你不信任他们会准时到场？

来访者：我的确认识一个人是这样的。

治疗师：有没有这样的可能性，有的时候，我们需要花一些时间去了解某人，弄清楚他在哪些方面可以信任、哪些方面不可以信任？

来访者：这就是我之前的观点。不过，不相信任何人是更安全的选择！

治疗师：我可以理解你的想法，但是这样的思维方式会不会造成一些问题？

来访者：我不懂你的意思。

治疗师：这样说吧，如果你的身边的确存在着全心全意关心你的人呢？如果你总是向他们传递"我不可以信任你"的信息，但他们并没有做出任何行为说明他们不值得信任，这些人会在你的身边逗留多久呢？

来访者：可能不会太久。我并不想伤害任何人。

治疗师：我猜你可能要问问自己"到底怎样的程度才算足够"。我记得在第 1 节治疗中，你提到自己感到很孤独，而且厌倦这样的情况。

来访者：但是如果我从一开头就信任别人，我最终会受到伤害。

治疗师：这是一个可以去挑战的卡点。我同意你，你可能会受到伤害，他们可能会做出一些行为从而辜负你的信任。但是从信任的角度来说，某人晚餐迟到 20 分钟是否等同于某人偷了你 200 块钱？也许当你和别人刚认识的时候，可以把他放在中间的位置，然后再去评估他的行为。

来访者：你是什么意思？

治疗师：这样说，如果在"完全信任"和"完全不信任"之间存在一个中间点，我们暂且称之为"零点"，代表着"我没有任何相关信息"。与其把这个中间点放在一条单一的直线上，我们不如把信任想象成一颗星星，它会往很多个不同的方向发射出直线，这些直线代表着你对于他人可能存在的不同类型和不同程度的信任（向来访者展示讲义 9.3 和讲义 9.3a）。不如我们试着来完成这一份"信任星形工作表"（Trust Star Worksheet），列举出不同种类的信任。我们可以选择你身边的一个人，然后想一想你在不同的维度上，对他有着怎样程度的信任。换句话来说，你可能信任某人（比如一个朋友或者亲戚）从你这里借钱，但是你可能信任其他人去照顾你的孩子或者保管你的秘密。当你更深入地了解某人后，你可能发现你可以在更多的事情上信任他。我们并不需要以同样的方式在所有的领域中信任所有人。举个例子，你可能信任机械修理工去维修你的汽车，但是你不会信任他去照顾你的宠物狗。了解某人的局限可以帮助你更好地做出判断，你想要和他建立起怎样的人际关系。不然，你会对这段关系产生不切实际的期待，当对方让你失望的时候，你会感觉到非常受伤。

来访者：我可以理解你的意思，但是我不想再被伤害。

治疗师：没有人想要被伤害，如果我们想要减少被他人伤害的风险，最佳的方式是在刚开始的时候保持慢节奏、采取小步骤，直到这个人在某些方面赢得了你的信任，再去加深关系。同时，你要观察他们和你分享了多少信息。如果他们不和你分享自己的秘密，那么这代表他们并不信任你。

来访者：我懂了。

治疗师：还有一种方式可以帮助我们去判断自己对某人应该给予多少信任，也就是观察此人是如何对待别人的。比如，你是否喜欢他的朋友和家庭成员，以及他在不同的场景中是如何表现的。我们不需要完全地信任每一个人，如果说你和某人在同一个篮球队，你对他的信任需要达到可以把生命托付给他的程度吗？好了，不如我们来看一看你完成的"挑战信念工作表"，然后仔细检查你所列举出的反对"如果我信任某人，就会被伤害"的证据。

这里很关键的一步是，治疗师要确定来访者是否在识别与信任自己或他人相关的卡点，因为很多时候，责备自己的同化类卡点可能会导致"我无法信任他人"的过度顺应类卡点。与自我信任相关的卡点通常体现在，来访者质疑自己无法做出正确的决定。而这样的卡点一般来自以下信念，比如"创伤事件之所以发生，是因为我做了怎样的行为或者没有做怎样的行为"，或者"我早就应该知道创伤事件会发生"。如此的后见之明偏见和基于结果的推理，会让来访者不断地因为创伤事件的发生而责备自己。他们基于当下所掌握的信息责备自己，脱离了创伤事件发生时的客观事实。针对这样的案例，来访者应该使用"挑战信念工作表"，客观公正地检视创伤发生时的真实情况，同时打破这些不准确、不符合事实的结论。这里我们提供一个示例。

治疗师：你说你总是做出错误的决定，你有怎样的证据呢？

来访者：当我选择沿着那条街走下去时，我做了一个错误的决定。

治疗师：我以为我们之前已经达成共识，你当晚并没有理由认为这条街是危险的，而且你每天从公交车站回家时都会走这条路？

来访者：是的，我猜这并不是"支持卡点的证据"。（见"挑战信念工作表"D栏的第一个挑战问题）

治疗师：在过去的一周里，在明知决定是危险的前提下，你做了多少个错误决定？

来访者：如果这样说的话，没有。我没有特意去做错误的决定。

治疗师：如果你认为不可以相信自己做决定的能力，那这算不算反对卡点的证据呢？

来访者：嗯，是的。

治疗师：当你说自己总是做错误的决定时，这是一个习惯性思维，还是事实？

来访者：习惯。

最后，治疗师可能需要帮助来访者思考，为什么他们的朋友或家庭成员在得知他们遭遇创伤事件后，最初的反应是躲避来访者。对于某些来访者来说，他们认为这样的行为代表的是对他们的羞辱和背叛，他们找不到其他方式去解释如此行为。治疗师可以使用"挑战信念工作表"，帮助来访者考虑以下可能性：他们所爱的人采取这样的行为，可能是基于他们自己的无助和脆弱而做出的反应（和来访者无关）。来访者所爱的人当时可能找不到合适的方式去回应来访者的创伤经历。来访者需要认识到，其他人可能也会因为这个创伤事件而感到痛苦，而不同的人对于痛苦情绪会采取不同的处理方式，别人对自己的反应代表的可能是他们自己应对负面情绪的方式。另一种可能性是，通过检视别人对自己的反应，我们可能发现，某一个朋友或家庭成员并不值得信任（至少在某一个领域中），因此我们将不会和他们分享敏感的信息。

对于那些需要处理信任类卡点的来访者来说，治疗师可以询问来访者，继续坚持这些过度顺应类卡点（一般来自自责的卡点）会给他们带来怎样的收益和代价。来访者一般会说，责备自己和质疑自己有助于减少未来创伤事件发生的可能性，同时对未来拥有更多的控制。这样的回答可以帮助我们很自然地进入下一个主题，也就是权力与控制。

介绍权力与控制主题

接下来，治疗师会介绍下一个练习作业的主题——权力与控制。治疗师会向来访者提供权力与控制主题讲义（见讲义 9.4），来访者可以在本节治疗后自行阅读，这有助于识别那些应该在下节治疗前进行挑战的卡点。关于自我的权力与控制，代表的是某人对于自己解决问题、接受新挑战所具有的能力之信念。创伤事件一般在幸存者的控制能力之外，所以来访者在创伤事件之后，会想方设法对生活的各个方面获取完全的控制，这样就可以排除创伤事件在未来发生的可能性。如果来访者的确这么去做，那么他们会无法忍受其他人犯错。相反，有的来访者可能因为创伤事件而以偏概全，认为自己没有任何权力、对任何事情都没有控制。这样的认知可能导致他们质疑自己，然后把所有选择都交给别人来做。

就像其他主题一样，权力与控制是一个连续的变量，而且有多个维度（比如，对情绪的控制、对行为的控制、对冲动的控制）。通过使用苏格拉底式谈话，治疗师可以帮助来访者认识事情并不是非黑即白、全或无的。因此，治疗师可以向来访者提出以下问题："对于什么的控制？控制你的情绪吗？穿上衣服出门吗？控制你的孩子吗？"。一个很常见的情况是，PTSD 来访者相信他们应该可以控制自己的情绪，因为如果做不到，他们就会"什么事情都处理不了"或者"完全地失去控制"。被伴侣虐待的女性来访者相信，她们没有办法照顾好自己，对于离开这段虐待关系感到非常无助。她们甚至可能被自己的伴侣洗脑，进而相信自己是无能的、没有任何控制力的。

关于他人的权力与控制，代表的是某人对于别人的权力以及自己在人际关系中对结果控制的能力之信念。很多创伤幸存者会尝试控制人际关系的各个方面，希望借此可以感觉到安全和可靠，因此他们可能无法让别人拥有任何的控制。这样的行为对于长期存在的人际关系会带来非常大的破坏，而且让来访者很难建立起新的、健康的人际关系。一个很重要的步骤是：如果创伤事件是在成年期发生的，那么治疗师需要识别来访者的人际关系是如何变化的；如果首要创伤事件是在童年期发生的，那么治疗师可以让来访者描述他们长期以来的人际关系模式，寻找和权力与控制相关的卡点。有的来访者可能持有这样的卡点，比如别人不应该对自己有任何控制，以及自己不能容忍别人给自己下命令（也就是说他们不接受任何权威）。他们可能有过度顺应类卡点，比如自己是无助的，或者别人总是想要控制自己、对自己的生活行使权力。在一些严重的 PTSD 案例中，关于他人的权利与控制的卡点可能会非常极端，来访者会展现出近似于偏执的恐惧，认为别人想要控制自己、对自己行使权力。

布置新的练习作业

本节治疗的练习作业包括：如果在治疗中还没来得及完成"信任星形工作表"（见讲义9.3），那么来访者需要选择身边的某个人完成一份；治疗师应该向来访者提供"权力与控制主题"讲义（见讲义9.4），从而强化本节治疗中所提供的关于权力与控制的心理教育。如果来访者的确存在和权力与控制主题相关的陈述或行为（包括对于自己和他人的权力与控制），那么来访者应该在下一节治疗前完成至少一张关于权力与控制主题的"挑战信念工作表"。如果权力与控制主题不适用，那么来访者应该继续完成更多的"挑战信念工作表"，内容可以是之前记录的卡点或者最近发生的和创伤经历相关的事件。来访者应该每日完成一张"挑战信念工作表"（见讲义9.5）。

讨论来访者对这节治疗及练习作业的反应

与往常一样，治疗师应该在第 9 节治疗的结尾处询问来访者对此节治疗的反应，以及关于本节治疗的内容或练习作业是否存在任何问题。如果来访者在此节治疗中获得了一些重要的想法和发现，治疗师应该及时强化。如果来访者对此节治疗总结了一些重要信息，治疗师也应该给予注意。

第 10 节治疗：处理权力与控制主题和介绍尊重主题

第 10 节治疗的步骤

1. 回顾来访者在自陈量表上的分数（比如 PCL-5 和 PHQ-9，请参阅第 6 章关于第 2 节和

第 3 节治疗的介绍）。

2. 回顾来访者的"信任星形工作表"，以及"挑战信念工作表"中关于权力与控制主题的卡点及其他卡点。

3. 介绍尊重主题。

4. 布置新的练习作业。

5. 讨论来访者对这节治疗及练习作业的反应。

回顾来访者的"信任星形工作表"和"挑战信念工作表"

在第 10 节治疗的开头，治疗师应该先回顾来访者完成的"信任星形工作表"（见讲义 9.3），确认来访者形成了这样的认知：即使他不能在每一个领域都信任某个人，他仍然可以让这个人存在于他的生活之中。如果来访者认为某家庭成员或朋友在数个领域都是可信任的，那么治疗师可以向来访者提问："如果让他给你剪头发、修车或者拔牙，你能信任吗？"相反，如果来访者认为某个家庭成员或朋友只在极少数领域中是可信任的，或者认为此人完全不可信任，那么治疗师可以询问来访者，能不能想到任何一种情境，在这样的情境中自己是可以信任这个人的。对于某些创伤的幸存者来说，要在任何一个领域中信任别人，都是非常艰难的。在这样的情况下，治疗师可以考虑最基本的信任领域（比如，能带来访者去医院、不会给来访者的食物下毒、照顾来访者的宠物）。

接下来，治疗师应该把注意力集中到来访者针对权力与控制类卡点所完成的"挑战信念工作表"上来。对于来访者来说，能够对权力与控制有一个平衡的看法是非常重要的，因为很多创伤幸存者认为自己没有任何权力，而他们往往又认为自己应该每时每刻掌控一切。很多来访者一方面感觉到没有权力，一方面又想获得完全的控制，这样的矛盾心态往往成了他们疑惑和焦虑的主要来源，而因此做出的行为经常给他们的工作和人际关系带来毁灭性的影响。实事求是地说，没有人可以对身边发生的所有事情或者其他人的行为拥有完全的控制。但是相反，人们并不是完全无助、听天由命的。他们有能力影响事件的发展进程，而且他们一般可以控制自己如何对外部事件进行反应。

如果来访者说他对自己的生活完全没有控制，那么治疗师可以让他讲述一下日常的一天大概是怎样度过的，同时注意来访者在生活中需要做出哪些决定。一般来说，当来访者讲述完自己一天的生活后，他们会意识到自己每天要做上百个决定（比如什么时候起床、穿什么衣服、吃什么食物、要不要服从交通法规等）。尽管有的来访者可能会不置可否，说这些决定都是不关紧要的，但是治疗师需要帮助来访者认识到，他们的确每天都在做选择，来访者需要认可自己做出的努力。来访者往往因为一些很微小的、日常性的决定而责怪自己，认为正是这些决定才导致自己在创伤事件发生的地点和场景中出现。治疗师可以向来访者提问，如果创伤事件没有发生，他们会不会记得自己在当天做出了怎样的决定，或者他们当天做出的决定是不是在创伤事件发生之前就已经重复做过很多遍了。因为创伤事件具有灾难性的后果，所以幸存者才会回到过去、质疑他们当天做出的决定，然后在脑袋里想象如果没有做出这些决定会发生什么。这样的反应完全正常，因为人们想要相信他们可以对自己以及所爱之人的人身安全拥有完全的控制。如此一来，他们会积极寻找那些当时可以控制的变量，以此来说服自己，不论是已经发生的创伤事件，还是未来可能发生的创伤事件，自己是可以控制或预防的。仅仅因为在创伤事件发生前某人做出了一个选择，不代表这个选择就直接导致了创伤事件。

举个例子，某位来访者相信，她在绝大多数生活领域中都是无助和无能的，因为当她在儿童时期遭遇创伤事件时感觉到非常无助。因为这样无助的感觉，她在工作上或者人际关系中不会去维护自己的权利。相反，当她面对着来自他人的压力时，会顺从别人的要求，去做一些自己并不想做的事情（比如，开车送朋友、借钱给别人）。她相信，"如果我站起来为自己发声，那么结果会非常糟糕，而且别人会抛弃我"。这样的信念导致了很多问题，比如她认为自己不可以离开这份并不满意的工作，当上司对她提出不合理的要求时（比如加班、将项目截止日期提前），她不敢提出异议。

当这位来访者的治疗师帮助她使用"挑战信念工作表"来检查所有的选项时，她开始认识到，她并不是自己所想的那么无助，其实她有其他选项。她想起来，有几个人曾经邀请她去申请他们所在机构的岗位，她也意识到自己之前交过几个不错的朋友，而他们并没有过度占用她的时间。她面对上司的时候变得更加坚定和自信，结果她的上司最后还提拔了她，理由是她能够掌握好自己的界线并做出艰难的决定。通过这些人际互动，她最终认识到自己其实是可以影响他人的，而且如果别人待她不尊重，那么她可能不应该让这样的人继续存在于自己的生活中。

有的人会进入另一个极端，采取过度的控制行为，以保证自己不会遇上任何糟糕的事情。这样的反应往往来自来访者持有的同化类卡点，"我当时应该阻止创伤事件的发生"，然后将此卡点泛化为顺应类信念，"如果任何糟糕的事情发生，那么就是我的过错"。同样地，这也是为什么我们在治疗中一定要首先对同化类卡点展开工作的原因；当我们挑战来访者的过度顺应类卡点时，来访者会用他们的同化类卡点作为证据去支持这些认知。

很多时候，我们可以采取以下方式去识别权力与控制类的问题，治疗师可以直接问来访者，看他们是否有强迫行为（比如反复检查门锁、强迫性地保持整洁、暴食催吐、酗酒等）。

尽管来访者认为这些强迫行为帮助他们获得了对外部世界的控制，但这些行为也帮助他们逃避了或回避了情绪体验。长而久之，有的来访者发现被这些强迫行为控制了，而不是自己控制了这些强迫行为。为了开始帮助这些来访者审视这些行为的有效性，治疗师要指出，强迫行为会让来访者失去而不是获得更多的控制。

对于一些来访者来说，权力与控制主题会带来关于愤怒的讨论，来访者可能会对无法控制愤怒而表示担忧。在这里，治疗师需要提醒来访者并回顾我们在第 1 节治疗中所介绍的人体生理机制：来访者体验到的一部分愤怒可能来自 PTSD 的过度唤起症状，比如过度唤起状态所带来的易怒、睡眠缺乏和经常性的惊跳反应。治疗师同时需要提醒来访者，不仅恐惧和战斗 – 逃跑 – 冻结反应相关，愤怒也可能和这样的应激反应相关。正因如此，与创伤有关的刺激物可能会触发来访者的战斗反应，进而导致愤怒情绪再次浮现，而来访者可能从来没有对自己在创伤事件中的战斗反应进行足够的加工处理。时间长了，来访者可能开始恐惧这样的愤怒反应，不仅因为这样的反应会让他们回忆起创伤事件，而且因为他们相信在这样的情绪下，他们可能做出一些暴力行为。

还有一些创伤的幸存者会说，他们在创伤事件中没有体验过愤怒，愤怒情绪是在事后才出现的。很多时候，来访者没有机会找到给他们造成伤害的施害者，而无法把自己的愤怒情绪表达出来（或者说，如果来访者表达出愤怒情绪，可能会给自己带来更大的危险）。来访者找不到目标发泄愤怒，便只能将愤怒搁置一边。如此，愤怒情绪就会演变成一种无助的愤怒。这导致有些幸存者会将愤怒发泄到家人或朋友身上。很不幸的是，因为很多人没有学习过如何分辨愤怒和攻击，以及如何合理地表达愤怒，于是他们认为愤怒等于攻击。

有的来访者说他们感觉除了愤怒之外没有其他选择，即使针对一些小事情也会变得非常愤怒。在一些案例中，如果来访者感知有人要削弱自己的控制权或者让自己觉得无助，就会把愤怒情绪发泄在此人身上。有的时候，来访者可能会对整个群体发泄愤怒情绪，比如社会、政府、不同层面的政府机构，或者某些在来访者看来应该为没有及时阻止创伤事件而负责任的人群（比如，某位母亲没有阻止继父对儿童的虐待）。这和内疚的情况差不多，治疗师需要帮助来访者分辨以下几个概念：不可预见的、责任和意图。在创伤事件中，唯一应该承担过错的是有意图造成伤害的施害者。其他人可能为创伤事件的发生提供了场所或者无意地增加了来访者被伤害的风险，但他们不应该和施害者承担一样比例的指责和愤怒。

相反，有些来访者的愤怒情绪是对自己发泄的：来访者不只是聚焦于自己当时"应该"做些什么去阻止创伤事件的发生或是保卫自己，他们还聚焦于自己在当下的生活中做错的事情。一旦来访者能够认识到，改变当时的行为并不一定可以阻止创伤事件的发生，甚至可能让事件的后果更加严重，他们的状况就会得到改善。

治疗师应该向来访者提供"给予和获得权力的方式"讲义（见讲义 9.6）。我们建议治疗师可以参考下面的例子来介绍这份讲义：

> "我们有很多种方式可以给予和获得权力。你可以采用合适的方式，也可以采用不适合的方式，而这份讲义将给你提供一些例子。打个比方，如果你告诉伴侣，你只有在他或她做了某些事情之后才会和他或她发生性关系，那么你就是在通过负面的方式去获得权力。或者说，如果你采取了某行动，或者某行为完全取决于对方会给你怎样的反应，那么你就将自己的权力给予了对方。从另一方面来说，如果你做某件事情（或者不做某件事情）是因为你想要去做，而且这样做会让你感觉更好，那么你就是在通过合适的方式去获得权力。

> "你会使用以上这些方式给予和获得权力吗？你可以提供给我一些示例吗？你是否想改变一些行为呢？如果说你的确想要做出一些改变但是一直没有办法，有怎样的卡点阻碍了你？"

治疗师可以使用讲义 9.6 找到关于权力与控制的额外卡点，然后利用"挑战卡点工作表"在本节治疗中挑战这些卡点，或者可以将这些卡点当作练习作业布置给来访者。

介绍尊重主题

在剩余的第 10 节治疗中，治疗师应该着重介绍下一个主题，也就是尊重主题。治疗师可以先简要地向来访者介绍这个主题，解释创伤事件会如何破坏自尊和对他人的尊重。如果创伤事件是在成年期发生的，那么治疗师需要和来访者探讨他们在创伤事件之前既有的自尊。如果创伤事件是在儿童期发生的，那么治疗师需要帮助来访者认识到他们错失了在一个安全健康的环境里发展自尊的机会，因此创伤事件塑造了他们的自尊。

当第 10 节治疗进行到这里时，治疗师需要向来访者布置两项练习作业：一是，给予他人赞赏和接受他人的赞赏；二是，每日做一件对自己好的事情，但是这件事情不应该有任何附带条件（例如，运动、读杂志和朋友聊天）。作为一个替代方法，来访者也可以做一些对社区有贡献的事情（例如，志愿者服务），而这些事情应该可以帮助来访者提高自尊。我们之所以设计这样的练习作业，是为了帮助来访者逐渐习惯"我是值得赞赏的，值得享受愉快的事情，我并不需要否认这些正面体验，也不需要做什么来换取这些正面体验"的信念，从而帮助来访者建立自尊。这些练习作业还可以帮助来访者和其他人进行社交互动，因为 PTSD 来访者往往倾向于在社交生活中孤立自己。PTSD 来访者习惯于将别人的赞赏反弹回去，或者扭曲自己对赞赏的感知，使之适应自己之前所持有的信念（比如"别人赞赏我是别有用心的"），治疗师需要教授来访者如何回应别人的赞赏（比如说"谢谢"），而不是做一些干扰性的声明（比如"这次是例外，没什么值得夸奖的"）。做一些愉悦的或者符合自己价值观的事情，可以帮助来访者打破社交孤立，与他人开始建立社交关系。PTSD 来访者往往非常回避和孤立，自从创伤事件发生以来，他们可能再也不去做之前喜欢做的事情了。对于这些来访者来说，他们需要仔细考虑和计划，自己想要以何种方式重返所从属的社区。

布置新的练习作业

治疗师应该向来访者提供"尊重主题"讲义（见讲义 9.7）和练习作业（见讲义 9.8），从而强化在本节治疗中提供的关于尊重的心理教育。如果来访者的确存在和尊重主题相关的陈述或行为（包括对自己和他人的尊重），那么来访者应该在下一节治疗前完成至少一张关于尊重主题的"挑战信念工作表"。如果尊重主题不适用，来访者应该继续完成更多的"挑战信念工作表"，内容可以是之前记录的卡点或者最近发生的和创伤经历相关的事件。来访者应该每日完成一张"挑战信念工作表"。

讨论来访者对这节治疗及练习作业的反应

与往常一样，治疗师应该在第 10 节治疗的结尾处，询问来访者对于此节治疗的反应，同时询问来访者对于本节治疗的内容或练习作业是否存在任何问题。如果来访者在此节治疗中获得了一些重要的想法和发现，治疗师应该及时强化。如果来访者对此节治疗总结了一些重要信息，治疗师也应该给予注意。

讲义 9.1
信任主题

与自我有关的信任信念：认为可以信任或依赖自己的判断和决定。与自我有关的信任是和他人建立起健康、互信的人际关系的重要基石。

过往经历

负面的	正面的
如果你曾经因为负面事件而被他人指责，那么你可能对自己在人事上的决策与判断能力形成了负面信念。新的创伤事件可能会证实这样的信念。	如果过往经历使你认为自己有很棒的判断力，那么创伤事件可能会打破这样的信念。

与自我有关的消极信任信念：相关症状
<ul><li>感觉到自我背叛</li><li>焦虑</li><li>疑惑</li><li>过度谨慎</li><li>无法做出决定</li><li>自我怀疑、过度自我批评</li></ul>

可能存在的卡点示例
"我无法做出好的决定，所以应该让别人来帮我做决定。" "因为我判断别人品行的能力很糟糕，所以我无法分辨谁值得信任。" "如果让我做选择，就永远不会成功。"

解决方法

如果你之前相信：	新的认知可能是：
"我不能信任自己的判断"或"我的判断力很糟糕"，那么创伤事件可能强化了这样的信念。你需要认识到创伤事件不是你的过错，而你做出的决定并没有导致创伤事件。	"尽管我的判断力不完美，我仍然相信自己的判断。""我错误地判断了某件事或某个人，但我知道自己不可能一直准确地判断别人会做出怎样的行为，或者某件事情的结果会如何。"
"我有完美的判断力，我永远不会做出错误的选择"，那么创伤事件可能打破这样的信念。你需要树立新的信念，认识到可能会出错，但依然拥有良好的判	"没有人拥有完美的判断力。我在一个不可预测的环境下尽了自己的最大能力。同时，即使我的判断力不完美，我仍然可以信任自己的决定。"

讲义 9.1　信任主题（续）

如果你之前相信：	新的认知可能是：
断力，而且你不能因为自己在判断上出错，就把创伤事件归咎到自己的身上。	"我的糟糕决定并没有导致创伤事件的发生。"

与他人有关的信任信念：认为可以根据别人做出的承诺来期待他们未来的行为。在儿童早期的发展中，一个非常重要的任务是关于信任与不信任的：一个人需要学会如何在信任和不信任之间找到一个健康的平衡，以及学会在怎样的场景下信任与不信任是合适的。

过往经历

负面的	正面的
如果你在早年的生活中被背叛过，那么你可能形成了一个泛化的信念"没有人可以信任"。新的创伤事件可能会证实这样的信念，特别是当你被熟识的人所伤害时。	如果你在长大过程中积累了正面的经历，那么你可能相信"所有的人都可以信任"。创伤事件可能会打破这样的信念。

创伤后经历

如果在遭遇创伤事件后，你所认识、信任的人或者是处于权力位置上的人，指责你、远离你或不支持你，那么你对于他们的信任信念可能会被打破。

与他人有关的消极信任信念：相关症状
• 对别人普遍地感到理想破灭、失望
• 害怕被别人背叛或抛弃
• 对背叛自己的人感到愤怒或暴怒
• 遭遇多次背叛后，负面信念不断僵化，甚至对值得信赖的人也会充满怀疑
• 害怕亲密关系；特别是刚开始发展出信任的时候，会体验到焦虑和被背叛的恐惧
可能存在的卡点示例
"没有人可以信任。"
"处于权力位置的人总想占我便宜。"
"如果我相信别人，他们一定会伤害我。"
"如果我与某人靠得太近，他一定会离开我。"

讲义 9.1 信任主题（续）

解决方法

如果你之前相信：	新的认知可能是：
"没有人可以信任"，而这个信念看起来好像被创伤事件所证实，那么你需要形成新的信念，从而让自己从一个中立的位置进入新的人际关系中，进而观察是否可以在这样的关系中建立起不同类型、不同程度的信任。	"尽管我可能发现有的人在某方面靠不住，但我不能假定所有人永远都是不可信任的。" "信任别人会涉及一些风险，但是我可以逐步了解对方，慢慢地建立信任，通过这样的方式保护自己。"
"每一个人都可以信任"，那么创伤事件可能打破了这样的信念。为了避免对别人的过度猜疑（包括那些你以前信任的人），你需要认识到信任并不是一个全或无的概念。	"我不可能在每一个方面都信任每一个人，但是这不代表我必须停止信任那些我之前信任的人。"
"我可以信任我的家人和朋友"，那么创伤事件可能打破了你对支持系统的信任信念，特别是那些你曾经以为值得信任的人在得知你的创伤经历后，并没有按照你所期待的方式做出反应时。但是在决定不再相信你的支持系统前，你需要考虑为什么他们会以那样的方式反应。当自己所关心的人遭遇创伤时，很多人并不知道该如何应对，他们也可能因为无知而做出反应。有的人的反应可能是出于惊恐或对事实的否认，因为你所遭遇的创伤事件可能让他们变得很脆弱，或者打破了他们自己所持有的信念。	"信任不是一个全或无的概念。有的人可能比其他人更值得信任。" "我可以告诉别人我需要什么，然后看他们能否较好地满足我的需要。我可以用这样的方式收集信息，进而评估他们的可信度。" 当你谈到创伤经历时，某人依然表现出不支持，但是他在生活的其他领域对你很友善，那么你可以选择采纳这样的陈述，"虽然我不能和某些人谈论我的创伤经历，但是在生活的其他领域，我可以信任他们"。 如果某人因为你的创伤经历继续对你做出负面的评价或者指责，那么你可以和自己这么说，"这个人不值得信任，让这个人继续留在我的生活里，对于我来说并不健康"。

讲义 9.2
第 8 节 CPT 后的练习作业

　　请每日选择至少一个卡点，通过完成"挑战信念工作表"（见讲义 8.1）来分析并挑战该卡点。同时，请阅读关于信任主题的讲义（见讲义 9.1），思考你在创伤事件发生前对信任主题持有怎样的信念，以及这些信念如何被创伤事件所影响。如果你对于信任自己或者信任他人存在问题，请完成至少一张"挑战信念工作表"，挑战和信任主题相关的这些信念。此外，你可以选择"卡点记录"上是其他卡点（见讲义 6.1）或者最近发生的负面事件，完成"挑战信念工作表"。

讲义 9.3
信任星形工作表

日期：_____　　来访者：_____

　　信任有很多不同的种类（比如帮人保守秘密、做人诚实可靠）。在本页的右下方，你会看到很多空行，请在下划线上列举出你能想到的所有不同类型的信任（每行写一个信任类型）。然后，请选择身边的一个人。在这里写下你和这个人的关系：_____。如果你想不到一个家庭成员或者朋友，那请想一想生活中有哪些人是你一定要信赖的，比如医生、机械修理师、公交车司机等。对于这个人来说，请在最重要的信任类型旁边画一个星号（可以选择多个信任类型）。接下来，请在本页左下方的星状图里，把这些最重要的信任类型标注在不同的直线上。同时请在直线上画一个十字标记，注明就这个信任类型而言，你有多信任这个人。在每一条直线的两端有一个加号和一个减号，加号代表的是最大程度的信任，减号代表的是完全不信任。如果你不知道自己就这个信任类型到底有多信任这个人，那么请将十字标记画在"没有信息"的圆圈里。请思考以下几个问题：这个人需要在每一个领域里都可信吗？这个人在最重要的领域里是否可信任？你信任让这个人来给你拔牙、剪头发、修车吗？

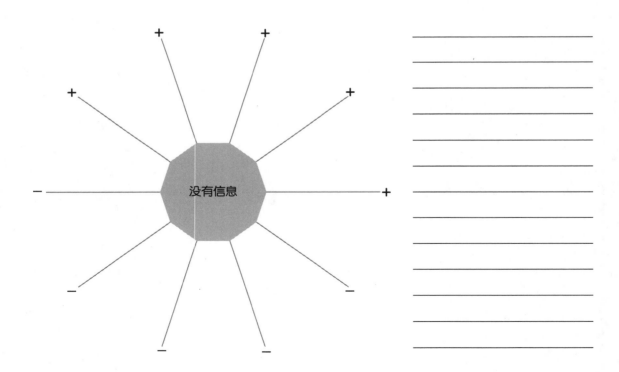

不同类型的信任

讲义 9.3a
"信任星形工作表" 示例

日期：_____　　来访者：_____

　　信任有很多不同的种类（比如帮人保守秘密、做人诚实可靠）。在本页的右下方，你会看到很多空行，请在下划线上列举出你能想到的所有不同类型的信任（每行写一个信任类型）。然后，请选择身边的一个人。在这里写下你和这个人的关系：＿＿朋友＿＿。如果你想不到一个家庭成员或者朋友，那请想一想生活中有哪些人是你一定要信赖的，比如医生、机械修理师、公交车司机等。对于这个人来说，请在最重要的信任类型旁边画一个星号（可以选择多个信任类型）。接下来，请在本页左下方的星状图里，把这些最重要的信任类型标注在不同的直线上。同时请在直线上画一个十字标记，注明就这个信任类型而言，你有多信任这个人。在每一条直线的两端有一个加号和一个减号，加号代表的是最大程度的信任，减号代表的是完全不信任。如果你不知道自己就这个信任类型到底有多信任这个人，那么请将十字标记画在"没有信息"的圆圈里。请思考以下几个问题：这个人需要在每一个领域里都可信吗？这个人在最重要的领域里是否可信任？你信任让这个人来给你拔牙、剪头发、修车吗？

不同类型的信任

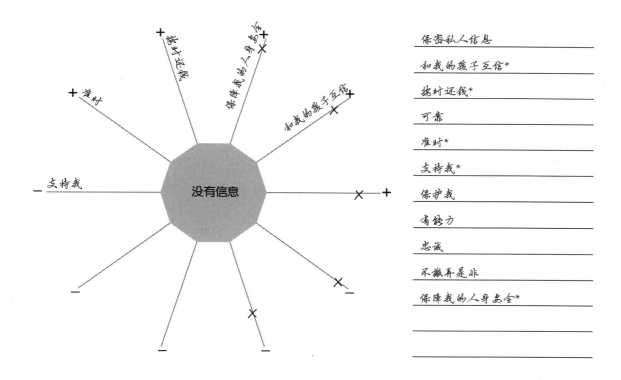

保密私人信息

和我的孩子互信*

按时还钱*

可靠

准时*

支持我*

保护我

有能力

忠诚

不搬弄是非

保障我的人身安全*

讲义 9.4
权力与控制主题

与自我有关的权力与控制信念：认为你可以解决问题，并能够直面挑战。

过往经历

负面的	正面的
如果你在成长过程中重复经历负面事件，那么你可能认为自己无法控制任何事件、无法解决任何问题，即使这些事件和问题是可以被控制和解决的。新的创伤事件可能会证实这样习得性无助的信念。	如果你在成长过程中一直相信自己可以控制事件、解决问题，那么创伤事件可能会打破这样的信念。

与自我有关的负面权力与控制信念：相关症状
<ul><li>情绪麻木、感觉不到情绪</li><li>逃避情绪</li><li>长期处于被动状态</li><li>感到无助和抑郁</li><li>自我毁灭的行为模式</li><li>当你面对不受你控制的事件，或遇到不按照你的要求行事的人时，你会勃然大怒</li></ul>

可能存在的卡点示例
"因为不可能获得完全的控制，那么不如放弃所有的控制。" "如果我当时有更多的控制，创伤事件就不会发生。" "只有当我做到完美的时候，才可以获得完全的控制。" "如果我失去了对情绪的控制，糟糕的事情就会发生。"

解决方法

如果你之前相信：	新的认知可能是：
"我对自己所说的和所做的一切拥有绝对的控制，我也可以控制别人的行为"，那么你需要认识到，没有人可以对自己的情绪或行为随时保持完全控制。尽管你可以对很多外部事件产生影响，但是你不可能控制所有事件或者所有人的行为。不过以上事实并	"我不需要对我的反应、别人的行为、外部的事件随时保持绝对控制。但是，当事件发生的时候，我可以对自己的反应进行一定的控制，我也可以对别人的行为或者外部事件的结果产生一定的影响。" "当我无法完全控制时，糟糕的事情不一定总会发生。"

讲义 9.4　权力与控制主题（续）

如果你之前相信：	新的认知可能是：
不代表着软弱，而说明你理解自己也是人类中的一员，你可以承认自己无法控制所有的外部事件以及自己的反应。	
"我是无助的、没有任何力量，我无法控制自己或别人"，那么你需要努力培养自己的控制感，减少因为习得性无助而产生的抑郁症状和低自尊。观察自己对生活中的事情到底有多少控制，可能对你有帮助。	"我不可能控制所有的外部事件，但是我对于发生在自己身上的事件以及自己的反应仍然拥有一定程度的控制。" "我可以留意生活中能被控制的、不那么重要的事情，同时我也可以练习更好地控制那些对我来说很重要的事情。"

与他人有关的权力与控制信念：认为可以控制他人或者与他人有关的外部事件（包括那些处于权力位置的人）。

过往经历

负面的	正面的
如果你先前的经历让你相信，在和他人的关系中你没有任何控制，或者是在面对某些权威时，你没有任何力量，那么新的创伤事件可能会证实这样的信念。	如果你在先前和别人以及权威的关系中有过正面的经历，那么你可能认为自己是可以影响他人的。创伤事件可能会打破这样的信念，因为在创伤事件之中，你尽了自己最大的力量，仍然无法获得控制，没能阻止创伤事件的发生。
与他人有关的负面权力与控制信念：相关症状	
<ul><li>处于被动状态</li><li>任人摆布</li><li>在很多人际关系之中缺乏自信</li><li>无法维持人际关系，因为你不允许别人在和你的关系中施加任何控制（比如当别人尝试对你施加少量控制时，你会勃然大怒）</li></ul>	
可能存在的卡点示例	
"别人总会想方设法来控制我。" "尝试去抵抗那些处于权力位置的人，没有任何意义。" "这件事情恰好证明了，其他人对于我有太多的控制。"	

讲义 9.4　权力与控制主题（续）

解决方法

如果你之前相信：	新的认知可能是：
"我没有权力，对人际关系没有任何控制"，那么你需要学习一些新方式对自己、他人和外部事件施加控制，这些方式应该是安全的、合适的。	"尽管我不可能每次都在人际关系中得到自己想要的东西，但是我仍然有能力对别人产生影响，我可以坚定地捍卫自己的权力，提出自己的要求。"
"对于那些我在乎的人来说，我必须能够控制他们生活中的一切，不然的话，他们会受到伤害"，那么创伤事件可能进一步强化这样的信念。你需要认识到，在健康的人际关系中，我们要分享权力和控制。如果在一段人际关系中，某一方拥有绝对的权力，那么这可能是带有虐待性质的（哪怕你是那个掌握权力的一方）。同时，你也需要认识到，放下手中的部分权力可能会让自己更放松。有的时候，让别人做出选择会让自己更自由。	"尽管我不可能在人际关系中得到自己想要或需要的东西，但我仍然可以主张自己的意见，提出自己的要求。在一段良好的人际关系中，双方的权力应该处于一个平衡状态。如果对方不允许我拥有任何控制，那么我可以通过结束这段关系来行使权力。" "我可以在人际关系中，学会让对方行使权力。我甚至可以学会享受让对方承担责任、解决一些必要的事情。"

讲义 9.5
第 9 节 CPT 后的练习作业

请每日选择至少一个卡点，通过完成"挑战信念工作表"（见讲义 8.1）来分析并挑战该卡点。同时，如果在本节治疗中没有完成"信任星形工作表"（见讲义 9.3），请自行填写。请阅读关于权力与控制主题的讲义（见讲义 9.4），思考你在创伤事件发生前对权力与控制主题持有怎样的信念，以及这些信念是如何被创伤事件所影响的。如果你在关于自己或者他人的权力与控制主题存在问题，请完成至少一张"挑战信念工作表"，挑战这些和权力与控制主题相关的信念。此外，你可以选择"卡点记录"上的其他卡点（见讲义 6.1）或者最近发生的负面事件，来完成"挑战信念工作表"。

讲义 9.6
给予和获得权力的方式

给予权力	获得权力
正面的方式	
• 无私的（帮助别人，同时不求回报） • 帮助有需要的或面临危机的人 • 在一个有来有往的关系之中，将自己拥有的和对方分享 **例子**：你在去商场的路上接到了朋友的电话，他问你是否可以开车带他去看医生，你决定帮助朋友。	• 坚定自信地表达自己 • 与他人设定清楚的界线 • 对自己和他人诚实 **例子**：你告诉朋友现在无法帮助他，但是你根据自己的日程表约他之后见面。
负面的方式	
• 完全根据对他人的反应的预估，来决定自己的行为 • 总是把别人的需求凌驾于自己的需求之上 • 别人可以轻易触碰你的"敏感按钮"，让你情绪不安 **例子**：很明显对方是在有意地操控你的情绪，而你恰好给了对方所期望的强烈负面反应。	• 对别人下最后通牒 • 测试别人的极限 • 为了一己之利而有意使别人情绪不安 • 采取攻击行为 **例子**：你告诉伴侣，"除非你按照我的意思做，不然我就不和你发生性关系"。

讲义 9.7
尊重主题

与自我有关的尊重信念：认为自己有价值。这样的信念是一个人的基本需求。能够被别人理解、尊重、严肃对待，是自尊发展的基础。

过往经历

负面的	正面的
如果过往的经历让你怀疑自己的价值，那么新的创伤事件可能会证实你在自尊方面的负面信念。以下的生活经历可能会导致负面的自我信念： ● 别人对你不断做出负面陈述 ● 很少从别人那里得到关心和支持 ● 被别人指责和批评，即使这不是自己的过错	如果过往的经历是正面的，让你相信自己是有价值的，那么创伤事件可能会打破这样的信念，并降低你的自尊。创伤事件还会降低你对于做决定、坚持自己的观点的信心。

与自我有关的负面尊重信念：相关症状
● 抑郁
● 内疚
● 羞耻
● 潜在的自我毁灭行为

可能存在的卡点示例
"我是坏的、破坏性的或邪恶的。"
"我要为坏的、破坏性的或邪恶的行为负责。"
"我基本上是不完整的或有缺陷的。"
"因为我没价值，所以我活该不幸福和饱尝痛苦。"

解决方法

如果你之前相信：	新的认知可能是：
"我没有任何价值"（或者以上列举的任一信念），那么创伤事件似乎证实了这样的信念。如果你在创伤事件发生后没有得到足够的社会支持，那么也可能会强化这些负面的自我信念。如果你想要提升自尊，那么你需要重新审视你对自我价值的信念，用更符合事实、更正面的信念替换这些不适合的信念。	"有的时候，坏事情也会发生在好人身上。只是因为有人说了我的一些坏话，不代表这就是事实。没有人应该受到这样的对待，包括我在内。就算我在过去曾犯过错误，不代表我就是一个坏人，就活该遭受苦难和折磨（包括创伤事件）。"

讲义 9.7　尊重主题（续）

如果你之前相信：	新的认知可能是：
"坏的事情不会发生在我身上，因为我是一个好人"，那么创伤事件可能会打破这样的信念，而你可能会疑惑自己到底做了什么得到了这样的报应（例如，"也许我因为自己过去的行为而遭到了惩罚，或者因为其实我是一个坏人"）。如果你想要重新树立起对自我价值的正面信念，那么你需要仔细审视自己所处的场景，这样当坏的事情或者意外发生时，你的价值感不会轻易遭到破坏。当你可以接受坏的事情是有可能发生在你身上时（这样的情况对所有人都适用），你就不会再因为那些并非由自己导致的事件而责怪自己了。	"有的时候，坏事情会发生在好人身上。如果一件坏事情发生在我身上，这并不一定是因为我做了怎样的行为而导致的结果，也绝不是我应得的。有的时候我们没有办法解释为什么坏事情会发生。我可能给创伤事件的发生提供了机会，但我并不是创伤事件发生的起因。"

与他人有关的尊重信念：认为别人应该得到怎样的尊重。对于精神健康而言，能够对别人形成符合事实的看法很重要。对于精神健康欠缺的人来说，他们对于别人的信念往往是刻板的、僵硬的，不会因为新的信息而轻易改变。

过往经历

负面的	正面的
如果你在过去和别人有过很多负面的经历，那么你的结论可能是，别人都不是好人、不值得信任。你可能一概而论地相信所有人都是这样（哪怕是那些本质上非常好，而且从心底里在乎你的人）。创伤事件看起来好像证实了这些关于他人的信念。此外，这些负面经历可能会让你很难去相信那些处于权力位置的人，特别是当你的创伤事件牵涉到了某个处于权力位置的人时。	如果你在过去和别人的经历都是正面的，而这个世界上的负面事件似乎对你没有什么影响，那么创伤事件可能会打破你的信念。如果在创伤事件发生后，那些你本以为会支持你的人并没有去陪伴你，那么你在创伤事件之前所持有的对于他人的信念会受到特别大的打击。
与他人有关的负面尊重信念：相关症状	
<ul><li>长期的愤怒</li><li>对他人的蔑视</li><li>怨恨</li><li>冷嘲热讽</li></ul>	

讲义 9.7　尊重主题（续）

- 当他人对自己表达真诚、关心、同情时，持怀疑态度（"他们到底想要从我这里获得什么"）
- 自我孤立，脱离他人
- 反社会的行为，相信人皆自私，认为自己的行为是正当的

可能存在的卡点示例
"从本质上来说，人都是没有同情心的、冷漠的、自私的。"
"人都是坏的、邪恶的、有恶意的。"
"人类社会的绝大多数人（比如，所有的男人，所有的政府公职人员）都是坏的、邪恶的、有恶意的。"

解决方法

如果你之前相信：	新的认知可能是：
"所有的人都是坏人"，那么你需要重新审视这个自动化的结论——认为所有人（或者某个群体内的所有人）都是坏人——对你的行为和社交关系产生了怎样的影响。当你第一次遇见某人时，你需要意识到，不应该基于刻板印象做出决定，因为刻板印象对于你遇见的大多数人来说都不准确。采取一种"静观其变"的态度是更有效、更准确的，因为这样的方式能够给你足够的时间对他人形成自己的看法，而不是在还没有了解对方的情况下就下意识地对他进行评判。	"尽管有的人（或者说某一社会群体的成员）做了一些糟糕的事情，并不是所有的人（或者说某一社会群体的所有成员）都想要伤害我。" "尽管有的权威会滥用权力，但不是所有权威都想要伤害别人。"
"我必须容忍别人的行为，即使这些行为让我感到不舒服"，那么你可能要记住，若随着时间的推移，某人让你觉得不舒服，或者做了一些伤害你的事情，你完全有自由终止这一段人际关系。你同时需要谨记，所有人都可能犯错，你需要提前想清楚，对于友谊或者亲密关系有怎样的基本原则。如果你和某人对质、要求对方停止那些让你感到不舒服的行为，你可以观察他如何应对你的要求，并以此作为基础来决定你是否应该在自己的生活中保留这段关系。也就是说，如果这个人表达了歉意，并且做出了努力去避免犯同样的错	"尽管这个世界上的确存在着一些人，是我既不尊重，也不想认识的，但是我不能假定每一个新遇见的人都是如此。我日后可能会得出同样的结论，但我必须先了解这个人，然后才能下结论。"

讲义 9.7　尊重主题（续）

误，那么你可能想保持这段关系。如果这个人对你的要求不在意，或者贬低你，那么你可能想要终止这段关系。对于尊重他人来说，关键点其实和信任他人是一样的：你需要时间去了解别人，并形成对别人的看法。你需要对别人形成一个平衡且有弹性的认识。	
"那些我期待会支持我的人总是让我失望"，那么你需要提醒自己，即使这样的情况的确发生了，也不要立刻终止这些关系。请主动和他们进行沟通，告诉他们你的感受以及你想从他们那里获得什么。观察他们如何应对你的要求，并以此作为基础评估你想要如何发展这段关系。	"每个人都会犯错误。我会尝试着查明，他们到底是否明白这是一个错误，还是说这是他们会继续采用的一个负面模式。如果我不能接受，我将终止这段关系。"

讲义 9.8
第 10 节 CPT 后的练习作业

请每日选择至少一个卡点，通过完成"挑战信念工作表"（见讲义 8.1）来分析并挑战该卡点。同时，请阅读关于尊重主题的讲义（见讲义 9.7），思考你在创伤事件发生前对尊重主题持有怎样的信念，以及这些信念如何被创伤事件影响。如果你在关于自己或他人的尊重主题上存在问题，请完成至少一张"挑战信念工作表"，来挑战这些和尊重主题相关的信念。此外，你可以选择"卡点记录"上的其他卡点（见讲义 6.1）或者最近发生的负面事件，完成"挑战信念工作表"。

此外，请在下节治疗之前，每日做一件对自己好的事情，目的只是为了"对自己好"，并不是为了取得怎样的成就。同时，请练习每日给予他人一次赞赏，并每日接受来自他人的一次赞赏。请在这一页纸上，记录你为了"对自己好"所做的事情，以及你给予或接受赞赏的那个人的名字。当你给予赞赏时，应该尽量赞赏别人的行为，而不是赞赏别人的外表。如果以上的练习作业导致了任何卡点的产生，请针对此卡点完成一份"挑战信念工作表"。

10

尊重、亲密感和面对未来：
第 11—12 节治疗及善后辅导

第 11 节和第 12 节治疗的目标

第 11 节和第 12 节治疗的目标和之前的三节治疗（第 8—10 节治疗）非常相近，需要治疗师和来访者一起就相关的创伤主题（包括尊重和亲密感）完成"挑战信念工作表"。此外，这两节治疗包含了一些额外的活动。在第 11 节治疗中，治疗师和来访者需要回顾在第 10 节治疗中布置的两项行为练习，而在第 12 节治疗中，治疗师和来访者需要重新审视创伤事件对来访者的影响。

第 11 节治疗：处理尊重主题和介绍亲密感主题

第 11 节治疗的步骤

1. 回顾来访者在自陈量表上的分数（比如 PCL-5 和 PHQ-9，请参阅第 6 章关于第 2 节和第 3 节治疗的介绍）。
2. 回顾来访者的"挑战信念工作表"，包括与尊重主题相关的卡点，以及其他卡点。
3. 介绍亲密感主题。
4. 布置新的练习作业。
5. 讨论来访者对这节治疗及练习作业的反应。

回顾来访者的"挑战信念工作表"

在第 11 节治疗的开头，治疗师照例应该先回顾来访者在自陈量表上的分数，然后回顾来访者完成的关于尊重主题的"挑战信念工作表"。来访者往往对于自我价值和自我能力有着非常根深蒂固的信念。他们可能会说，因为创伤事件他们被永久性地损毁了；他们可能认为 PTSD 恰好证明了自己是软弱的、疯狂的或者以某种消极的方式被永久性地改变了。或者，他们可能从创伤事件中得出结论，认为自己的判断力有缺陷，或认为其他人都在责怪自己，认为自己在创伤事件发生时应该或者不应该做出怎样的行为。这些信念会慢慢腐蚀他们对自己在创伤事件中所扮演角色的信念，接着会逐渐损坏他们对于自尊的整体认知。当创伤事件的本质与人际关系有关时（比如，强奸、儿童虐待或者军队里的性侵），来访者可能会做出这样的假定，"一定是我自己一早就存在着怎样的问题，不然这样的创伤事件就不会发生在我身上"。当来访者开始对自己做出整体性的负面评价时，治疗师需要帮助来访者认识他们所持有的卡点，然后通过苏格拉底式谈话弄清楚这样的自我批评源自何处。就像其他主题一样，尊重主题是一个整体性的、多维度的概念，而这样的概念应该具有足够的弹性，从而让来访者以不同的方式看待自己和他人。

一般来说，当治疗进行到这里时，正好适合处理来访者关于完美主义的信念，以及关于任何错误都会导致灾难性后果的认知。来访者往往持有一种负面循环，他们对自己犯下的任何错误都进行过度的自我指责，强化了自己认为任何错误都是不可接受的认知。来访者可能相信他们在创伤事件发生前或发生时犯了一些错误，而正因如此才导致了创伤事件的发生，这样的信念又会进一步加深以上的思维模式。有的时候，治疗师可以询问来访者："如果一位老师说 100 分是优秀，而 99 分是不及格，你会有怎样的想法？"如果来访者说，这样的做法不公平，那么治疗师可以接着询问："那为什么你要这样不公平地对待自己呢？"有的时候，治疗师还可以这样询问来访者："你认识完美的人吗？也许'足够好'是更合乎情理的目标。"

针对来访者对自己的不公平对待，治疗师可以使用"挑战信念工作表"做进一步的探索。打个比方，在下面的例子中，来访者在工作中犯了一个错误，导致她需要加班来解决相关的问题。

治疗师：*所以这里的卡点是，"如果我犯了一个错误，那么我就是失败的"，我们需要看一看有怎样的证据反对这个卡点。除了犯错之外，你当天是否做了其他工作？*

来访者：*当然，我那天做了很多事情。*

治疗师：你当天做的其他工作，结果都还不错？

来访者：我猜是这样的，但也有可能过几天会发现结果并不是那么好。

治疗师：除了工作之外，你昨天还做了其他事情吗？你昨天一共做了多少个决定？其中有多少百分比的决定是正确的？

来访者：当你这样描述的时候……我猜我昨天表现得还可以。但是昨天做的事情并没有工作上犯的那个错误重要。

治疗师：这是可以理解的。不是每一件事情都有着同样的重要性。但是你刚才提到，你昨天做的事情包括照顾孩子，是吧？你昨天做的那么多事情之中，哪一件事情是最为重要的？

来访者：肯定是照顾孩子，确保他们安全、不挨饿等。

治疗师：这么说来，如果整体地看昨天，除了在工作上犯了那个错误之外，你还做了不少其他事情，而且表现得还不错？

来访者：我猜是这样的。

治疗师：在过去的一周里，你的工作上还有没有发生其他比较重要的事情？

来访者：有的。我完成了一个自己筹划了很久的大项目，并在周一把这个项目递交上去了。

治疗师：递交这个项目的过程顺利吗？

来访者：我的上司说我做得很棒。

治疗师：这样说来，我们可以在工作表上列举出怎样的证据来反对你的卡点，"如果我犯了一个错误，那么我就是失败的"？

来访者：我猜我可以说，这份项目完成得很棒，而且我很努力地在照顾好孩子。

治疗师：非常棒！那现在不如利用这些信念来完成工作表 D 栏里的其他问题。

当治疗师和来访者探索与他人有关的尊重主题时，治疗师需要帮助来访者识别，他们通过怎样的方式将施害者或战争中敌人的一些特征进行泛化，进而以偏概全地运用到整个社会群体上（比如，所有的男人、所有的伊拉克人、所有的亚洲人）。当这样的情况出现时，治疗师需要帮助来访者意识到，人是以个体的形式存在的，我们不能将所有人都纳入一个刻板印象中。治疗师可以采用"挑战信念工作表"来帮助来访者认识到，这样的刻板印象不仅对于这些被污名化的群体成员是不公平的，而且对于来访者自身的日常生活也会带来非常负面的影响（比如，回避由某社群成员营业的加油站、不和某社群成员约会等）。来访者需要接受帮助，识别这些过度泛化的认知是如何被维持的，以及为什么被维持。

对于在军队服役的来访者来说，他们往往会在另外一个领域（对政府的"看法"上）形成过度顺应类卡点。就像我们在本书中谈到的其他概念一样，"政府"是一个非常概括的名词，它指代很多不同的东西。很多来访者会借助自己对于政府的想法，维持愤怒情绪，进而逃避对其他情绪的体验，比如和创伤事件相关的忧伤、哀伤等。尽管对于来访者来说，能够被治疗师倾听是非常重要的，但是不断地抱怨政府并不会让他们的状况得到改善。相反，真正可以帮助到来访者的是以下做法，治疗师可以鼓励来访者把注意力集中到他们指责政府背后的创伤事件上，治疗师也可以询问来访者，"当你提到'政府'时，你指的是什么？某一任总统？军队？市长？还是民众？"此外，如果来访者的卡点是政府不可信，那么治疗师可以提出以下问题，"所以你的意思是，当你打报警电话时，没有人应答？你从来没有收到过邮件？"或者提供一些其他的例子，说明在大多数情况下"政府"或者"政府机构"的确在进行有效的工作。治疗师可以通过苏格拉底式谈话帮助来访者认识到，有很多不同种类的"政府"，而不同种类的政府的可信程度又是不同的。尽管在一开始，这样的对话感觉像是一个语言练习，但是当来访者慢慢认识到很多事情存在于灰色地带之中，他们会感到掌握了更多的控制，同时当来访者遭遇一些涉及政府的事件时，他们会更少展现出一触即发的反应。

回顾给予和接受赞赏以及行为激活的练习作业

治疗师应该确保本节治疗中留有足够的时间，来询问来访者是如何完成另外两项行为作业的，包括给予和接受赞赏，以及每日做一件对自己好的事情。治疗师可以询问来访者，是否做到了在接受他人赞赏的同时不立刻拒绝，并鼓励来访者对别人说"谢谢"，哪怕来访者一开始可能会因为自己所持有的关于自尊的负面信念而感到不舒服。如果来访者在接受他人赞赏的过程中出现了任何卡点，就应该将这些卡点添加到"卡点记录"上，并针对卡点完成"挑战信念工作表"。此外，治疗师还可以询问来访者，当他给予他人赞赏时发生了什么，包括别人是如何回应的，以及这样的互动是否和过往的人际互动存在差别。

接下来，治疗师应该询问来访者，当每日做一件对自己好的事情时，他们有怎样的感受，以及这样的活动是否触发了一些新的卡点（比如，"我不配得到好的东西"或者"如果我感到快乐，那么我就是不尊重在战争中丧生的同伴"）。很重要的一点是，治疗师需要确保来访者没有强迫自己去"赢得"好的东西。如果来访者这么做的话，就会违背了我们要求来访者对自己好且不附加任何条件的本意。在下一节治疗之前，治疗师应该鼓励来访者继续做对自己好的或者是有意义的事情，继续给予和接受赞赏，同时尝试着享受这些活动。治疗师应该继续帮助来访者识别和尊重有关的卡点，如果来访者习惯性地对自己做出贬低性的评论，那么治疗师还应该帮助来访者找到一些正面的、提升自尊的陈述句来替换这些自我批评。治疗师可以同时告知来访者，这是一份"持续终身"的练习作业。

讨论终止治疗

如果治疗师没有在早前的治疗中提到这个话题，那么应该在这节治疗中询问来访者，他们对于终止治疗有没有任何担心忧虑或者其他强烈情绪。我们的经验是，不少来访者，特别是那些在进行 CPT 之前接受过长程心理治疗的来访者，对于终止治疗存在卡点（比如，"如果没有治疗师，我就没有办法管理自己的生活"，或者"如果没有治疗师，所有的一切都会回归到之前的状况"）。治疗师可以要求来访者针对这些卡点完成"挑战信念工作表"，来访者一般会发现自己在治疗中取得了很大的进展，而且他们会意识到自己拥有足够的技能和工具去维持在治疗中建立起来的更健康、更平衡的对自己和他人的认知。此外，治疗师还可以提醒来访者，如果在未来的确有需要的话，可以安排支持性咨询（用来强化治疗效用）。

介绍亲密感主题

与之前的治疗一样，在第 11 节治疗的结尾处，治疗师需要介绍新的主题（也就是亲密感），同时和来访者简要地讨论创伤事件如何影响来访者的亲密关系。从自尊主题过渡到亲密感主题应该相对自然，因为亲密感包含了高度的自我效能以及独处的舒适感。与亲密感主题相关的卡点可能和性关系有关，也可能和性关系无关，这类卡点可能包括各种各样的人际关系。在一开始的时候，治疗师可能发现，识别和他人相关的亲密感问题相对更加容易，而识别和自己相关的亲密感问题会比较困难。和他人相关的亲密感问题往往包含着这样的卡点，"如果我太过于接近某人，那么他会死去""男人接近我只是为了性"或者"如果我让某人完全地了解我，那么他会离开我"。在另外一方面，和自己相关的亲密感问题通常包含这样的卡点，"我没有办法独处""我不可能满足自己的需求"或者"如果我没有 PTSD，我就不知道该怎样打发时间"。与自我相关的亲密感远远超过自尊，它包含下面几个要素：对自我有足够的认识，了解自己的价值观和喜好，可以选择未来进行怎样的兴趣和活动。换句话来说，针对自我的亲密感，我们的目标是，在治疗结束的时候来访者能够在心智发展层面赶上同辈群体，不论在成年初期的职业规划还是亲密关系上，抑或关于退休后的身份认同和活动的决策上，都可以做出自平衡、满意的选择。

对于一个在成年期遭受创伤的来访者来说，治疗师可以鼓励来访者回忆，在创伤事件发生之前，他们对于自己和他人有着怎样的亲密感，而这些亲密感又是如何被创伤事件影响的。治疗师应该和来访者核对，他们是否仍然在采取不合适的、有问题的自我安抚行为（比如酗酒、使用毒品、暴食、过度消费）。这样的行为可能在治疗早期就处理过了，但在这里仍然有必要再次讨论，目的是识别和自我照顾相关的卡点。对于本节治疗的练习作业，治疗师应该要求来访者针对以下内容完成"挑战信念工作表"：和亲密感有关的负面认知，其他仍未解决或者持续存在的卡点，和终止治疗有关的卡点，以及旨在形成更多更适应性的自我陈述。

布置新的练习作业

治疗师应该向来访者提供亲密感主题讲义（见讲义 10.1），并要求来访者完成至少一张关于亲密感主题的"挑战信念工作表"。此外，治疗师应该要求来访者书写一份新的影响陈述，其中需要描述：在当下来说，创伤事件的发生对他们有着怎样的意义，以及来访者目前对以下 5 个主题持有怎样的信念，包括安全、信任、权力与控制、尊重及亲密感（见讲义 10.2）。这份新的影响陈述可以让来访者更清楚地看到，他们的信念自治疗开始后发生了怎样的变化，正因如此，治疗师需要向来访者强调，在完成这份练习作业时，来访者应该聚焦于当下所有的想法和感受，而不是治疗刚开始时的想法和感受。最后，除了每日完成一张"挑战信念工作表"外，治疗师应该要求来访者继续做对自己好的或者有意义的事情，同时继续练习给予和接受赞赏。

讨论来访者对这节治疗及练习作业的反应

与往常一样，治疗师应该在第 11 节治疗的结尾处，询问来访者对于此节治疗的反应，同时询问来访者对于本节治疗的内容或练习作业是否存在任何问题。如果来访者在此节治疗中获得了一些重要的想法和发现，治疗师应该及时强化。如果来访者对此节治疗总结了一些重要信息，治疗师也应该给予注意。

第 12 节治疗：处理亲密感主题和最终的影响陈述

第 12 节治疗的步骤

1. 回顾来访者在自陈量表上的分数（比如 PCL-5 和 PHQ-9，请参阅第 6 章关于第 2 节和

第 3 节治疗的介绍）。

2. 回顾来访者的"挑战信念工作表"，其中包括与亲密感主题相关的卡点，以及其他卡点。

3. 回顾来访者的第一份和最后一份影响陈述。

4. 回顾治疗过程和来访者的进展。

5. 探讨来访者未来的目标。

回顾来访者的"挑战信念工作表"

在第 12 节治疗（也是 CPT 的最后一节治疗）中，治疗师首先要和来访者回顾上一节治疗后来访者所完成的"挑战信念工作表"，其中包括和亲密感主题相关的卡点以及其他卡点。我们发现，很多 PTSD 来访者因为亲密感的问题变得非常依赖于他人，以至于他们认为自己没有能力照顾自己。一些男性退伍军人甚至会出现这样的情况，他们需要妻子或伴侣开车带他们去看医生（不论是生理健康还是心理健康），因为他们害怕，如果没有妻子或伴侣的陪伴和安抚，自己会在等候医生时彻底崩溃。很多来访者在填写这份练习作业时，只注意到了身体上的亲密或者是与他人的亲密关系，却没有注意到自我的亲密感。在这样的情况下，治疗师可以提醒来访者，自我的亲密感包括应对困境，保持对自我的控制，以及向自己提供适当的安抚，而不需要依赖于其他人的安抚或者是使用一些不健康的行为来应付自己的情绪和行为。自我的亲密感同时还包括对自我的认识，也就是在 PTSD 的康复过程中，来访者可以重新发现自己的价值观和喜好。如果治疗师和来访者发现有些卡点阻碍了来访者回归到和自己年龄相符的心智发展阶段，那么应该把这些卡点添加到"卡点记录"上来。

就像我们在第 11 节治疗中提到的那样，如果来访者的自我亲密感存在问题，他们常常出现的一个症状是采取过度的行为。比如，毒品使用、暴食、强迫性的消费和赌博、甚至一些好像健康但如果过度则不健康的行为（比如，过度健身）。某位完成了 CPT 的来访者曾经告诉治疗师，在第 1 节治疗后为了完成首份影响陈述，他"需要先喝醉"。治疗师很快地意识到，这位来访者可能在自我安抚上存在问题，于是治疗师和来访者一起合作，识别出来访者在以下方面的卡点：自我照顾，以及谈论自己创伤经历的能力（比如，"除非喝醉了，不然我无法回忆自己的创伤经历"）。治疗师在接下来的治疗中一直留意着这个问题，从而确保来访者在治疗前、治疗中、治疗后或完成练习作业时没有采取饮酒的行为。在最后两节 CPT 中，治疗师把工作重心放在了帮助来访者形成更多、更健康的自我应对方式上。其中一个方法是，当来访者体验到负面情绪时，与其立刻去进食、吸烟、饮酒或消费，治疗师鼓励来访者完成一份"挑战信念工作表",给自己一个机会观察是什么想法引发了痛苦的情绪,而不是直接逃避痛苦的情绪。在理想情况下,这样的自我应对方式可以帮助来访者挑战自己的负面认知,进而降低痛苦情绪,如此来访者就不会采取不健康的行为了。

对于治疗师来说,在这里检阅来访者对其他两项行为练习的完成情况也相当关键,包括给予和接受赞赏以及每日做一件对自己好或有意义的事情。很多来访者会很惊讶地发现,在做了一些对自己好的小事之后,居然体验到了如此多的快乐,而且不需要做什么来换取对自己好,也不需要先取悦别人或得到别人的许可。很重要的一点是,治疗师要帮助不同的来访者探索不同的选项,一些常常用到的活动包括出去散步、喝一杯热茶、给朋友打个电话、健身、园艺,或者开始一项新的业余爱好。来访者通常发现,当自己开始变得情绪化时,如果可以进行以上这些正面活动,就能较容易地打破之前的恶性循环,即从负面的认知到痛苦的情绪再到毁灭性的行为。

当我们谈到对于他人的亲密感时,来访者往往存在以下两种问题:一个是与朋友和家人在情感上的亲密感,另一个是性关系上的亲密感。如果来访者第一次遭遇创伤事件是在成年期,那么他们往往会远离自己的朋友和家人,逃避结识新的朋友,以保护自己不受到他人的拒绝、指责和伤害,因为来访者通常认为别人真的会这么对待自己(尽管这不是真的)。举个例子,创伤幸存者在面对来自家人和朋友的支持时(即使这样的支持行为看起来有些笨拙、生疏,但本意是好的),可能会错误地将支持诠释为别人在批判和指责自己,或者自己应该"把这件事给忘了"。创伤幸存者还经常假定,如果别人得知了创伤事件的"整个故事",或者获悉了在创伤事件中到底发生了什么,一定会指责自己。正因如此,来访者往往将自己和他人隔离开来,而忽略了这些人可能是自己的支持来源;这样的结果是,来访者和他人的人际关系会逐渐恶化直到破裂。更重要的是,来访者因为害怕被别人伤害或抛弃,往往会逃避建立新的人际关系。久而久之,很多来访者会陷入社交孤立的困境,感到非常孤独,同时不相信自己有能力拥有健康的人际关系。一些很常见的卡点包括:"没有人会爱我""如果别人知道我过去的经历,就会知道我是一个多么糟糕的人""所有人都会离我远去"。

相反地,那些在童年期遭遇创伤事件的来访者往往保持着不健康的人际关系,因为他们基于自己过去的经历形成了这样的信念,认为自己没有能力获得也不应该获得任何的人际关系。这些来访者经常被朋友和家人恶劣对待,并且习以为常,而且如果别人虐待自己,他们反而认为是自己的过错。对于治疗师来说,最为重要的是帮助来访者寻找这些行为模式背后、与他人亲密感相关的卡点(也可能是核心信念)。卡点的例子包括:"我不值得被爱""我可以期待的不过是一场糟糕的关系"和"别人对我不好,这是我自己的原因"。治疗师需要帮助来访者认识到,PTSD病症可能让他们忽略了那些曾经主动对自己示好的人,进而阻止了他们结识新的朋友，而这些人原本可以成为他们的支持来源。正因如此，当来访者在挑战关于他人的负面认知时，很难找到反对卡点的证据（因为自己缺乏社会支持），所以治疗师需要和来访者展开更多的讨论，帮助他们找到"反对卡点的证据"。

尽管性关系上的亲密对于性侵幸存者来说是一个特别相关的问题，我们发现其他类型的创伤事件一样有可能对来访者的性功能产生负面影响。对于不少来访者来说，PTSD 病症以及抑郁病症会影响性欲和性能力，而这样的来访者往往认为这是另一个证据，证明自己的确被"损毁"了。因此，治疗师需要将来访者在性功能方面的反应正常化。还有的时候，PTSD 来访者会因为朋友的死亡而感到哀伤或内疚，所以他们认为自己不应该在生活中体验到任何快乐，包括性关系上的亲密感。

对于性侵幸存者来说，和他人保持性关系上的亲密会带来很大的挑战——不仅是因为他们在感到信任和脆弱两个方面（这两者和性关系上的亲密紧密相连）存在困难，而且是因为性行为本身是一个与创伤事件紧密相连的刺激物，会触发一系列应激反应。和亲密主题有关的事项，可能在之前的治疗中已经解决过了（比如信任主题），但是在最后一节的治疗中，治疗师仍需留意来访者是否依然持有未解决的、和性亲密感相关的卡点，并对此展开工作。尽管 CPT 不对性功能进行治疗，但 CPT 作为一种认知疗法，可以帮助我们识别并改正来访者持有的并存在问题的信念，而这些信念往往导致性功能障碍。然而，如果来访者的确有更严重或者长期存在的性功能障碍，他们应该接受其他专门为此问题而设计的疗法（参考 Haines,1999）。

回顾来访者的第一份和最后一份影响陈述

对于大多数治疗师和来访者来说，在本节治疗中让来访者朗读最新的影响陈述，讨论创伤事件对于来访者目前的意义，是把整个治疗过程串联起来的一个非常棒的活动。来访者应该先向治疗师大声朗读新的影响陈述，接下来治疗师大声朗读来访者在第 2 节治疗中完成的首份影响陈述（如果来访者没有在第 2 节治疗中出示首份影响陈述，那么也可能是第 3 节治疗）。这样做的原因是，让来访者发现自己在相当短的一段时间内实现了多少改变。一般来说，从第一份影响陈述到最后一份影响陈述，存在相当显著的变化，而来访者往往评论道，"我之前真的是这么想的？"或者"我真的不敢相信我之前是这样和自己对话的"。接下来，治疗师和来访者列举他在哪些关键方面发生了改变，以及来访者还有哪些未解决的信念需要在治疗结束后继续展开工作。如果从第一份影响陈述到最后一份影响陈述，来访者并没有展示出显著变化，那么治疗师可以邀请来访者识别自己在以下 5 个主题中实现了哪些认知和行为上的变化（包括安全、信任、权力与控制、尊重及亲密感）。治疗师也需要留意来访者是否仍持有某些极端的思维模式，并记录下任何相关的卡点，以便来访者在治疗结束后可以继续展开工作。

回顾治疗的过程和来访者的进展

在最后一节治疗中，剩余的绝大部分时间应该用于回顾 CPT 所涉及的概念和技能上。治疗师应该提醒来访者，他们能否保持康复的状态，主要取决于他们能够在多大程度上继续使用这些新技能，拒绝向过去的逃避行为屈服让步。治疗师应该鼓励来访者赞扬自己勇于直面和处理创伤经历，认识到自己为了康复做了很多工作，而这都是来访者自己的功劳。如果来访者在这一部分的治疗中提出了任何卡点，治疗师应该向来访者提供额外的"挑战信念工作表"，让来访者可以处理这些卡点以及其他在康复过程中会出现的负面信念。

探讨来访者对未来的目标

治疗师应该在最后一节治疗中，和来访者讨论他们未来的目标。对于一些来访者来说，我们不可能在 12 节治疗中解决他们的哀伤或者因为创伤事件而体验到的丧失之痛，所以治疗师应该鼓励来访者继续重新建设自己的生活，给自己足够的时间去哀悼丧失。如果来访者在将来遭遇到一些事件，触发了闪回的症状、噩梦或者之前不记得的回忆，这并不代表他们的 PTSD 病症又回来了。在面对一个强度足够大的刺激物时，绝大多数人会因为自己曾经遭遇过的创伤事件而体验到应激反应。如果被触发之后，来访者发现自己没有办法相对迅速地返回之前的精神状态，那么他们应该鼓励自己去体验自然情绪，同时核查自己的想法以确保这些想法不是极端的。接下来，他们应该完成相应的工作表来解决那些导致痛苦情绪的负面认知。

对于患有 PTSD 很多年的来访者来说，他们常常在治疗进行到一定程度时提出这样的问题："如果我没有 PTSD，那么我是谁？"PTSD 可以吞噬掉一个人所有的生活，如果来访者不再需要担心或处理自己的闪回症状（或其他 PTSD 病症），他们就会很难想象自己该如何做出选择或采取行动。对于一些年纪比较大的来访者来说，我们会讨论"从 PTSD 中退休"的话题；对于年轻的来访者，我们会讨论"从 PTSD 中毕业"的概念。我们提醒来访者，所有人都会随着时间的推移改变自己的角色和身份认同，比如结婚、生孩子、学校毕业或者退休。其中的任何一个变化都会带来很多疑问和未知，包括个人角色、责任、与他人的关系、如何利用时间等。治疗师应该帮助来访者正常化这样的体验，鼓励来访者针对自己的每一个问题寻找比较平衡的回答，而不是带着恐惧去看待所有变化。特别是，来访者如今可以独立做出选择、利用自己的时间，而不是像过去一样被 PTSD 控制。治疗师应该引导来访者从正面的角度看待这些新的变化，同时鼓励来访者探索他们面对的所有选项。

关于善后辅导的说明

我们建议，当来访者完成了 CPT 全部疗程后，不论他们的治疗频率是一周一次还是一周两次，治疗师都应该在治疗结束后的一到两个月内安排一节善后辅导。治疗师应该鼓励来访者针对剩余的卡点继续完成"挑战信念工作表"。在这一节善后辅导中，来访者需要先完成他们曾在治疗中填写过的自陈量表，通过回顾量表的分数，治疗师可以督促来访者回到正轨（如果病症加重），或者强化来访者的康复（如果病症减轻）。同时在这一节善后辅导中，治疗师需要向来访者灌输"片段化治疗"的概念。治疗师鼓励来访者充当自己的认知治疗师，帮助自己处理卡点以及日常生活中遭遇的触发事件，如果他们在解决卡点或触发事件时遭遇困难，可以联系治疗师，再预约一节善后辅导。在这样的善后辅导中，治疗师会和来访者进行目标明确且具体的工作，治疗师也会鼓励来访者继续使用他们在 CPT 中学到的技能。

我们熟识的数个门诊项目都为完成 CPT 的来访者设置了善后辅导。在这些项目中，他们通过团体的方式每月举办一次善后辅导，参与善后辅导的来访者要么是生活中仍然经历着动荡和剧变，要么是自陈量表的分数上没有出现预期的下降。这样的善后辅导团体一般是短程的，而且在每一节辅导中，来访者需要向他人展示自己完成的工作表。一般来说，这样的善后辅导团体采取的是按需出席的模式（也就是来访者不需要每节都到），来访者可能会得到一节或者数节的善后辅导，这取决于他们目前的康复状态和工作进展。做过善后辅导团体的治疗师曾告诉我们，这样的团队对来访者非常有帮助，可以维持来访者的康复，也可以向来访者提供一个合适的场所让他们继续挑战自己的卡点，同时又不需要回归到正式的心理治疗中来。

讲义 10.1
亲密感主题讲义

与自我有关的亲密感信念： 认为你可以照顾好自己的情绪需求。对于健康的生活来说，很重要的一方面是能够安抚自己、让自己冷静下来。与自我相关的亲密感信念包括，可以和自己独处但不感到孤独或空虚的能力。

过往经历

负面的	正面的
如果过往的经历（或是负面的榜样）让你相信自己无法应对生活中的负面事件，那么在面对创伤事件时，你可能会体验到负面认知，认为自己无法安抚、宽慰和照顾自己。	如果之前有过健康的、正面的自我亲密感，那么可能更有能力去应对创伤事件，因为你可以使用既有的一些自我应对策略。但是，有的创伤事件会造成冲突；你可能开始怀疑自己是否有能力满足自己的情绪需求。

与自我有关的负面亲密感信念：相关症状
<ul><li>无法安抚和宽慰自己</li><li>害怕独处</li><li>在内心体验到空虚感或死寂感</li><li>如果独自一人回忆起创伤，会体验到强烈的焦虑和惊恐发作</li><li>从外界寻找安抚，包括暴食、酗酒、使用毒品、过度消费、自我伤害、性关系混乱</li></ul>

可能存在的卡点示例
"如果我变得情绪化，那么我会失去控制。" "我不能容忍独处。" "我无法独自应对自己的创伤症状。"

解决方法

如果你之前相信：	新的认知可能是：
"我可以照顾好自己，其他人的行为不会影响我"，那么创伤经历可能会打破这样的信念。你需要记住自己曾经是如何照顾好自己的需求的，而且没有让别人的危机变成自己的危机，这对你有很大的帮助。此外，如果你可以理解为什么面对创伤事件时会体验到应激	"我不会一直这样痛苦下去。我可以安抚自己，我可以使用学会的技能应对这些痛苦的情绪。我可能需要一些帮助来更好地处理我的应激反应，但这是正常的。" "我目前正在努力培养的技能和能力会帮助我更好

讲义 10.1　亲密感主题讲义（续）

反应，那么就不会对自己当下的应激反应那么恐慌。对于有的人来说，当他们没有办法安抚自己时，他们可能会采取不健康的行为（比如使用毒品、暴食、赌博等），但这些行为只是掩盖了问题，并不能帮助他们康复。他们体验到的痛苦情绪不会消失，相反他们需要处理这些不健康行为所导致的后果，通常只会让问题雪上加霜。	地应对未来可能发生的应激事件。"
"我不能照顾自己；我需要其他人帮助我"，那么创伤事件会强化这样的信念。你可能深信自己没有技能帮助自己，也没有能力让自己感觉更好。你需要开始识别，在每一天的生活中，你在哪些细小的方面照顾了自己，然后基于这些较小的成就，不断努力和积累。如果你的生活中有人可以让你依靠，这样固然很好，但他们总有没空的时候，届时你必须依靠自己。	"在开始的时候可能会很困难，但是我可以学会技能更好地照顾自己，包括练习自我保健、做一些自己喜欢的事情。" "当我有需求的时候，寻求帮助是一个健康的行为，但是别人并不总是随叫随到，我需要学会如何照顾好自己，直到可以获得别人的帮助。"

　　与他人有关的亲密感信念：认为你可以和他人在情感上建立起不同类型的联系。想和他人保持亲密关系是人类的基本需求。创伤事件，或者他人不敏感的、有伤害性的、缺乏同情心的反应，会对与他人的亲密关系产生负面影响甚至损毁。

过往经历

负面的	正面的
负面信念可能来自创伤中丧失了亲密关系。创伤事件似乎证实了你的负面信念，认为自己无法和别人保持亲密关系。	如果你之前和他人有过相对满意的亲密关系，那么可能会发现，创伤关系使你认为自己再也无法接近任何人（特别当创伤事件是由你认识的人造成的时候）。
<div align="center">**创伤后经历**</div>	
如果创伤事件发生后，你本以为会提供支持的人却指责或拒绝你，那么这样的经历会打破你对自己可以和他人保持亲密关系的信念。	
<div align="center">**与他人有关的负面亲密感信念：相关症状**</div>	
<ul><li>无处不在的孤独感</li><li>社交隔离、空虚感</li><li>无法和别人有紧密的联系，即使这样的关系中的确存在爱和肢体上的亲密</li></ul>	

讲义 10.1 亲密感主题讲义（续）

可能存在的卡点示例
"如果靠近别人，我就会受伤。"   "所有人唯一想要的就是性。"   "在人际关系中，别人永远想要占我便宜。"

解决方法

如果你之前相信：	新的认知可能是：
"我可以依靠他人，也可以和他们有亲密的沟通"，那么创伤事件会对你与别人感到亲密的能力产生负面影响。关于和别人保持亲密关系的能力，你需要重新建立一些更健康的信念。为了能够再次和别人建立起亲密关系，你需要对亲密感形成一些更新的、更有适应性的信念。亲密关系的建立需要时间，也需要双方的共同努力。你不能为过去或未来亲密关系的失败承担全部的过错。建立亲密关系需要你承担一定的风险，而且有可能会再次被伤害。但如果只是因为这个原因就逃避亲密关系，那么你会感到空虚和孤独。	"尽管过去的某一段亲密关系没有成功，但这并不代表着我不能在未来拥有满意的亲密关系。并不是所有人都会背叛我。如果我想要在未来建立起亲密关系，我必须承担一些风险，但是如果我可以慢慢来、循序渐进，那么我更有可能做出准确的判断，比如到底这个人值不值得信任。"
"我不能靠近任何人，每一个人都想要伤害我"，那么创伤事件会强化这样的信念。你需要慢慢地开始冒一些风险，尝试和别人建立关系，然后认识到你不仅可以信任他们，而且可以和他们保持亲密关系。如果在创伤事件发生后，有的人做出了一些反应让你失望或者受伤，那么你可以尝试着改善和他们的关系，你可以告诉他们你需要什么，让他们知道他们的言行对你产生了怎样的影响。如果他们不能按照你的要求做出改变，也不能满足你的需求，那么你可能会决定不和他们继续保持亲密关系。你也可能发现，他们当时的反应是出自无知或恐惧。如果你和他们沟通交流，你们的关系可能得到改善，而你可能感到和他们的关系要比创伤事件发生前更加亲密。请记住，对于很多人来说，从一件创伤事件中康复，是需要他人支持的。	"我仍然可以和别人保持亲密关系，但是我不可能（也不需要）和遇到的每个人保持亲密关系。对于那些完全无法采取折中态度的人来说，我可能会丧失和他们的亲密关系，但是这不是我的过错，也不是因为我没有尝试。"

讲义 10.2
第 11 节 CPT 后的练习作业

请阅读亲密感主题讲义（见讲义 10.1）。如果你在关于自己或他人的亲密感上存在问题，请完成"挑战信念工作表"（见讲义 8.1），挑战这些和亲密感主题相关的信念。此外，如果你对其他主题仍然存在问题，或者你对终止治疗存在担心和忧虑，请完成"挑战信念工作表"。

请继续练习每日对自己做一件好的和有意义的事情，同时继续练习每日给予他人一次赞赏，并每日接受来自他人的一次赞赏。

最后，请书写篇幅为至少一页纸的声明，描述对于现在的你来说，为什么创伤事件会发生在你身上。同时请描述，对于现在的你来说，在以下几个主题中（包括：安全、信任、权力与控制、尊重及亲密感），你对自己持有怎样的信念，以及对于这个世界存在怎样的信念。

PART 4

传播和特殊场景下的
不同版本

11

CPT 的变化：
具有书面叙述的 CPT、
可调整时长的 CPT 和
针对急性应激障碍的 CPT

书面叙述

具有书面叙述的 CPT（CPT+A）的最初版本（Resick & Schnick，1992，1993）在 12 节治疗方案中包括了两个针对首要创伤事件的书面叙述。早期的大部分研究都是针对这一版本的治疗进行的，直到 Resick 等人（2008）的拆解研究发现，只使用认知疗法的 CPT 版本，在让来访者免受书面叙述困扰的情况下有同样的疗效。今天进行的大部分研究都是用 CPT 完成的。然而，在某些情况下，纳入书面叙述可能会被证明是有利的。正如第 2 章讨论的那样，一项研究发现，那些具有高水平解离症状的人使用 CPT+A 比使用 CPT 效果更好，而那些具有中度和低度解离症状的人使用 CPT 效果更好（Resick，Suvak，et al.，2012）。与此相关的是，对 CPT+A 与 PE 的最初研究（Resick et al.，2002）及拆解研究的数据进行分析的结果表明，虽然童年虐待的严重程度或持续时间并不影响不同类型 CPT 的治疗结果，但虐待频率确实影响了结果。那些经历过高频率虐待的人在 CPT+A 中表现得更好（Resick et al.，2014）。在这两种情况下，很可能不仅仅是记述行为，而是记述与认知处理的结合产生了疗效。如果仅使用 PE 疗法或书面叙述，疗效都不太好。所以重要的不仅仅是重复记述创伤事件。有可能这些来访者需要将一组支离破碎的记忆重建成一个连贯的记述，以便从认知干预中获益。

尽管 CPT 和 CPT+A 通常具有类似的治疗结局，而且 CPT（脱落率 22%）和 CPT+A（脱落率 34%）之间的治疗脱落率差异不具有统计意义（尽管可能在临床上是有意义的；Resick et al.，2008），但有些人可能会选择做 CPT+A，因为他们想要进行书面叙述。我们建议让来访者选择希望进行的治疗。

与 CPT（已在第 5—10 章中详细描述）一样，CPT+A 会进行 12 节的治疗，但顺序与 CPT 中的顺序有点不同。每次 CPT+A 的治疗主题如下：

1. 介绍及教育
2. 事件的意义（影响陈述）
3. 识别认知和感受（"ABC 工作表"）
4. 记忆创伤事件（第一次书面叙述）
5. 记忆创伤事件（第二次书面叙述）
6. "挑战问题工作表"
7. "问题思维方式工作表"
8. "挑战信念工作表"及安全主题
9. 信任主题
10. 权力与控制主题
11. 尊重主题
12. 亲密感主题和事件的意义

两个方案的前三节会谈是相同的。直到第三节会谈结束才出现差异。尽管 CPT 方案要求来访者在第 4 次治疗中完成所有关于创伤性事件的 "ABC 工作表"，但 CPT+A 治疗方案不仅要来访者继续完成 "ABC 工作表"，同时还要完成第一个书面叙述（见讲义 11.1）。书面叙述是指来访者要写下在首要创伤期间发生的事情，从他们意识到自己处于危险之中直到创伤事件结束。一份书写记录平均长约 8 页，但也可能更长或更短，这取决于事件持续的时间长短，来访者对事件是否有完整的记忆，以及是否包含了多个事件。用一个段落描写并不是我们说的创伤性事件记述。我们没有指示要用现在时态来写这段记述（就像暴露疗法那样）；事实上，我们鼓励使用过去时态。我们希望每个采用 CPT+A 的来访者都能认识到，事件已经结束，它只是一个记忆。

如果来访者没有写，治疗师必须询问来访者是否试图写下来，他的情绪是什么，可能有什么卡点，等等。治疗师和来访者可以就他的认知做一个"ABC 工作表"（例如，"如果我把它写下来，就会使它变得真实""我害怕我的情绪会压倒我，或者会有闪回""我不想去想它"）。如果来访者有一个关于情绪永无止境的卡点，或者害怕发疯，那么治疗师可以进行一些苏格拉底式谈话，讨论关于来访者最长的一次哭泣（然后发生了什么，后面又发生了什么，等等），或者关于创伤发生的时间和现在的差异。接着，治疗师可以要求来访者在治疗中口头讲述，并在治疗结束后回家写下来。如果来访者选择了 CPT+A 但没有进行书面叙述，那么治疗师不应该改用 CPT；因为这样的改变会强化逃避。

在两次创伤处理治疗中，如果来访者完成了书面叙述，那么治疗师要首先要求他们大声朗读这些陈述。来访者一开始可能会拒绝朗读陈述，或者试图把陈述交给治疗师来读。治疗师需要解释，这是来访者的创伤陈述，治疗师想要先听。如果由治疗师大声朗读，那么来访者可能会通过思考其他事情或解离状态来逃避。治疗师可以提醒来访者："你已经带着创伤记忆生活了很久，但没有分享'真实的 PTSD'版本的故事，也没有让自己感受到自然的情绪。虽然你可能花了一段时间甚至几天的时间来写，但现在只需要用几分钟的时间来朗读它。"在再次解释不逃避记忆的重要性后，治疗师应该只是静静地坐着，等待来访者开始。

治疗师的工作是不要用问题或安慰性的话语打断朗读（或叙述）。打断朗读陈述通常源于治疗师自身的不适，这对来访者没有好处。对来访者来说，重要的是体验创伤产生的自然情绪；任何类型的中断都会破坏这种潜力，并将焦点集中到治疗师身上，回到此时此刻。唯一的例外可能是在陈述的最开始，如果来访者读得非常快，并明显试图逃避情绪。这时治疗师可以停下来说："我希望你有机会体验自然情绪——那些在事情发生时你无法拥有的情绪。你为什么不重新开始，读得慢一点，让自己记住实际发生的事情和你的情绪呢？"如果来访者第二次快速朗读，治疗师不应该打断，而应该留待治疗后期讨论。

有时来访者会中断朗读（即逃避），抬起头来，开始与治疗师交谈。治疗师不应该说什么，而应该看书面叙述，而不是来访者，或者指着书面叙述。如果来访者继续保持对话模式，或还在阐述自己所写的内容，治疗师应该说一些简单的话，如"我们可以之后再谈。请继续朗读你的叙述"，然后继续往下看。

治疗师有时会问 CPT+A 培训师，如果他们没法安慰来访者或无法表达共情，那么应该怎么做。答案是双重的。首先，治疗师没必要把自己代入来访者的经历，或试图想象他们的经历。创伤的经历和随之而来的情绪是来访者的，而不是治疗师的。治疗师不能替来访者感受他们的情绪。虽然如此，治疗师也可能对该事件产生情绪，并可能有一些外在的表现（例如，眼睛向上看）。重要的是，要让来访者知道，他们的治疗师可以聆听他们的陈述。如果治疗师的反应太大，来访者可能会试图保护治疗师——或者更糟糕的是，来访者可能会认为创伤太严重了，甚至治疗师都不愿意听。相反，治疗师应该思考影响陈述和"ABC 工作表"中出现的卡点。治疗师倾听关于创伤的陈述，了解背景、来访者对当时发生的事情的假设，以及来访者在创伤发生时实际可以选择的方案，从而构架出下面这些问题：什么时候来访者认为这个事件是自己的错，或者来访者应该做哪些不同的事？如果是这样的，那是什么事？换句话说，治疗师应该知道在什么时候可以开始关于同化的苏格拉底式谈话。

当来访者停止继续朗读创伤陈述时，治疗师什么也不要说。如果来访者有自然的情绪，应允许其继续朗读。这可能是来访者在事件发生后第一次详细回忆事件，因此这也可能是自然情绪的第一次表达。通常情况下，这种影响是短暂的；来访者很快就会抬头看治疗师，可能会拿起一张纸巾（要始终在来访者触手可及的地方放一盒纸巾），并说些什么。此时治疗师的工作是放大来访者的自然情绪。如果来访者没有明显的情绪，说自己感觉"没什么"，治疗师可以问这是否是来访者在事件中的感觉。有时，在创伤事件中，来访者由于训练经历（如军事行动或作为急救人员的训练）会进入"自动驾驶（autopilot）"状态，或者在事件发生时出现解离状态，然后在第一次读到这段描述时再次体验到了麻木或解离状态。治疗师应该问："你在家写这段陈述的时候，或者你自己重新读这段陈述时，有没有感觉到情绪？"这并不是要求来访者在治疗中表达情绪。如果他们在写或读的时候感觉到了情绪，就足够了。如果来访者说他们在这些情况下都没有感受到任何情绪，只是麻木或隐忍，治疗师可以问来访者如果让自己感受到情绪，他们会有什么情绪。有时候，对于让别人见证自己的创伤，会给来访者带来不同的情绪。典型的情况是，那些存在自我意识情绪（如羞愧或内疚）的来访者，在向治疗师大声读出陈述时，会有更多的情绪，即使表面看来不那么明显。如果是这样，就应该探讨这个问题。来访者也可以通过做一张或多张"ABC 工作表"，了解任何关于情绪感觉的卡点（例如："它们让我变得软弱""我会变得脆弱，无法保护自己"）。应鼓励这些来访者在这周书写或重新阅读记录时允许自己感受情绪。

在治疗师开始苏格拉底式谈话之前，要询问来访者是否遗漏了任何重要细节。有些陈述听起来像警方的调查报告，缺乏来访者的感官细节、思维或情绪。有些陈述在创伤事件前后非常详细，但事件本身却被掩盖了。如果来访者没有真正详细地写出所发生的事情，或者来访者非常明显地在逃避最严重事件中最具创伤性的部分，那么治疗师应该要求来访者写出更多的细节，并给来访者机会讨论在书面陈述中逃避的内容。然后，要求来访者在第二次陈述中加入更多细节。治疗师应将注意力集中在与来访者的卡点相关的事件部分，但不应假设事件的哪些部分与 PTSD 症状和卡点相关。治疗师常犯的一个错误是将注意力集中在他们认为特别可怕的事件部分。然而，这些可能不是导致来访者实际卡住的部分；相反，卡点可能是"我应该能够阻止它""如果我在那里，我的朋友就不会死"或类似的。暴力和意象可能会让来访者感到痛苦，但不一定是来访者产生 PTSD 的原因。对公正世界的迷思的破灭，错误地自责或指责他人，试图挽回事件，或普遍不接受创伤事件确已发生的心理，更有可能是使来访者受困的因素。

CPT+A 的新手治疗师经常想知道，如果来访者被情绪淹没了该怎么办。首先，这种情况非常罕见。通常情况下，来访者很善于埋藏自己的真实情绪；如果有很大的影响，很可能基于来访者正在思考的东西。在这种情况下，治疗师可以问来访者在想什么，伴有这这强烈的情绪。同样，来访者很可能会说这个事件是他们的错，或者说他们应该做一些不同的事。对于这类回答可以直接引入治疗性的苏格拉底式谈话。然而，如果这是来访者第一次讲述该事件，那么也可能会伴有强烈的自然情绪。如果是这样，治疗师就应该坐下来，什么也不说。一般情况下，来访者的情绪会在 5 分钟左右停下来，然后他们会抬头看治疗师，说些什么，或者用纸巾把情绪拉回来。治疗师可以问来访者当时的感觉是什么，他们以前是否允许自己有这样的感觉。如果这是一个感受到害怕情绪的来访者，治疗师可以再次指出，来访者正在处理一个记忆，情绪并没有实际发生时那么强烈，或者可以指出来访者没有因为体验这些情绪而发生什么灾难性的事情。

有些来访者可能会有更愤怒的表现。如果创伤事件发生时，有他人和来访者一起或在来访者的附近，或者如果来访者看不到自己犯了任何错误，他们会指责这些人（而不是施害者），这种情况可能很常见。正如前几章所讨论的那样，错误地指责他人是另一种形式的公正世界思维——这种思维关注的是创伤性事件如何能够被附近的人所阻止。前面提到的例子包括：军人指责连队指挥官或上级长官，而忽略了伏击者或埋地雷的人；儿童性虐待的受害者指责没有犯罪的父母，而父母实际上并不知道孩子受到了虐待；或者来访者指责旁观者而不是事件的施害者。

一旦情绪被贴上标签，并补充了事件所有缺失的部分，治疗师就可以开始提问，重点是来访者对创伤的扭曲（同化）思维。因为阅读在治疗开始时做的创伤陈述不需要花很长时间，所以第 4 节治疗的大部分时间是在苏格拉底式谈话中度过的，重点是创伤评估。在 CPT+A 中，第 5 节治疗没有新的工作表要介绍，所以治疗师在第 4 节治疗中有更多的时间深入检查同化类卡点。当来访者阅读创伤陈述时，治疗师可以开始注意，这个叙述和从来访者的影响陈述、"卡点记录"和"ABC 工作表"中得到的卡点之间的任何矛盾。下面是治疗师与来访者在这样的叙述后进行对话的一个例子。

治疗师：在你的影响陈述里，我们注意到并将之放在"卡点记录"上的是，你因为发生
　　　　的事情而无法信任任何人。考虑到攻击你的是一个陌生人，我很好奇为什么这

和信任有关。我听到你对事件的解释，因而有点困惑，因为你说你并不信任行凶者。不过，你也说你应该知道他会对你做什么。如果他是个陌生人，你怎么知道他会做什么呢，这和信任又有什么关系呢？

来访者：我应该早有防备。我应该早点呼救，或者发现自己处于危险的境地。

治疗师：有什么线索表明他很危险，而你却忽视了？

来访者：我一看到他，就应该过马路。

治疗师：但是你之前也在人行道上路过其他人，他们并没有转身拿枪指着你。

来访者：当然，但我有一种感觉。

治疗师：那你是什么时候有这种感觉的？他离你多远？

来访者：一米左右吧。其实当我想起来的时候，我不认为我有这种危险的感觉，直到他在人行道上向我靠近。

治疗师：那你当时有什么选择呢？

来访者：我可以跑。

治疗师：你不是说他掏出了枪吗？

来访者：是的，他一靠近，就举起枪，说如果我按他说的做，我就不会受伤。

治疗师：所以在你有感觉的时候，你的选择已经很有限了。

来访者：是的。当我看到枪的时候，我就愣住了。

治疗师：对。直到他吓到你了，你才意识到自己有多危险。

来访者：是的。

治疗师：那你为什么认为在你看到枪之前，你应该早点过马路，或者大喊大叫，或者逃跑？

来访者：我不知道。我只是希望我能做些什么来阻止它。

治疗师：这不是一个卡点。我也希望它没有发生在你身上。（停顿）但是，说"我希望它没有发生"和"我应该早点做点什么"的感觉是否不同呢？你到底有多少时间来做决定和反应？

来访者：几秒钟？如果是这样的话。

治疗师：对。你对自己非常苛刻，因为你不能在事件发生之前进行预测。所以现在让我们把这个记在你的"卡点记录"上，我希望你挑战"我应该早点知道并阻止攻击"的信念。下一节课，我会给你看一份新的工作表，我想你会喜欢的——这份工作表可以帮助你向自己提问，就像我一直在问你的问题一样。但在我们这样做之前，我想我们应该在记录上记下一个关于信任的卡点。信任这个陌生人和信任别人，甚至信任自己有什么关系？

如果治疗还有时间，治疗师可以把重点放在另一个卡点上，但也应该是关于创伤原因的卡点或关于错误的自责或指责他人的同化类卡点。

在下一节治疗中，要求来访者再次写下上次遗漏的细节，并在感觉到与第一次写时有不同情绪的地方加上括号（讲义 11.2）。例如，来访者可能在第一次的时候写道："他说我是个荡妇，我相信了他。我感到很羞耻。（现在我感到很生气。他只是为了证明他所做的事是合理的。）"另一个例子可能是："当时我确信朋友的死是我的错，我永远不会停止内疚。（现在我不觉得那么内疚，但我觉得很难过。）"来访者也可以在第一次叙述的空白处写下新的认知或情绪。情绪的变化可能表明认知和情绪的进步。然而，它们也可能揭示了其他卡点，比如"当事情发生时，我就知道我再也不会相信任何权威了。我仍然觉得被母亲背叛了，因为她应该知道自己在做什么"。

应再次鼓励来访者尽快开始书面叙述，并每天阅读。来访者还应在"卡点记录"上记录所有新的卡点，并应继续每天完成"ABC 工作表"，特别是关于创伤或书面叙述的过程。

CPT+A 的第 5 节治疗与 CPT 的第 4 节治疗非常相似。来访者阅读新的陈述，治疗师和来访者继续处理所有同化类卡点；治疗师继续鼓励自然情绪的表达。来访者可能会想起第一次陈述中没有揭示的一部分事件，或在第二次陈述中可能强调事件的不同部分。在来访者向治疗师读完创伤陈述后，如果来访者有自然情绪，治疗师应再次保持安静，如果没有自然情绪，治疗师应询问缺少自然情绪的情况。如果来访者强忍着不去感受情绪，治疗师和来访者应再次进行苏格拉底式谈话和"ABC 工作表"，了解体验情绪的潜在结果，并鼓励来访者体验情绪。此外，治疗师应该要求来访者在家中继续阅读创伤陈述，并感受自然情绪，直到它们消失为止。要检查"ABC 工作表"，看看来访者在匹配事件、思维和感觉方面做得如何。在这两种情况下，治疗师会问关于什么样的情绪与卡点相关联的问题，帮助来访者检查支持和反对卡点中的认知的证据。应将第二份陈述中出现的新卡点添加到"卡点记录"中。

第 4 章列出了 CPT 治疗师的一些常见错误，这些错误也适用于 CPT+A。然而，还有一些常见的错误是 CPT+A 的书面叙述所特有的。有时，治疗师在要求来访者书写首要创伤事件的记述时未能给出充分的理由。如果来访者从一个不太严重的事件开始，那么他们可以完成这些陈述，然后继续相信自己无法忍受思考首要创伤事件。如果来访者从最困难的创伤事件开始，那么其他事件很可能有类似的卡点和潜在的核心信念，在处理完首要创伤事件后，可以更容易地用工作表处理。

治疗师还必须牢记，当问及主要创伤时，来访者可能想到的是一个糟糕的生活事件，但不一定是与 PTSD 有关的事件。例如，来访者可能会直接说，母亲在她 10 岁时死于癌症从而改变了她的生活轨迹，这是她经历过的最糟糕的事件。然而，该事件更有可能与悲痛或抑郁相关，而不是与 PTSD 相关。来访者虽然经历过符合诊断标准 A 的创伤事件，但也可能会回顾其他事件，这时候治疗师要询问哪个事件与最具侵入性的记忆、噩梦和逃避有关。或者可以问来访者，他们是否希望在第 1 节治疗前不谈论某个特定事件，或不被询问所有的创伤事件。即使是连续的创伤（如儿童性虐待或躯体虐待、亲密伴侣暴力或战争），来访者在最初也可能会说这些事件都是一样的，但经过询问后，他们可能会找到一个首要创伤事件。例如，对于儿童性虐待受害者来说，最糟糕的事件可能是受害者被施害者照顾疼爱了一段时间后的第一次被强暴。另一个例子可能是，当受害者试图阻止虐待时，施害者威胁其年幼的兄弟姐妹或其他家庭成员。被殴打的妇女往往认为，最严重的事件发生在她们意识到自己可能会死的时候，施害者开始殴打孩子的时候，或者发生婚内或伴侣强奸的时候。

在 CPT+A 中，治疗师的另一个常见错误是，允许来访者提供很多与导致事件发生有关的细节，但却忽略了事件本身。治疗师要在来访者朗读完第一份陈述后，提出一些澄清问题，以便填写与 PTSD 卡点相关的细节。对于第二次书写任务，治疗师应鼓励来访者从自己认识到危险的那一刻开始；继续陈述，直到事件结束；更详细地描述创伤最糟糕的部分（产生最多噩梦、侵入性念头、闪回或卡点的部分）。

还有一个常见的错误是，治疗师忘记检查每天阅读第二次陈述的作业，尤其是来访者是否一直在逃避这个作业，或者仍然在阻挡自然情绪。当来访者询问是否要继续阅读陈述时，治疗师应该问来访者是否仍然感到麻木，是否想逃避，是否仍然没有强烈的情绪，或者继续掩盖事件中的困难部分。如果来访者说："不，我只是觉得读它很无聊。我对它没有强烈的感觉了。"那么治疗师可以说，来访者可以中止阅读。然而，治疗师在这里的一个重要错误是没有把逃避行为和自行发展的自然情绪区分开来。后者可能要在几节治疗后才会发生。

来访者可以在治疗背景下写下关于另一事件的陈述，但应继续执行 CPT+A 方案。来访者不应该就不同的事件写第二个记述。第二个记述应该是来访者写的第一个记述中的同一个首要创伤事件。如果来访者有另一个具有不同卡点的创伤性事件，应该等到第一个事件被处理后再写那个记述。即使治疗师发现另一个事件的创伤性更大，这个事件的处理仍应推迟，直到来访者写完两个关于第一个事件的陈述。任何卡点都应添加到"卡点记录"中，并与"挑战问题工作表"一起成为下一次作业的主题。

在 CPT+A 中，需要在同一节治疗中介绍"挑战信念工作表"和安全主题（见讲义 11.3）。治疗师向来访者介绍该工作表，并指出，除了对思维和情绪的评级外，前四节与来访者完成的其他工作表相同；新的部分（E-H）的目的是在挑战卡点后产生一个更平衡的陈述，然后重新评价旧的思维和情绪，以及任何新的情绪。然后，治疗师和来访者在治疗中一起完成一个例子，使用"卡点记录"中与安全有关的卡点，治疗师给来访者安全主题讲义供其阅读。要求来访者每天至少做一张工作表，并完成任何与安全主题有关的卡点的工作表。CPT+A 治疗手册的其余部分与 CPT 手册的实施方式相同。

治疗时长可变的 CPT

如第 2 章讨论的，只有一项已发表的关于治疗时长可变的 CPT 的研究，这项研究由 Galovski 等人（2013）以 CPT+A 的形式进行。然而，目前还有两项研究（均使用 CPT）正在进行：一项是针对现役军人的研究（Resick，Wachen，& Peterson，进行中），另一项是在德国针对共病 PTSD 和边缘型人格障碍的患者的研究（Bohus & Steil，进行中）。在后两项研究中，CPT 可以分别延长到 24 节或 48 节。此外，治疗师经常会问，如果来访者在 12 节治疗结束后仍然有 PTSD，该怎么办？他们应该继续进行 CPT，还是应该换一种不同的治疗方法？

Galovski 等人（2013）采用最多 18 节的 CPT+A 治疗，发现大多数来访者在 12 节治疗前停止治疗，结束状态良好，但有些来访者需要更多节的治疗。到 3 个月随访时，50 名治疗参与者中只有 2 人仍符合 PTSD 的诊断标准。我们的建议是继续进行 CPT，下面我们就应该如何进行 CPT 提供建议。

推迟终止

延长 CPT 的第一条规则是，坚持前 12 节治疗的方案。来访者需要在治疗的前半部分连续进行技能训练并关注首要创伤，而在治疗的后半部分可能需要暴露出非常根深蒂固的核心信念。如果在第 11 节治疗中，来访者的 PTSD 或抑郁症状的客观评估标准仍然高于阈值，则不应要求来访者撰写最终的影响陈述。相反，治疗师应该讨论继续治疗更多的节数，直到来访者达到更好的最终状态。他们还应该讨论为什么来访者的 PTSD 评分仍然很高。例如，来访者是否需要针对不同的创伤进行治疗？是否还有未解决的首要创伤的同化类卡点？核心信念是否仍然经常被激活？来访者是否对放弃某些信念有更深的卡点［例如，"如果我改变主意，就意味着我很软弱""如果我没有 PTSD，我就不知道该想什么或做什么了；我是谁？""如果我不再内疚，就意味着我的朋友无缘无故地死了（或者我害怕会忘记我的朋友）"］。

在剩下的治疗中，治疗师使用"挑战信念工作表"和"卡点记录"来解决阻碍完全康复的残余同化或过度顺应问题。当来访者报告 PTSD 和抑郁有所减轻时，治疗师和来访者讨论是否该停止治疗了，或者是否有其他卡点或核心信念需要更多的努力。一旦他们认为治疗目标已经实现，下一节到最后一节的治疗应包括撰写最终的影响陈述。最后一节治疗包括将新的影响陈述与最初的影响陈述进行比较，回顾治疗进展，对未来使用 CPT 技能的建议，以及处理任何剩余卡点的策略。

提前终止

在 Galovski 等人（2013）的研究中，58% 的参与者在完成 12 节治疗之前，PTSD 和抑郁达到了良好的结束状态。这一发现表明，如果来访者在 12 节治疗前退出治疗，不一定意味着他们在逃避，可能意味着已经有所改善，并且不需要更多的治疗。治疗师应该每周评估 PTSD 和抑郁，以便可以看到来访者何时"转过弯来"，开始解决主要的同化类卡点。在完成整个治疗方案之前，很可能可以停止 CPT。

当治疗师认为来访者可以提前结束时，也就是说，当来访者不再符合 PTSD 的诊断标准，并且自陈量表的分数较低时（例如，PCL-5 的分数低于 19 分或 PHQ-9 的分数低于 10 分），就可以开始讨论来访者是否已经达到了治疗目标。他们可能会一起做决定，多进行几节专门针对某个特定主题的治疗，比如关于尊重或亲密关系的卡点，因为这样做可能会有好处。没有人要求只要来访者分数够低就要停止治疗。终止治疗应该是治疗师和来访者之间的共同决定。如果来访者决定在 CPT 完成之前停止治疗，那么治疗师和来访者应该回顾"卡点记录"，看看是否有任何剩余的卡点需要处理；来访者要完成最后的影响陈述；下一节治疗应该被设定为最后一节治疗。治疗师还应该给出下一节治疗原定的作业。如果在治疗开始时，治疗师没有给来访者整套的治疗材料，那么治疗师应该给来访者剩下的材料，让来访者看一看，是否有任何卡点需要添加到记录中，或者是否有其他可讨论的话题。

如果来访者仍有较低的 PTSD 和抑郁评分，但对停止治疗的决定仍然满意，治疗师和来访者应在布置正常作业的情况下开始下一次治疗，然后转入最终的影响陈述。在完整的治疗方案中，来访者要阅读新的影响陈述，治疗师要查看最初的影响陈述并进行比较。治疗师要注意任何仍然需要随着时间的推移而工作的领域，查看来访者迄今为止尚未完成的任何主题和工作表，以便来访者在某些需要的时候可以使用它们。最后，通过查看"卡点记录"，划掉来访者不再相信的所有卡点。最后，与来访者谈论的治疗进展和未来计划。建议安排一节一个月后的善后辅导，以确定来访者的收获是否得到了维持。

继续治疗没有反应的来访者

在这一点上，我们不知道有多少来访者可能在 24 节或 48 节治疗结束时仍然对治疗没有反应，这取决于研究纳入的人群。在 Galovski 等人（2013）的研究中，这样的来访者很少。然而，在研究治疗时间长短的预测因素时，他们发现男性比女性需要更长的时间才能做出反应，而且治疗前抑郁程度较高的人需要更长的时间才能做出反应。没有任何证据表明，换用另一种治疗 PTSD 的循证方法能对那些对 CPT 没有反应的来访者有效。有可能，来访者没有完全参与治疗（虽然在治疗早期就应该注意来访者的参与度）；不愿意改变认知（即表现出认知上的不灵活），这本身就可能构成了一个卡点；或者在练习完成度上很差。另一方面，有些"来访者"由于极度缺乏信任或因为对该事件的羞愧，没有向治疗师透露最严重的创伤。如果在至少 6 节治疗后仍没有明显改善，治疗师应该询问治疗中干扰卡点的情况。

尽管有各种共病，如精神病（稳定期）、双相障碍、人格障碍、创伤性脑损伤、药物滥用和抑郁症等，CPT 和其他认知疗法对这些 PTSD 来访者都有效。如果来访者在没有得到医生建议的情况下，自己突然擅自停药，有可能会出现反弹效应，影响 PTSD 的治疗。在一项对关于治疗时长可变的 CPT 的研究中，其对象是现役军人，该研究的其中一个目标（Resick et al., 正在进行中）就是确定对治疗的早期、正常和晚期起反应与无反应的预测因素。在这项研究完成之前，我们无法就继续治疗无反应的来访者给出明智的建议。

对急性应激障碍的 CPT

在创伤性事件发生后，有 PTSD 症状的人往往希望随着时间的推移或注意力的分散，症状会消失，因此往往多年都不去治疗。在军队中服役的军人可能在任务结束之前都没有机会寻求治疗，而其他许多人可能已经暴露在耻辱感中，并秉持着只有弱者才寻求治疗的信念。亲密伴侣暴力（IPV）的受害者或儿童可能没有机会接受治疗，直到他们能安全地摆脱危险的关系，或成长到足够大的年龄，才能决定他们需要治疗那些没有减轻的症状。出于研究的目的，大多数研究都要求创伤事件发生后至少要经过一段时间才开始治疗——这并非因为治疗在创伤事件发生后的早期不起作用，而是因为方法学上的原因，来访者可能会随着时间的推移自然地好转，而不发展成 PTSD。

目前，仅有一项个案研究（Kaysen, Lostutter, & Goines, 2005）和一项使用 CPT+A 治疗急性应激障碍的小型试点研究（Nixon, 2012）。本章将详细讨论 Kaysen 等人（2005）的案例研究。Nixon（2012）在 6 周内实施了每周一节、每节 90 分钟的 CPT+A。他在第 1 节治疗中引入了"挑战问题工作表"，只要求写一次创伤陈述，并取消了"问题思维方式工作表"。虽然样本量太小，没有足够的力量来检测统计学差异，但在治疗后，只有 8%（$n = 11$）的 CPT 组参与者符合 PTSD 的诊断标准，而支持性咨询组的比例是 36%（ $n = 7$ ）。CPT+A 组有 50%（ $n = 6$ ）的参与者达到了功能上的良好结局，支持性咨询组有 9%（ $n = 1$ ），且差异具有显著性。这与其他关于急性应激障碍治疗的试验相比具有非常明显的优势，后者，其他实验的等待名单控制组的 PTSD 患病率通常在 55%~77% 之间（Bryant et al., 2008；Foa, Hearst-Ikeda, & Perry, 1995；Foa, Zoellner, & Feeny, 2006；Shalev et al., 2012）。

讲义 11.1
CPT+A 第三节治疗后的练习作业

请尽快开始这项作业。写出对创伤事件的完整描述，并尽可能多地包括感官细节（视觉、听觉、嗅觉等）。同时尽可能多地记录你在事件中的认知和情绪。留出足够的时间，选择一个能够带来足够私密性的地点，来写这段记录。不要阻止自己去感受情绪。如果你需要在某个时候停止写作，请在纸上画一条线，在那里停止。在你能写的时候开始写，即使需要几次，也要继续写这篇记述。

每天阅读整份记述，直到下一节治疗。感受自己的情绪。在下一节治疗时带着记述。

此外，继续每天使用"ABC 工作表"（讲义 6.3）。找到卡点时，将它们添加到"卡点记录"上（讲义 6.1）。

讲义 11.2
CPT+A 第四节治疗后的练习作业

尽快再写一次对整个创伤事件的描述。如果你第一次无法完成任务，这次请比上次多写一些。增加更多的感官细节，以及你在事件中的更多认知和情绪。另外，这次请把现在的认知和情绪写在括号里——比如，"（现在我感觉很生气）"。

记得在下一节治疗前，每天都要看一遍新的记述。

此外，继续每天使用"ABC 工作表"（讲义 6.3）。

讲义 11.3
CPT+A 第七节治疗后的练习作业

使用"挑战信念工作表"（讲义 8.1），每天至少分析和面对一个 卡点。另外，请阅读安全主题讲义（讲义 8.1），思考你之前的安全信念是如何受到创伤事件影响的。如果你有与自己或他人有关的安全议题，请完成至少一张"挑战信念工作表"来面对这些问题。用剩下的工作表来处理"卡点记录"（讲义 6.1）上的其他卡点，或者处理最近发生的痛苦事件。

12

团体 CPT 和针对性虐待的 CPT

本章的第一个目的是，讨论以团体形式或以团体和个人相结合的形式提供 CPT 时应解决的具体问题。第二个目标是讨论针对性侵的 CPT（CPT-SA），这是针对儿童性虐待幸存者的修订版 CPT。虽然 CPT 作为一种个体疗法更为人所熟知，但它起源于一种团体疗法，重要的研究表明，单独使用团体 CPT 或与个体疗法相结合都是有效的（见第 2 章）。团体 CPT 已被成功地用于治疗各种 PTSD 来访者群体，包括强奸受害者、儿童性虐待受害者、退伍老兵和军队内性侵受害者。团体形式也用于住院治疗方案中，并与其他治疗方法（应对技能培训、辩证行为疗法和心理教育等）结合使用。

为什么使用团体 CPT

团体 CPT

当团体和个体的 CPT 都可用时，我们通常建议由来访者来选择治疗形式，因为来访者的选择与更好的心理治疗结果有关。然而，我们知道，并不是所有的环境都能提供个体治疗，团体 CPT 可能是许多诊所的唯一选择。团体 CPT 已被证明是一种有效的治疗方法，对许多来访者来说，团体形式有助于他们通过与其他团体成员分享认知和情绪来解决创伤性记忆。

CPT 团体的其他优势包括：成本效益、其他团体成员提供的社会支持，以及来访者有机会以健康和自信的方式挑战彼此的破坏性认知。此外，团体的经验可以让来访者看到他们并不是"怪人"或"疯子"，他们的认知和行为与其他经历过创伤事件的人非常相似，从而促进对创伤相关症状的正常化和普遍性的认识。无论治疗的人群或应用的场景如何，治疗师在以团体形式使用 CPT 之前，需要考虑一些一般性问题并做一些决定。

筛选和信息公布会谈

与个体 CPT 一样，我们鼓励进行团体 CPT 的治疗师与每个来访者完成一个初步评估环节。这个环节有几个目的。第一，治疗师在进行筛选时应该做一次正式的 PTSD 评估，以确定来访者是否符合该障碍的诊断标准。第二，如果负责筛选的治疗师是团体负责人，那么这将给来访者和治疗师一次机会来讨论来访者为什么想加入治疗团体，他们希望从团体中得到什么，对参加团体有什么顾虑，以及以前是否有任何团体治疗经验。治疗师还应向来访者描述 CPT 涉及的内容（包括练习作业），并讨论 CPT 团体的形式，说明它与来访者以前接受过的团体治疗的相似之处或不同之处。第三，作为筛选环节的一部分，治疗师可以要求来访者对自己最痛苦的创伤事件进行 5 分钟的描述。我们不建议在团体治疗中讨论创伤的细节，因为可能会给其他来访者带来不必要的痛苦，但是让每个来访者在筛选会谈中复述这些信息，可以给团队领导提供更多关于来访者在练习作业中要处理的创伤类型的信息。第四，筛查环节让治疗师有时间收集社会心理信息，这些信息可能有助于确定来访者此时是否还没准备好接受团体治疗（例如，不愿意在团体中交谈，最近有对他人的身体攻击史，或其他症状，这些症状会使来访者无法在此时开始针对创伤的治疗；更多信息见第 3 章）。

对于一些诊所来说，开展团体形式的 CPT 为潜在的来访者提供治疗前的信息会议可能更容易，也更符合成本效益。这个环节可以包括：回顾 PTSD 的症状、诊所能提供的治疗方案、团体治疗的过程以及 CPT 的概述。许多诊所发现，这个环节对于在治疗方案开始前让来访者适应 CPT 的团体形式很有用。这个环节充当了一个中立的环境，介绍 CPT 的结构（例如，周数、练习作业、工作表、治疗阶段、议程、自陈测量）；介绍认知理论（例如，治疗原理及作业和工作表的目的）；以及讨论对治疗的承诺和参与情况。在这个过程中，来访者可能不会那么焦虑，能够更容易地接受信息。团体筛选环节也给了该来访者一次机会，在进入治疗方案之前，提出问题和表达对团体治疗、PTSD 诊断或 CPT 的关注。团体负责人可以考虑在开展 CPT 团体治疗的同一房间进行这个环节，以帮助该来访者提前熟悉诊所、房间和治疗师。此外，团体介绍的形式可以让该来访者与其他潜在的团体成员见面，这可能会使一些人更容易开始团体治疗。

治疗设置

无论是与一组来访者还是与单个来访者工作，CPT 的内容都非常相似，但团体 CPT 的设置有一些修订，以便在团体环境中更有效地提供治疗。尽管团体 CPT 有其独特的好处，但治疗师也应该意识到一些挑战。最重要的挑战是实用性问题，例如为一个团体招募足够的来访者，在治疗中给予每个成员足够的时间和关注，以及管理可能主导团体或有严重人格障碍的团体成员。由于这些原因，一些临床医生选择以团体和个人相结合的形式提供 CPT，即在团体中给出练习作业，但在个体治疗中进行检查。团体可以用来处理成员对其完成的练习作业的反应，并提供进一步的工作表练习。如果在整个团体治疗期间提供个别治疗不可行，治疗师可以选择只在实施 CPT+A 的情况下，在书面叙述和引入"挑战问题工作表"的治疗中进行个别治疗（见第 11 章）。这些环节需要与治疗师进行最多的一对一治疗，要让来访者感到安全，因为来访者知道只会与一个人分享他们的创伤材料。在团体形式下的来访者可能不太愿意在有困惑时提问，所以如果没有个体形式，治疗师必须更主动地确保每个人都能理解概念和练习作业。如果在没有同时进行 CPT 个体治疗的情况下进行团体 CPT，领导者在筛选过程中应确保所有团体成员都能在几乎没有额外次数帮助的情况下完成练习作业，并确保他们真的有动力去改变。

治疗时间、团体规模和形式

CPT 团体治疗一般为 90 分钟；如果是联合方案，包含了个体治疗，那么个体治疗部分为 50 分钟。如果团体人数较多（超过 10 人），治疗师可以考虑进行 120 分钟的团体治疗，中间休息 10 分钟。但我们经常发现，10 分钟内很难重新召集团体，或者休息时间会打断团体的流程。因此我们建议在大多数情况下采用 90 分钟的团体。

我们还建议，CPT 团体应是"封闭式"的，也就是说，一旦团体开始，新成员不得加入。封闭的形式是必要的，因为 CPT 是作为一种渐进式的治疗方法发展起来的，在这种治疗方法中，技能是按照特定的顺序教授的，并且是在彼此的基础上进行的。理想情况下，团体应该包含 6~9 名成员（尽管我们知道一些非常有天赋的治疗师可以管理 10~12 名成员）。我们认为，5 名成员是开始团体 CPT 的最低限度（5 名而不是 4 名，以避免 4 名成员的配对效应），因为如果有 1 或 2 人错过了一节治疗，那么这个团体就不再是一个团体，而是变成了有几个来访者参与的个体治疗。如果成员超过 9 人，那么团体可能会太庞大，特别是对一位治疗师来说；可能没有足够的时间让个别成员满足个人的需求；而且规模过大可能会抑制个体暴露。

可通过两种方式将团体和个体治疗相结合。第一种组合方式是，在第 4 周和第 5 周增加个体治疗（或用个体治疗代替团体治疗），使治疗师和每个来访者能够更集中地关注与创伤有关的卡点；在 CPT+A 的治疗中，来访者可以阅读创伤陈述，并与其中一位治疗师私下确定与事件有关的卡点。第二种组合方案是，每周进行团体和个体治疗（在住院项目中甚至每周两次个体治疗），在团体治疗中涉及治疗原理和练习作业，然后在个体治疗中复习。

建议在团体治疗和接下来的一节个体治疗之间留尽可能多的时间，以便来访者在进入个体治疗中的复习之前有足够长的时间来完成练习作业。对于长途跋涉来治疗的来访者，最好在团体治疗之前先完成个体治疗，这样他们每周只需要来诊所一次。这种组合形式在下列一些情况下特别有帮助：（1）需要额外环节的住院项目，以最大限度地提高来访者在住院期间的获益；（2）与坚持需要与治疗师单独相处的来访者的工作；（3）在培训学生时，因为学生可以作为团体的共同领导者，并且学生可以对某系团体中的来访者进行个体治疗，从而可以对学生进行更好的督导。

共同治疗师

虽然一个熟练的 CPT 治疗师可以单独管理一个团体，但我们发现，由于某些原因，有共同治疗师会更有效。首先，当其中一位治疗师要休假、因私请假或有计划外的紧急情况时，团体治疗不需要取消，而取消一次团体治疗可能会导致团体失去动力，增加逃避行为。其次，有共同治疗师，可以让一位治疗师站在白板前，一边引导讨论，一边在白板上写资料。另一位治疗师可以观察团体的互动，并注意到可能需要帮助才能参与的来访者。此外，如果某个团体成员变得情绪化或具有破坏性，其中一位治疗师可以在另一位治疗师继续引导讨论的同时，关注该成员的需求。最后，由于两节治疗之间需要检查和评论的练习作业数量较多，有两名治疗师可以更容易处理这个工作。如上所述，许多诊所发现让受训学生担任共同治疗师是很有帮助的；这是学生学习 CPT 的一个很好方式，因为有一个更资深的治疗师作为示范。然而，我们不支持使用三位或更多的治疗师，即使是 12 个来访者的大型团体，因为这可能会导致治疗师参与太多（每个治疗师都试图做出贡献），而没有足够的时间给来访者。如果有一些来访者脱落或错过治疗，而团体又在缩小，那么治疗室内的治疗师人数可能会与来访者人数几乎一样多。

时间安排

建立 CPT 团体的另一个问题是，团体治疗将在哪一天和什么时间举行。虽然这似乎是一个小问题，但当治疗师要处理来访者的工作或学校日程时，日期可能是一个非常重要的变量。首先，来访者可能没有意识到他们在团体治疗期间或之后会变得多么情绪化，因此直接去工作或上学可能是不可取的。此外，许多来访者可能很难从工作中抽出时间来参加 12 次团体治疗，或者他们可能无法在工作时间内安排托儿服务，这使晚上的团体治疗成为必要。其次，如果有国家假期或宗教节日刚好在团体治疗的 12 周时间内，也要考虑避开这些日子，否则团体可能需要延长到参与者的计划之外。最后，如果一个团体每周提供两节治疗（例如，在军事基地、监狱或住院项目中），那么我们建议在周一和周四或周二和周五提供团体治疗，以使来访者在两节治疗之间有最多的时间来完成练习作业。

创伤史的考虑因素

同样重要的是，要提前决定团体参与者所经历的主要创伤类型方面是否需要同质，以便在团体开始之前进行适当的评估和创伤筛选。虽然由具有相同创伤类型的成员组成团体有一定的优势，但我们发现，在团体中结合不同的创伤类型并没有明显的困难。当所有团体成员都有相同类型的创伤时，他们更容易挑战对方的卡点，并指出思维中的问题，因为他们有相似的经历，很可能有非常相似的卡点。但是，我们发现，大多数来访者有多重创伤；即使所有成员都有相同类型的最初识别的首要创伤，他们中的许多人也会经历其他事件，而这些事件对他们来说可能是更大的创伤。因此，具有不同创伤的个人可能是常规而不是例外，混合创伤团体在小诊所或小城市特别有用，因为在这些地方很难找到足够数量的有相同创伤类型的团体成员。

重要的是，在潜在成员同意参加之前，必须将团体的情况告知他们，以便提前解决他们的任何关切或问题。我们经常听到的一个卡点是，"只有像我这样的'其他人'才能理解我所经历的事情"（例如，其他退伍老兵，其他性虐待受害者）。实际上，这是开始讨论和识别卡点的好地方，因为来访者可能会将这种信念应用于他们的整个生活，从而大大限制了他们愿意接受的朋友数量和类型。

来访者的性别考虑

虽然在一个团体中可以将男性和女性混合起来，但非常重要的是，要对来访者进行仔细筛选，以确保这不会刺激到任何潜在成员。确保男女混合团体的参与者有类似的创伤史（例如，战争、自然灾害、儿童性虐待），帮助他们认识到他们有共同的经历和信仰。在选择治疗师时考虑性别也很重要。虽然有些来访者不接受异性治疗师，但我们经常发现，当来访者对治疗师团队的性别组成持开放态度时，他们更能够通过使用一个或另一个治疗师的性别作为反对其信念的证据，来挑战卡点。

错过的治疗

也许在进行团体 CPT 时，最明显的问题是如何处理那些错过治疗的来访者。我们强烈建议在开始团体治疗之前，告知来访者，不要错过任何治疗是非常重要的，如果他们的生活环境会影响他们参加全程的团体治疗，那么他们就不应该参加团体治疗。同时，我们承认，会有不可预见的情况使来访者无法参加团体治疗。如果团体治疗与个体治疗同时进行，那么错过团体治疗后，可以通过个体治疗弥补团体治疗中缺失的部分。如果团体治疗没有辅助性的个体治疗，那么团体治疗师可以在一周内与来访者单独会面；也可以在电话中回顾团体中涉及的内容；或者，如果有必要，可以在下一次团体治疗之前与来访者会面。如果这些选择都无法安排，可以要求团体成员对上一周的治疗内容进行简要概述。考虑到现在很多人都有电脑和电子邮件，尤其是年轻的来访者，可能可以把练习作业通过电子邮件发给错过一节治疗的团体成员，这样来访者就可以在下一节治疗时带着它。我们通常建议，如果来访者错过了两节以上的团体治疗，那么他们应该等下一个团体治疗开始，或者继续进行个体治疗。

治疗师在团体治疗中的作用

团体 CPT 和个体 CPT 一样，是一个合作的过程，因此，团体治疗师的一个重要角色是组织治疗，让所有来访者学习每一个新任务，并讨论他们在前一个练习作业上的进展。因此，治疗师最重要的工作之一是确保团体成员"进入工作模式"，这在来访者（和治疗师！）刚开始学习做团体 CPT 时可能特别困难。一个常见的例子是，管理来访者的逃避行为。逃避症状通常会让来访者想要逃避那些会让他们想起创伤事件的人、地方和事物，所以来访者经常会尽量避免完成作业或处理对创伤的认知和情绪。在团体 CPT 的早期治疗中尤其如此，因为来访者还没有变得更加自在，还没有学会记忆不会伤害他们，而处理认知和情绪实际上会让他们感觉更好。

为了减少逃避，治疗师要在第 1 节治疗中讨论逃避问题，并要求来访者分享逃避的可能形式（例如，不做作业、错过团体治疗、治疗迟到、喝酒或吸毒、赌博、购物、把别人的需求放在第一位）。治疗师也应该帮助该来访者找出任何可能导致逃避行为的恐惧和潜在认知。这个讨论可以帮助来访者更清楚地意识到可能构成逃避的所有行为，理想的情况是，它将帮助来访者限制他们在团体内外表现出的逃避行为的数量。每当治疗师注意到团体成员有远离团体和讨论材料的行为时，就应该继续解决团体中的逃避问题。

在团体环境中管理 CPT

制定议程

为了使团体按部就班地进行，治疗师要为每节治疗制定一个议程，并让参与者知道该节治疗的内容，从而为每节治疗提供结构。议程应包括一个简短的开场仪式（整个团体不超过 5~10 分钟），以了解每个人的感觉，并确定是否有人需要团体的帮助来解决当天的紧迫问题。

这种检阅有很多好处，包括让治疗师可以快速地"阅读"团体成员当天的情绪状态；这可以帮助确定个人在改变不良认知方面的进展。此外，开场仪式使来访者有能力寻求帮助，通过让他们决定是否愿意在团体治疗开始或结束时讨论自己的问题教会他们控制痛苦，并让他们看到那些渴望更多团体时间的其他参与者是如何以健康的方式寻求帮助的。

开场仪式可能存在的问题包括治疗师没有从一开始就设定好期待，即开场仪式应只包括来访者使用几个词来描述情绪和是否需要获得协助。有些来访者可能会把开场仪式当作一次机会，通过转移当天团体治疗的焦点来回避解决自己的问题，或者他们可能会试图通过长篇大论地描述自己艰难的一周来主导团体。如果来访者确实试图主导团体，治疗师需要温和地打断来访者，使团体重新聚焦。虽然这对一些治疗师来说可能会很不舒服，但治疗师不能让来访者长时间地离题，否则会传递出一个信息，即所有来访者都应该花很长的时间来讨论他们这一周的情况——这使团体成员没有时间来回顾上一周所做的工作，也让治疗师没有时间来介绍下一个任务。

防止偏离主题的最佳方法是，从一开始就明确指出，开场的时间不应过长，也不应回顾一周的情况，而应侧重于来访者的情绪和对团体的需求。但是，如果确实偏离了主题，治疗师可以询问陈述中的来访者："你需要在团体治疗中获得额外的时间吗？"并提出在开场仪式结束后再回到来访者身上。如果来访者说"需要"，那么当治疗师回到来访者身上时，不要让来访者回到自己的故事中去，而是问来访者在上一周是否做了关于这个问题的任何作业工作表。如果来访者说"做了"，就可以在黑板上以团体治疗的形式复习这些内容。如果来访者说"没有"，治疗师可以以兴奋的口吻指出，这为团体治疗提供了一个很好的切入点，然后在白板上开始处理最近的工作表。

通过将离题的来访者经历拉回到工作表上，治疗师和团体成员可以角色扮演，演示如何利用 CPT 工作表来实时处理本周的事件，并展示来访者在团体治疗时间外参与治疗时，如何从痛苦的认知和情绪中获得缓解。治疗师要记得尝试让其他团体成员参与这个活动，询问其他人是否也有类似的认知，或是否在本周完成练习作业时存在困难。

练习作业完成情况

监督练习作业完成情况是进行 CPT 团体时最具挑战性的问题之一。对于一些比较复杂的练习作业，团体治疗师应该留出 20~25 分钟的时间来解释作业，并与团体一起演示一个或多个例子。一旦介绍了"ABC 工作表"，治疗师就应该使用白板或活页夹把治疗的大部分时间用来回顾近一周来来访者有困难的工作表，或者处理来访者在治疗中提出的问题或关注的问题。把工作表的例子放置在白板或活页板上，可以使治疗师更容易地吸引整个团体，帮助来访者把这些例子与和自己类似的卡点联系起来。

衔接性问题的使用和常见的卡点

让整个团体参与治疗的一个方法是使用"衔接性问题（bridging questions）"，在成员的经验之间建立联系。这些都是重要工具，可以让更多的成员参与到团体中来，并确保来访者不会被排除在外，而其他来访者则垄断了讨论。例如，治疗师可以问："其他人对此有什么看法或情绪？"重要的是，治疗师要鼓励多个来访者回答这样的问题，而不是停留在第一个回答的人身上。

有时，提出一些常见的卡点作为例子也是有帮助的，以便让成员们彼此之间有更多的联系。这种情况下可以使用的卡点的例子有："这是我的错""如果我做了什么，就不会发生这种情况""没有地方是安全的""不能相信别人"和"表现出情绪是脆弱的"。一旦这些卡点被某个团体成员认可或独自口头表达出来，治疗师就可以问："还有人认同这个卡点吗？"或"有谁觉得这听起来熟悉吗？"

未完成练习作业

来访者可能不会在团体治疗的时间里分享他们的工作表，治疗师要在治疗结束后才知道来访者是否完整地做完了作业，或者作业是否存在概念上的问题。因此，非常重要的是，治疗师要对每个团体成员进行检查（甚至通过举手的方式），以了解他们是否完成了作业或觉得作业有困难。在开场仪式之后，治疗师应确保团体的大部分时间用于回顾来自不同来访者的练习作业，并避免团体陷入潜在的无关讨论中。

在个体 CPT 中，没有完成影响陈述、书面叙述（在 CPT+A 中）或各种工作表的来访者要在两节治疗之间口头完成，以使他们适应这个过程。在 CPT 团体中，我们要求来访者与团体中的其他成员一起专注于识别与创伤事件有关的卡点。我们不要求他们重述影响陈述（或创伤陈述），以避免触发其他团体成员的创始，或占用太多的时间来识别卡点并挑战它们的关键过程。当来访者没有完成练习作业时，这是一个很好的时机，可以看看是否有其他成员没有完成工作表，并找出任何关于治疗的共同卡点，如"这种治疗对我没有帮助"或"我没有时间做任何工作表"。此时，治疗师应到白板前，使用最近布置的工作表（即"ABC 工作表""挑战问题工作表"或"挑战信念工作表"），针对共同卡点完成工作表。要动员完成了家庭作业的团体成员，帮助找出反对卡点的证据和新的、更健康的替代信念。

在 CPT 团体中，要说服来访者相信他们能够而且应该完成练习作业可能比较困难，因为每周关注各个团体成员的时间较少。这也是另一个原因，为什么领导团体的治疗师必须通过举手的方式来看谁完成了任务，然后确保每周召集不同的来访者来分享他们的卡点。最后，治疗师应努力让所有团体成员参与讨论在白板或活页夹上完成的每张工作表，分享他们的类似认知，或帮助他们产生其他证据和信念。

团体治疗的一个优点是，可能不愿意参加的团体成员能够看到参加并完成练习作业的其他团体成员的情况正在改善。这往往会促使犹豫不决的成员更好地坚持完成作业，尤其当团体治疗师强调，做作业是在帮助其他人解决他们的症状时。例如，如果一个团体成员没有完成工作表的作业，领导团体的治疗师应该询问是否有其他人没有完成作业，然后带领团体完成一份工作表，针对阻碍来访者们做练习作业的共同信念。可能的卡点（除了上述卡点外）包括："我永远不会好转""我不能容忍写下自己的想法"。领导者应该确保整个团体都参与到了这个练习中来，从已经成功完成作业的团体成员那里引出其他认知，或针对这些卡点的证据。

有几个原因导致来访者可能无法完成练习作业，它们通常与某种类型的逃避有关。许多创伤幸存者认为，如果他们写下与创伤事件有关的事件、思维或感觉，记忆会变得太真实，因此太难处理。听到其他人能够识别和挑战他们对创伤的认知（在 CPT+A 的情况下，能够写下关于事件的细节），通常会让第一次没有完成作业的来访者觉得作业变得更容易了。即使有几个来访者没有做作业，治疗师也必须在讨论了没有完成练习的原因后，继续讨论当天安排的材料。此外，应该介绍并安排下一次的练习作业给整个团体。应该要求那些没有做上一次作业的来访者也完成这次的作业。

有些来访者可能逃避完成作业，因为他们难以将事件归为创伤性事件（强奸、杀人等）。相反，他们可能会将事件贴上"误会"或"意外"的标签，并试图将事件的影响降到最低，或不准确地描述细节（例如，将儿童期虐待的责任归咎于自己）。为了帮助挑战这些认知，可能有帮助的做法是，指出来访者在治疗前评估中报告的创伤症状，并将这些症状描述为创伤事件确实发生的证据。此外，提醒来访者，他们所发现的症状正在对他们的生活产生不利影响（例如，隔离状态、工作或学校中的问题）。对一些来访者来说，问他们为什么来参加团体，可能会有帮助。他们的回答会显示出他们的矛盾想法。一方面，他们可能曲解（或尽量减少）创伤的细节，但另一方面，他们在为生活中遇到的痛苦寻求帮助。

一般来说，在治疗开始时，团体领导人要告知来访者，他们可能会有逃避练习的冲动，甚至是逃避参加团体治疗。这有助于正常化他们的反应，并促进来访者更开放地讨论认知和情绪。这甚至可以帮助来访者识别治疗的潜在卡点，促进正常化的过程，并帮助来访者更自如地讨论对完成治疗的矛盾之处或担忧。

安排电话清单任务

为了增强团体能提供的积极社会支持，我们建议在一周内为门诊来访者安排一个电话清单。所有愿意参加的来访者都把自己的姓氏和选择的电话号码放在电话名单上。然后，要求每个团体成员在下一节治疗前给清单上位于自己后一位的人打电话，检查其练习作业的完成情况，并为参加治疗提供支持。下一周，每个来访者给名单上位于自己后两位的人打电话，以此类推，直到最后每个人都给名单上的其他人打了电话。嘱咐来访者不要在电话中谈论他们的创伤史，而是把这些电话作为社交机会或接受帮助的机会来完成练习作业。如果接电话的人没有参加上一次的治疗，也可以让打电话的人通过电话来布置作业，向接电话的人解释错过了什么。提醒来访者不要把电话作为开始私下社交的一种方式，他们只有在整个团体都被邀请的情况下才能互相见面。我们通常发现，大多数人都同意参加，即使有人在第 1 节治疗上拒绝，通常也会在第 2 节或第 3 节治疗上要求加入名单。

管理团体冲突和情绪

当多人聚集在一个团体中时，团体成员之间发生冲突的可能性就会增加。此外，由于他们的虐待史，许多来参加团体治疗的来访者都在沟通模式上存在问题，这可能使他们在团体治疗期间难以控制情绪和认知反应。这再次强调了对团体治疗过程进行彻底的预先筛选和教育的必要性。需要强调的是，我们并没有因为来访者被诊断为人格障碍而将其排除在外，但我们也承认，有些来访者在团体中可能比其他来访者更难管理；在某些情况下，来访者的症状可能具有很大的干扰性，他们需要通过个体治疗或针对人格障碍的治疗来解决，然后才能参加 CPT。我们发现干扰团体 CPT 的症状包括：高度依赖他人、过分的权利感、过度的攻击性，以及在维持"来访者"或"PTSD来访者"的角色上有很大的利益关系。即使存在人格障碍，我们也成功地使用团体CPT治疗了边缘型、表演型、自恋型和反社会型人格障碍来访者。

如果团体在治疗期间失去了焦点，那么使其回到正轨的一个策略是，请偏离主题的来访者将自己所说的话与团体最初讨论的主题联系起来。如果来访者似乎在逃避当下的话题，那么治疗师要温和地面质，注意到这个话题对来访者来说似乎很困难，或者来访者似乎很难待在这个话题引起的情绪体验中。然后，治疗师可以询问是否还有人曾经想要逃避某个话题，或者在团体中停止感受自然情绪，团体的其他成员可以将这些反应正常化。这种技巧将在来访者之间建立一种联系，使治疗师能够解决来访者的潜在恐惧，这种恐惧曾促使来访者为了逃避而离题。

许多新手治疗师也担心创伤团体可能带来的不良影响。就像在个体 CPT 中一样，我们发现，虽然一些参加团体 CPT 的来访者在好转之前会感觉更糟糕，但大多数来访者在团体治疗期间并没有表现出症状恶化。更多时候，在团体治疗中看到的强烈情绪是由于来访者第一次可以自由地体验与创伤有关的自然情绪。团体为他们提供了一个安全的场所来感受情绪，而不会受到评判，团体治疗师应该鼓励来访者在团体中分享情绪，而不用担心受到责备。团体治疗师也有责任引导来访者体验情绪，并帮助他们认识到，以适当的方式表达情绪往往能化解过度的情绪反应和破坏性的团体行为。

　　在团体中需要注意的另外两个来访者反应是，过度支配和过度害羞。占主导地位的来访者可能倾向于先回答问题，发表绝对性的声明（例如，"除了另一个创伤幸存者，没有人能够理解我"），如：讲故事，或挑战治疗师的角色。这些行为往往让许多成员（尤其是害羞的成员）沉默不语，可能会在团体中产生隐藏的敌意，影响未来的动态。此外，已经在与逃避做斗争的成员会将其他成员的过度支配视为自己不需要参与团体的充分理由。治疗师的第一步是，尽可能早地识别主导和害羞的来访者。然后，开始宽松地注意和控制每个来访者的谈话时间。一个可能有效的技巧是向成员提议，那些反应快的人应该在回答前数到 10，从而给反应慢的来访者一个机会来表达他们的认知或情绪。另一个办法是，当某个人在一个环节中参与了三次之后，可以要求这个人等到其他人就某一主题发言之后再加入讨论。向整个团体提出这些建议，而不要单独挑出某个来访者，也不要让一些来访者感到尴尬。

　　在团体治疗期间，有些来访者比其他来访者更害羞或更不善于表达。重要的是，要与这些来访者交流，确定他们的害羞是一种性格特征还是对创伤的反应，或者是一种逃避。治疗师私下询问这些来访者是否愿意在团体中被叫到，这样他们就不会感到在某个时刻加入谈话的压力。同样有效的做法是，询问整个团体对工作表的反应或答案，然后由领导团体的治疗师在进入下一团体议程之前，对每个成员进行检查。

以团体形式开展 CPT+A

　　团体 CPT 和团体 CPT+A 最大的区别在于团体 CPT+A 中书面叙述的管理。在个体 CPT+A 中，来访者有机会在一对一的环境中体验自己的情绪（除了在治疗之间体验同样的情绪外）。在团体 CPT+A 中，我们强烈建议来访者在治疗过程中不要大声朗读自己的叙述。虽然处理创伤事件是很重要的，但是听到别人的经历的细节可能会导致更多的痛苦，对许多来访者来说，放弃治疗的可能性更大。

　　许多心理健康诊所多年来一直在使用团体形式，因此许多来访者非常熟悉团体形式。然而，这些团体往往涉及长期的支持性心理治疗，来访者要么过多地讲述他们的创伤细节，要么完全逃避创伤事件，要么主要集中在宣泄当前生活中的问题上。虽然这种类型的治疗对一些来访者是有帮助的，甚至是正常化的，但很多来访者可能会因为听到其他来访者的创伤陈述而触发情绪。还有一些来访者可能会试图讲述"战争故事"或"胜人一筹"的故事，试图让自己感到被其他团体成员接受。这种行为可能会让其他来访者在参加这个团体时非常犹豫，因为他们害怕被迫讲述自己的故事。因此，CPT+A 团体的领导者需要在治疗的早期（甚至在预筛阶段）就制定规则，规定在团体治疗中不能讲详细的创伤故事。如果来访者确实开始在团体中讲述详细的故事，治疗师应该温和地打断并提醒整个团体关于不讲创伤细节的规则。和团体成员讨论这个规则的原因也可能是有帮助的，这往往会让一个或多个团体成员回答说，听别人的故事对他们来说是痛苦的。

治疗师在 CPT+A 的团体治疗中，不应该让来访者读他们的影响陈述或书面叙述，而应该探讨来访者对书面叙述创伤事件的反应，以使他们的情绪正常化，并确定他们是否写下了事件的所有细节。具体来说，应该询问团体成员是否在叙述中包括了感官细节、思维和感觉，以及他们在写作时是否经历了强烈的情绪或想起了新的回忆。如果团体成员没有写出完整的记述，或者在写作或阅读记述时无法表达自己的自然情绪，要鼓励他们采取措施，增加完成作业的可能性。关于写作任务的讨论要集中在已确定的卡点和事件中可能驳斥这些扭曲的信念和解释的证据上，而不是事件本身的细节。

如果在 CPT+A 团体中，有一个或多个来访者没有写记述，领导团体的治疗师应花几分钟时间重点关注已完成记述并可能有一些好转的来访者。这通常能帮助没有写记述的来访者认识到他们也可以完成作业，并激励他们在下一次团体讨论中完成作业。讨论结束后，治疗师收集书面记录，并在两次治疗之间审阅。在审阅时，治疗师要寻找卡点，通常是指来访者停止写作并划线的点，或者是来访者跳过、忽略或报告失忆的事件部分。治疗师要注意来访者的陈述是否像警察的调查报告一样（没有附带思维和感觉），或者是否已经找回和激活了完整的记忆。鼓励、表扬和可能的卡点都要记录在记述上，然后还给来访者。

善后团体

与个体 CPT 一样，我们建议治疗师在治疗结束后 2~3 个月检查成功完成团体 CPT 的来访者并进行随访。随访可以在个体治疗中进行，也可以通过重新召集整个团体进行。在这次治疗上，团体成员要说明他们的总体情况，并描述所遇到的任何问题；我们鼓励他们使用"挑战信念工作表"来解决任何持续的或新的卡点或困难。这个善后辅导应该采用与治疗期间相同的评估措施，善后辅导可以让该来访者回到生活正轨或巩固成果。

许多诊所选择提供 CPT 善后团体，该团体可调整，以满足同时接受团体或个体治疗的不同来访者的需要。团体可以每周一次、每月两次或每月一次，这取决于诊所的目标和来访者的需求。许多长期接受创伤治疗的来访者可能害怕在 CPT 结束后完全停止治疗。善后团体可以让他们从每周的团体或个体治疗中慢慢地退出，同时继续解决可能使治疗难以终止的卡点。对于那些在团体或个体 CPT 中表现出显著改善的来访者，也许可以使用更多的治疗来解决标准治疗过程中没有解决的特定领域的卡点，善后团体允许这些来访者继续使用 CPT 技能来处理最后的这些问题。重要的是，善后团体的领导者要坚持要求来访者每次来时都把完成的工作表带过来；团体治疗的重点应该是在白板上回顾这些工作表。最后，应该限定团体成员在善后团体中的停留时间，防止他们不在团体治疗之外练习技能，而对团体产生不健康的依赖。

针对性虐待的 CPT（CPT-SA）

正如第 2 章讨论的那样，CPT 有一个版本可以作为针对儿童性虐待幸存者的手册（Chard，2005）。CPT-SA 包括 16 节治疗，通常采用团体和个体治疗结合的方式进行，但也可以单独以个人治疗或团体治疗的形式提供。此外，在进行 CPT-SA 时，许多临床医生不会要求那些不愿意或不能够详细讨论创伤史的来访者进行创伤陈述。尽管有几项研究（在第 2 章中描述）表明，有童年性虐待史的来访者和只有成年创伤史的来访者在 CPT 中的表现一样好，但一些治疗师和来访者希望 CPT-SA 提供额外治疗，以便有更多时间在其他领域工作，这些领域往往受到童年创伤的影响。讲义 12.1 为来访者提供了 CPT-SA 的概述。请注意，这份讲义提到了其他几份讲义——关于发展阶段、自信、沟通和社会支持的讲义——这些讲义是 CPT-SA 所特有的，没有包括在本书中。这些讲义可在吉尔福德出版社的官网上获取。

如讲义 12.1 所示，CPT-SA 包括第 2 次治疗的一份新练习作业，要求来访者在进入"ABC 工作表"之前，重点关注自身的发展，包括任何可能已经发展成核心信念的家庭"规则"（例如，"孩子必须听大人的话""没有人会保护我"或"当有人喝酒时，我会受到伤害"）。与 CPT+A 一样，每个来访者都要写出对自己影响最大的童年性虐待经历的创伤陈述。对于经历过多种创伤的个人，CPT-SA 包括额外的环节，用于书写其他创伤事件或专注于识别与复杂的创伤史有关的卡点。在尊重主题之后，CPT-SA 增加了关于自信和沟通的讲义；这些讲义旨在帮助创伤幸存者识别他们试图满足自己需求的不健康方式（例如，攻击性或被动性），以及与他人沟通的卡点。这个环节可以让来访者制定更健康、更有效、更安全的策略来满足需求。

讲义 12.1
针对性虐待的认知加工疗法（CPT-SA）治疗概述

CPT-SA 包含 16 节治疗，每节治疗 55 分钟。以下是治疗内容的概述。

第 1 节治疗

治疗师提供 CPT-SA 的简介以及有关如何治疗、症状反应、社会认知理论、情绪和卡点的心理教育。

练习作业：阅读卡点和发展阶段的讲义。

第 2 节治疗

回顾第 1 节治疗的练习作业：讨论发展问题及其对当前信念和行为的影响。探讨家庭动力。

练习作业：写一份影响陈述，说明虐待行为如何影响你对自己、他人和世界的信念。

第 3 节治疗

回顾第 2 节治疗的练习作业：开始检查认知和情绪之间的联系。介绍"ABC 工作表"。

练习作业：完成"ABC 工作表"。

第 4 节治疗

回顾第 3 节治疗的练习作业：观察认知、情绪和行为之间的联系。

练习作业：写一份指向儿童性虐待的首要创伤事件的完整记述，并每天读给自己听。继续完成"ABC 工作表"。

第 5 节治疗

回顾第 4 节治疗的练习作业：回顾来访者的书面记录，处理情绪，回顾"卡点记录"。

练习作业：完成第二份关于儿童性虐待事件的记述。加入更多的感官细节，并每天读给自己听。继续完成"ABC 工作表"。

第 6 节治疗

回顾第 5 节治疗的练习作业：回顾第二份书面叙述，处理情绪，回顾"卡点记录"。

> **讲义 12.1　针对性虐待的认知加工疗法（CPT-SA）治疗概述（续）**

练习作业：书写另一个最严重的创伤事件（如果有的话），每天读给自己听。继续完成"ABC 工作表"。

第 7 节治疗

回顾第 6 节治疗的练习作业：回顾第三份书面叙述，继续处理情绪，寻找卡点。介绍"挑战问题工作表"。

练习作业：使用"挑战问题工作表"对至少一个与虐待有关的卡点提出挑战，并使用该表的其他副本对"卡点记录"中的卡点提出挑战。如果你愿意，可以再写一份关于第二起事件的记录，或者写一份关于第三起事件的记录，并每天读给自己听。

第 8 节治疗

回顾第 7 节治疗的练习作业：回顾最近的书面叙述，并继续处理情绪，审查叙述中的任何其他卡点。复习"挑战问题工作表"。介绍"问题思维方式工作表"。

练习作业：使用"问题思维方式工作表"，找出与卡点有关的图式。用"挑战问题工作表"挑战至少一条规则。继续每天阅读书面叙述。

第 9 节治疗

回顾第 8 节治疗的练习作业：复习问题思维方式及其发展和影响。介绍"挑战信念工作表"和安全主题。

练习作业：阅读安全主题讲义。使用"挑战信念工作表"挑战卡点（包括关于安全的问题）。继续阅读记述。

第 10 节治疗

回顾第 9 节治疗的练习作业：讨论安全的问题，并挑战与安全有关的卡点。介绍信任主题。

练习作业：阅读信任主题讲义。使用"挑战信念工作表"，继续挑战卡点（包括关于信任的问题）。

第 11 节治疗

回顾第 10 节治疗的练习作业：讨论信任的问题，挑战与信任有关的卡点。介绍权力与控制主题。

练习作业：阅读权力与控制主题讲义。使用"挑战信念工作表"，继续挑战卡点（包括关于权力与控制的问题）。

讲义 12.1　针对性虐待的认知加工疗法（CPT-SA）治疗概述（续）

第 12 节治疗

回顾第 11 节治疗的练习作业：讨论权力与控制，并挑战关于权力与控制的卡点。介绍尊重主题。

练习作业：阅读尊重主题讲义。使用"挑战信念工作表"，继续挑战卡点（包括关于尊重的问题）。

第 13 节治疗

回顾第 12 节治疗的练习作业：讨论尊重，并挑战与尊重相关的卡点。

练习作业：使用"挑战信念工作表"，继续挑战卡点（包括与尊重有关的问题）。阅读关于自信和沟通的讲义。

第 14 节治疗

回顾第 13 节治疗的练习作业：继续讨论尊重，并探讨自信与尊重的关系。介绍亲密关系主题。

练习作业：阅读亲密关系主题讲义。使用"挑战信念工作表"，继续挑战卡点（包括关于亲密关系的问题）。

第 15 节治疗

回顾第 14 节治疗的练习作业：继续讨论亲密关系，并挑战与亲密关系有关的卡点。介绍社会支持主题。

练习作业：阅读"社会支持主题"，继续使用"挑战信念工作表"挑战卡点（包括关于社会支持的问题）。撰写第二份影响陈述。

第 16 节治疗

回顾第 15 节治疗的练习作业：在本节治疗中阅读新的影响陈述，讨论社会支持，确定未来的目标。

13

针对不同创伤类型工作的问题

　　本章的目的是讨论治疗中可能出现的具体问题或主题，这取决于来访者经历的创伤类型。一方面，有些问题与特定类型的创伤有关。另一方面，有时创伤会混合在一起，因为许多来访者在一生中都经历过不同创伤。例如，一个被敌人枪击过的退伍老兵可能会说："我不相信任何人"。治疗师可能非常疑惑，敌人不是老兵一开始就认识或信任的人，为什么他的信任会受到影响。之后治疗师可能会发现，老兵的童年曾遭受过虐待，老兵对信任形成了早期的图式或核心信念，而这种图式或核心信念随着后来的创伤被激活。来访者甚至可能没有意识到，关于信任的陈述在所讨论的创伤背景下根本没有意义，但它发出了"危险信号"，提醒治疗师在治疗过程中可能需要处理其他创伤。

战争和军人精神

　　本节重点介绍治疗师在与现役军人或退伍军人工作时需要注意的内容。许多退伍军人或现役军人对军队或政府产生了过度顺应的看法。这些卡点几乎可以出现在治疗的任何时候，因此，我们可以在治疗早期或聚焦于某个特定主题（如安全、信任或尊重）的时候进行工作。就像"信任"是一个过于笼统的词一样，"政府"也是。我们甚至注意到，一些患有 PTSD 的退伍军人继续**制造**对政府的愤怒，以此来逃避创伤事件导致的自然情绪。当治疗师要求来访者专注于与创伤事件相关的特定认知，或者要求来访者写出 CPT+A 的创伤记述时，经常可以看到这种情况（见第 11 章）。来访者通常试图将讨论转移到政治上，或长篇大论地谈论军队、政府如何辜负了他们。治疗师需要将讨论的焦点带回首要创伤事件，而不是让来访者用谩骂来主导治疗。可以使用目前正在讨论的工作表，将来访者的注意力集中起来，这样有助于处理这些认知，帮助来访者发展其他认知。以下是治疗师可以用于促进讨论的问题。"你说的政府是什么意思？你指的是联邦政府吗？你是指州政府还是地方政府？它们都是一样的吗？当你说政府漠不关心时，是否意味着当你拨打911[1]时，没人接电话。"与其他过于模糊的术语一样，重要的是，通过承认不同的类型和类别实际上可能以分级的方式来判断，来访者能够从只看到一个极端，转向看待整个连续体。如果来访者一直利用对政府的愤怒，来逃避用更健康的行为方式与他人建立联系，那么应该在治疗早期就提出这个话题。不过，它可能会在以后的许多主题中再次出现。

同样，在团体环境中，退伍军人和军人经常会提到他们对政府、退伍军人事务部（退伍军人事务部提供包括了医院、福利和墓地的服务，这些有时会让退伍军人感到困惑）和军队或其特定部门的愤怒。对于这些来访者来说，这些可能是非常重要的话题，但它们也可能成为一种逃避形式，并可能打断团体进程。如果来访者认为自己受到了军队、政府或退伍军人事务部的虐待，那么他们可能很难确定自己的基本卡点；相反，他们可能会进行慷慨激昂的演讲，而这只会导致进一步的逃避。此外，这些演讲可能会导致其他退伍军人开始更多的逃避行为，如果团队中的其他退伍军人是亲政府或亲退伍军人部的，那么他们会不同意这些观点，甚至因此引起团体的分裂。对于团体领导来说，及早制定一个规则是很有帮助的，即关于军队或政府的"政治"讨论或冗长的讨论不应成为团体治疗的组成部分。治疗师也可以指出，包含这类讨论的治疗团体在过去并没有为参加者带来长期的改善，这就是为什么许多来访者在参加这些团体多年后，在功能上几乎没有获得改善。另一个选择是询问：来访者把在组织内遇到的少数"坏"人泛化为该组织的所有人，那么在他们不得不与该组织的人（如退伍军人事务部）沟通时，这是否使他们产生反应过度的问题。

其他具体的卡点和临床问题经常在现役军人和退伍军人中发现（Wachen et al., 2016）。其中一个问题是，许多人年轻时参军并认同了军人精神，这使他们为战争做好了准备，但这在平民世界中却行不通。因为在他们还处于成长期时，他们就经常被灌输"如果我们都做好了本职工作，我们就都能回家""决不丢下一个士兵""你要对你的团队负责"等，他们可能会从字面上理解这些口号，当团队有人被杀或自己无法执行这些要求时，他们会有很强的负罪感或错误指责他人。同样，虽然"保持警惕，活下去"可能是一个让人们在危险的情况下保持注意力的口号，但它可能导致从战场部署回来后的 PTSD 来访者保持高度的警觉性。

由于退伍军人接受的是战斗而不是逃跑的训练，并反复接受训练，以便在战争中自动完

---

[1] 美国报警电话。——译者注

成任务，因此，重返平民生活的退伍军人在受到刺激时，可能会出现与大多数平民不相称的愤怒和攻击性反应，或者可能会向治疗师报告说，他们在创伤事件中没有体验到情绪，并对情绪的意义产生卡点（例如，"情绪意味着我很软弱和脆弱"或"情绪永远不会停止"）。在CPT 期间，治疗师需要帮助这些来访者将这些习得的核心信念与更能适应平民世界的更平衡的信念分开。

军人和退伍军人来访者也比许多其他类型的来访者更有可能存在杀人或目睹他人暴力死亡的问题。在军队受训的信念往往使这些来访者在影响陈述中指责自己或其附近的人，而不是指责埋下地雷或向其基地发射迫击炮的人。有时，上过战场的军人会逃避书写或特别谈论首要创伤事件，而只把原因归结为"因为我们在战争中，所以发生了"。治疗师可以同意这一点，但询问具体首要创伤事件的原因。有时，公正世界的迷思呈现在诸如"但他为什么被杀？他是个这么好的人"的话语中。治疗师可以问：因为他是个好人所以才被特别针对，还是因为他是卡车上的枪手而被普遍针对？看到儿童被杀，往往会引发另一个基于公正世界的信念："儿童不应该在战争中死去"。虽然我们可能都同意这句话背后的哲学思想，但事实是儿童确实死于战争，治疗师需要帮助这些来访者接受他们目睹的一切。治疗对象试图挽回事件是很常见的（例如，"如果我早一点就好了"，或"尽管他会向我们跑来，他也不应该被射杀，直到我很清楚地知道他身上绑着炸弹"）。有些退伍军人因为自己杀过人而远离他人，他们会给自己贴上"杀人犯"的标签，担心自己因为曾经杀过人而有伤害他人的巨大风险。对于治疗师来说，在确认这些"来访者"从战场回来后再也没有杀过人之后，重要的是通过将事件置于其发生的环境来帮助来访者"正确地判断"事件的大小。如第 7 章中详细描述的那样，治疗师可以画一个饼状图，让来访者画出事件前后还做过哪些事情，或者来访者在生活中扮演过其他哪些角色，这样就可以清楚地看到，"杀人犯"并不是来访者的全部身份。

战争中的杀戮（和保护他人）不同于谋杀。有时在战争中，来访者实际上不想杀人——例如，他命令某人在开车通过检查站时停车，并将枪放在此人头上以示警告，最后在此人不停车时向车内开枪。来访者的意图不是杀人，而是保护基地。事件发生的背景就是一切。即使在有人故意杀人或杀死非战斗人员的情况下，也要考虑事件发生的背景，同时接受来访者确实实施了未经批准的行为。例如，我们听说过，有些来访者是整个连队唯一的幸存者，其他人都被杀了。当来访者射杀他们看到的下一个人时，他们不是在想，而是在感受——但那个被杀之人恰好是一个手无寸铁的村民。（见第 1 章关于前额叶皮层和杏仁核之间的相互关系。）虽然治疗师承认这样的来访者确实有杀人意图并因此出现了内疚感，但治疗师可以指出，在这种情况下，来访者是不知所措和惊恐的。治疗师可以检查来访者在该事件前后是否曾经冷酷地杀过人，并强调杀人行为需要考虑到背景因素。因为喜欢杀戮的心理变态者不太可能患上 PTSD，也不可能为此寻求治疗，所以治疗师不太可能需要处理这种人。治疗师和来访者还可以讨论可能的补偿行为——不是为了死者（死者可能身份不明）或死者家属，而是为了来访者自己的社区，这样来访者就有机会回馈社会，觉得自己有价值。例如，当和这些来访者讨论第 10 节治疗后要做的额外作业时，可以讨论不仅仅是为来访者自己做些好事，而是做一些有价值的事情帮助来访者对自己的感觉更好。例如，在为无家可归者服务的庇护所或其他一些为他人提供帮助的机构做志愿者。

性侵

　　本节讨论强奸（包括婚内强奸）、儿童性虐待和军队内性侵（即在服役期间受到威胁或被强迫的性接触或严重的性骚扰）。CPT 最初是以强奸受害者和强奸危机干预中心的来访者为对象而开发的。我们在第一个研究项目中很快就发现，强奸受害者在经历了童年性虐待后，往往会遭遇多起强奸。在 Resick 等人（2002）的研究中，尽管在招募的来访者中，他们的首要创伤事件是既遂的强奸（即阴道、口腔或肛门被插入），但是有 86% 的样本至少有一个其他创伤事件，48% 至少遭遇过另一次强奸，41% 在儿童期经历过生殖器接触性的虐待。成年后，他们平均还有 6 次刑事案件的受害经历。所以，在治疗中很少见到只经历过一次创伤事件的来访者。如果治疗师从首要创伤事件（PTSD 症状最严重、最频繁的事件）入手，那么就很可能有同样模式的卡点需要留意。

　　除了受害者和施害者之外，很少有人目睹强奸行为。对强奸受害者来说，可能面临的一个问题是别人是否相信他们。有时他们不被相信，这可能会让他们怀疑事件是否真的发生过，是否真的是强奸，他们做了什么导致了这样的"误解"，等等。他们可能会质疑对自己和对他人的判断。换句话说，他们很可能在事件的因果关系上非常自我聚焦（比如，"强奸都是我的错"）。我们很少在强奸受害者身上看到太多的愤怒，他们在愤怒量表上的得分往往处于正常水平，因为他们把自己看作事件的原因（公正世界迷思的另一个例子——"坏事发生在坏人身上"），而不是施害者。这些认知往往会导致强烈的内疚感。

　　此外，羞耻是受害者的一个非常普遍的情绪。愧疚是关于某人做了什么；羞耻是关于某人是谁。强奸受害者可能会感到羞耻，因为他们认为自己因被人侵犯而永久地被改变，或者他们可能会认为，攻击之所以发生一定是因为自己在作为"人"的方面存在坏的地方。治疗师需要在治疗早期就开始处理与被侵犯感和被永久破坏的认知有关的卡点，尽管这些卡点可能会稍后出现在（关于自我的）信任、尊重和亲密关系等主题中。因为羞耻感在图式层面存在，所以可能需要许多工作表和苏格拉底式谈话来帮助来访者认识到他们遭遇的事件并不是由于自己作为人有什么问题，而是因为行凶的罪犯出于方便而选择的目标。

　　如果施害者不是陌生人，那么来访者与施害者的关系可能会成为一个问题（这种情况经常发生）。背叛的感觉尤其让人崩溃，被强奸的来访者可能会责怪自己信任施害者，而不是责怪背叛这种信任的人。这个问题跨越了所有类型的性伤害。童年性虐待的受害者最可能受到家庭成员或家庭朋友的虐待。婚内强奸受害者被他们选择与之共度一生的人——那些发誓要珍惜和保护受害者的人——背叛和贬低。在军队内的性侵中，本应在战争中保护他们的人，甚至是指挥官，成了背叛信任的人。这些情况与其他应该被认为是值得信任的人，如教师、教练、警察、宗教领袖等人的虐待情况类似。不同的是，在许多儿童性虐待、婚内强奸和军队内性侵的案件中，受害者必须与施害者生活在一起，而且这些事件可能是一段时间内的一系列性侵。

　　军人从战争中返回后通常能远离遭受创伤的地点，而与上过战场的军人不同的是，性侵受害者，无论遭受何种类型的性侵，都继续生活在"战区"。当战斗－战斗的方式应对无效时，在家里受到虐待的儿童可能不得不把解离作为唯一的应对手段。大量创伤性事件和解离症状，使受害者很容易再次受到伤害，因为解离变得如此自动化。一旦他们处于解离状态，他们就会失去有效解决问题的能力，事件可能会在他们"不在场"的情况下继续发生。儿童性虐待往往是从"照料期"开始的，施害者通过对儿童的特别关注和爱护，慢慢地让儿童做好被性虐待的准备，慢慢地将儿童拉入他们的"特殊"关系中。有些孩子意识到有问题，因为施害者告诉他们这是"我们的秘密"，或者威胁他们如果告诉别人就会伤害他们的家人。儿童可能直到长大后才会意识到有什么不对，才能明白成人和儿童之间的性行为是错误和非法的。不管是哪种情况，孩子都会觉得自己是参与者，而不是受害者，他们会把内疚感和消极的图式或核心信念带到自己的生活中。这些童年形成的、没有改变过的信念会对后来发生的任何其他事件进行过滤。治疗需要考虑，这种消极的图式甚至会影响积极的事件，来访者可能需要完成许多关于经常激活这些图式的具体事件的工作表。

　　创伤发生时的发展水平可能会对卡点或图式及治疗中的行为产生很大影响。根据我们的观察，在创伤发生时，来访者的发展可能会被卡住，他们开始出现 PTSD。本来用于认知、情绪或社会发展的注意力，会被用于避免创伤的记忆或应对暴力的环境。正如我们在本章后面所讨论的那样，那些在青春期受到创伤的人可能在与权威人物交往或发展独立身份方面存在特殊问题。那些在受创时年纪很小的人可能会出现情绪调节问题，甚至可能会像孩子一样发脾气，或者被误认为是边缘型人格障碍来访者。他们可能会有非常简单的非黑即白的认知类型（如"你不是我的朋友，就是我的敌人"），因为他们没有发展出典型成年人所拥有的更细致的认知。由于这种非此即彼的思维，他们很难发展和维持社会关系。治疗师应该记住来访者第一次出现 PTSD 的年龄，即使第一次创伤事件并不是治疗开始时确定的首要创伤事件，但因为发展水平，来访者可能会出现与首要创伤事件不完全吻合的卡点，或者可能会影响来访者与治疗师的关系。

与军队内性侵有关的具体问题包括：无法摆脱的环境，受害者而不是施害者可能受到惩罚；事实上，许多女性如果去告发虐待行为，就会失去军旅的职业生涯。此外，如果施害者恰好是指挥官，受害者可能会陷入困境，他们可能不相信自己可以告发虐待行为或寻求帮助，特别是如果虐待行为发生在战区。

亲密伴侣暴力

亲密伴侣暴力（IPV）的受害者很可能会在一段时间内遭遇一系列的创伤性经历。此外，许多 IPV 是双向的，这意味着每一方都对另一方实施了侵犯行为。然而，鉴于男性与女性的相对体力差异（在异性关系中），IPV 对女性的影响一般大于男性。这并不是说男性不会受到 IPV 的影响，而是说大多数 IPV 造成的 PTSD 是在女性身上发现的。

鉴于 IPV 可能是长期性的，一个典型的问题是难以确定主要事件。如同其他类型的慢性虐待一样，临床医生应帮助来访者确定是否有特别令人痛苦的事件，精细评估来访者的 PTSD 症状（即侵入和逃避症状的内容）。往往有一些虐待经历让受害者特别痛苦，包括肉体受伤（或更严重），童年期目睹或听到虐待，涉及武器，或因暴力而吓坏了。这些事件中最严重的那件应作为首要创伤事件。如果来访者难以确定最严重的创伤性事件，临床医生应该询问典型的虐待模式，并使用代表这种模式的事件作为首要创伤事件。首要事件的其中一个较好候选是，来访者认为自己或子女会被杀害的事件。

在 IPV 导致的 PTSD 中经常出现的另一个问题是，在可能存在持续 IPV 的情况下，何时适合开始 PTSD 治疗。在早期的治疗结果试验中，我们没有将目前正处于暴力关系中的受害者或正在遭受跟踪的受害者纳入其中。鉴于我们后来对这类虐待受害者和在战争中接受治疗的军人的临床经验，以及对刚果民主共和国参与者的研究（见第 2 章），我们建议尽快对 IPV 受害者进行治疗。我们认识到，许多此类受害者可能会选择回到施害者身边，或者如果他们离开，可能会面临施害者的报复。治疗目标不是减轻适当的警觉性，而是减轻 PTSD 的过度警觉症状，使这些受害者能够尽可能准确地评估风险。此外，改善并发的抑郁或解离症状可能会帮助受害者在行为上变得更加活跃，或提高他们的意识水平和自我价值，这有助于保护他们免受进一步的伤害或 PTSD 症状。同样，这与第 2 章中所回顾的研究是一致的。

在与有可能正在遭受 IPV 的受害者合作时，重要的是要制订一个标准安全计划，其中包括紧急联系号码和其他方法，以便在 CPT 开始之前联系和利用受害者社会网络中能给予的支持。在最近发生的 IPV 案件中，可能有必要提供与治疗同时进行的个案管理服务，以帮助受害者获得必要的经济和社会资源（例如，住房、经济援助、儿童保育），因为如果这些更基本的需求得不到满足，任何心理社会干预措施都将难以实施。

灾害和事故

关于自然或技术带来的灾害或事故，如机动车事故，临床医生必须记住，事故确实发生在一个不确定的世界里。常见的卡点包括"只要做好预防措施，事情就是可以预防的"或"我的朋友死于车祸，我应该做一些事情来预防它"。在这些事件中，考虑指责、责任和不可预见性之间的区别是很重要的（见第 7 章）。只有当主观意愿与做了或没做某些事情共同导致创伤事件时，指责才是适当的。

Galovski 和 Resick（2008）介绍了一个案例：一名 63 岁的长途卡车司机，他的驾驶记录堪称典范，他计划再开 17 个月就退休，但发生了严重事故。事故发生后，他无法重返工作岗位，几乎无法忍受当汽车乘客，更无法忍受当卡车司机。他获得的有限的伤残赔偿金不能取代他在工作或退休时的收入，他在事故发生 4 个月后同意接受治疗。事故发生是因为有一辆旅行车冲过中线，撞上了他的卡车。虽然他转了个弯，但还是没能避免车祸。当时那辆车是一位 16 岁的女孩在驾驶，她和其他 6 位家人都遇难了，唯一的幸存者是一个婴儿。可以确信的是，女孩一家当时都已经睡着了。卡车司机的主要卡点是"我杀了这个家庭，那个婴儿永远无法知道自己的家人。"他对 CPT+A 的反应很早，经过 6 节治疗后就没有症状了。他在第 7 节治疗后结束了治疗，他已经能够重返工作岗位，同时也感觉与家人的关系更加亲密。

我们中的一个人督导了一个案例，该案例中的来访者在青春期时，有一个年长的哥哥死于火灾。她哥哥想看看汽油是否充足，于是对着家里割草机的油箱点着了打火机（用来照明），结果油箱爆炸了。哥哥浑身是火地冲进房子，导致家里着火，他被烧死了。来访者认为自己应该救哥哥，她表示"如果我再聪明一点，哥哥就不会死了"。事件的背景是，她刚送完报纸回家，发现房子着火了，她已经尽了自己的一切力量去帮忙。她打电话呼救，救出了她的另一个弟弟，她试图用水和灭火器去灭火，直到感到无法呼吸时才离开了房子。这个案例说明，必须仔细研究所有创伤事件的背景，确定这类事件的可预防性（或不可预防性）。

脑损伤、智力低下及年老或痴呆症来访者的心理创伤

参与我们的研究和临床项目的许多来访者都有认知障碍，这源于各种因素，包括发育障碍、器质性脑损伤、工作或交通事故和痴呆。此外，在临床照料中还有许多在战争期间遭受脑外伤的军人和退伍军人出现 PTSD。正如第 2 章讨论的，关于 CPT 的研究表明，大多数有认知障碍的来访者对 CPT 的完整方案反应良好，因此，我们建议治疗师使用标准工作表，直到来访者对当前练习的基本理解感到困难。临床医生可能会发现，这时改用下面描述的、本章末尾提及的一份修订过的工作表是有帮助的。

如果来访者识字，但对标准的"挑战问题工作表"（讲义 7.2）感到困难，那么我们建议使用"修订版挑战问题工作表"（讲义 13.1），它将原工作表缩短为五个问题。在这张修订版的工作表上，所有来访者都会被问到原工作表中的问题 1，重点是支持和反对该信念的证据；这些信息有助于为后面的问题做铺垫。然后，要求来访者从原工作表中的问题 3、6 和 10（背景信息问题）中选择一个，因为来访者通常更容易理解其中一个问题。最后，要求来访者在剩下的问题中选择回答任意三个他认为更容易理解的问题。

在使用"修订版挑战问题工作表"后，按照正常的时间安排引入"问题思维方式工作表"。治疗师应看看来访者能否处理"修订版挑战信念工作表"（讲义 13.2 是讲义 8.1 的修订版，D 部分的 5 项内容与"修订版挑战问题工作表"相同）。如果来访者认为"修订版挑战信念工作表"太难，治疗师可以使用"简化版挑战信念工作表"（讲义 13.3），它结合了挑战问题和"挑战信念工作表"的内容。剩下的治疗将用"简化版挑战信念工作表"来代替标准的"挑战信念工作表"。

请注意，有认知障碍的来访者在学习任何新的工作表时，可能都会有一些困惑，但这种困惑通常会随着他们在诊所和家里的练习而减少。同样，我们只在来访者不仅感到困惑，而且不能理解原工作表的基本目的时，才建议使用修订版和简化版。最后，修订版和简化版工作表可以用于个人或团体治疗，也可以用于 CPT 或 CPT+A。我们应该鼓励来访者每天阅读他们成功完成的工作表，以便记住。他们也可以把替代的认知贴在镜子、冰箱或手机上。

哀伤使 PTSD 更加复杂

有时，首要创伤事件可能是来访者身边人的突然死亡，或者死亡可能是来访者自己的创伤事件中的一部分或者与创伤事件没有直接联系。哀伤可能与 PTSD 症状纠缠在一起，以至

于来访者不愿意放弃一些 PTSD 反应（如愤怒），以避免哀伤反应和需要接受死者已逝的事实。特别是，老兵经常说："如果我没有 PTSD，就意味着我的朋友真的死了，或者白白地死了。"有时来访者会害怕，如果没有这些侵袭性症状让自己接触到创伤性回忆，他们可能会忘记死去的人。

通常，通过询问来访者关于逝者的其他与死亡无关的记忆，并询问记住这个人的生活方式是否比记住他的死亡方式更好，就可以消除这些卡点。来访者可以把这些卡点添加到"卡点记录"中，并在它们出现时进行处理，这些卡点通常在他们对创伤性事件进行同化处理之后出现。治疗师可以问，如果这个人如此重要，为什么来访者害怕忘记他，是否有什么东西可以帮来访者记住这个人。当然，询问以下问题总是很有帮助：逝者希望来访者怎样，或者如果情况反过来，来访者会希望那个人怎样。例如："你的朋友希望你过得很痛苦，还是想让你为你们俩好好生活？"或者"如果你死了，你希望她怎样？你希望她一辈子受苦吗？"

PTSD 和复杂性哀伤之间的区别之一是 PTSD 的逃避程度——试图不记起创伤，而复杂性哀伤的情况下则是无法摆脱的思维反刍。患有复杂性哀伤的人会为受害者建立神龛，数年不移动受害者房间里的任何东西，或者花大量时间思考如何才能避免死亡。虽然 PTSD 来访者也会花很多时间去想自己如何能避免死亡，但这种冗思在 PTSD 中起到了逃避作用。它阻止了来访者真正去接受死亡和哀伤。愤怒和内疚的情绪往往比哀伤更容易接受，而且因为哀伤和难过可能比其他自然情绪持续的时间更长，所以对来访者来说，它们可能更令人生畏。人们也可能会感到无助，因为他们无能为力，无法让死者复活，无法改变与死者的关系，也无法改变他们最后一次见到死者时可能说过或没有说过的话。所有这些都可能成为卡点，治疗师可以通过使用工作表和苏格拉底式谈话来处理。

有时候，与哀伤和哀悼有关的话题会成为需要解决的卡点。在过去，人们穿着黑衣、戴着黑臂章或其他表示哀悼的标志，持续时间可能很长。虽然有些人可能不愿意严格遵守正确的哀悼方式，但他们的丧失会得到他人的认可，通常也会得到支持。由于现代社会不认可丧亲之痛会持续一段时间，往往期望人们几乎是一言不发地立即返回工作岗位，或者同事和朋友可能缺乏相关的知识，不知道该说些什么，也不知道如何给予丧亲者持续的支持，因此，来访者往往认为，无论他们做什么或有什么感觉，他们一定是"做错了"。关于一个人应该在多长时间内感到哀伤或失落并没有规定。事实上，当死亡被看作是一种解脱时，因为死者之前的遭遇（如虐待），或者因为死者一直在承受巨大的痛苦，人们可能根本不需要感到哀伤。在这些情况下，来访者可能会对没有哀伤产生内疚感和卡点。对于哀伤何时会过渡到病态，既没有规则也没有规范。如果来访者有关于"做错了"（哀伤太少、太长或太多）的卡点，"关于哀伤和哀悼的卡点示例"（讲义 13.4）对治疗师是很有帮助的。治疗师和来访者可以翻阅该讲义，看看来访者是否相信其中的陈述，然后将其添加到"卡点记录"中。

青春期的创伤及其对其他发育期的影响

仅有的一项关于青少年 CPT 的研究是针对被监禁的男性青少年进行的（Ahrens & Rexford，2002）。这项小型研究（每组有 19 名参与者）比较了压缩形式（共 8 节）的团体 CPT+A 和等待名单组。Ahrens 和 Rexford 通过去掉影响陈述并把 5 个主题结合起来而缩短了治疗方案。尽管样本量较少，治疗方案也缩短了，但治疗组的 PTSD 自陈得分下降了 50%，而等待名单组则没有变化。在 PTSD 和抑郁方面，治疗组别和治疗时长之间有显著的相互作用。

Matulis、Resick、Rosner 和 Steil（2014）采用相反的方法，并遵循德国对 PTSD 治疗能够资助 24~45 节的趋势，设计了一种更容易在德国精神卫生系统中推广的青少年适应性疗法。他们试验一种共 30 节的治疗方法，不仅包括 CPT+A 的 12 节治疗，还包括 4 周的准备和计划（治疗同意书、应急计划目标），4 周的情绪调节训练，以及（CPT+A 之后）3 次发展性任务的治疗。他们对 12 名因童年性虐待或躯体虐待而产生 PTSD 的青少年来访者（10 名女性，2 名男性）进行了试点研究。研究结果相当乐观。从治疗前到治疗后，到随访，PTSD 评分的下降显示出很好的效应量，而抑郁、解离症状和情绪失调的变化也有从中到大的效应量。只有两名来访者退出了治疗。没有来访者的 PTSD 症状加重。作者目前正在进行一项针对青少年的随机对照试验。

Matulis 等人（2014）指出，青少年有独特的发展任务，其中包括个性化、与教育或职业相关的决策，以及亲密关系的发展。所有这些发展任务都可能使他们不仅面临再次受害的风险（这在青少年中比成人更常见），而且还面临 PTSD 或原有 PTSD 加重的风险。然而，每个发育期都可能受到 PTSD 的影响，因此，在 CPT 中应始终考虑来访者的发育阶段。

20 多岁的来访者（甚至更年长的来访者），如果在青春期确实受到了创伤，他们可能会表现得像青少年一样，会推开治疗师。他们可能会试图与治疗师吵架，或让治疗师扮演像不认可孩子的父母一样的角色。他们可能会通过拒绝做练习作业或通过读心术来考验治疗师。二三十岁的人通常应该有工作、建立自己的家庭，并开始与父母和解（而不是像在青春期那样，认为父母是"白痴"）。他们也应该有明确的身份意识，25 岁以后，人们已经实现了大脑的全面发育（尤其是前额叶皮层和杏仁核），发展出了合理成熟的执行功能。当青少年时期的创伤破坏了来访者在这些方面的发展时，CPT 的任务不仅是缓解 PTSD 症状，而且要帮助来访者重新获得正常的发展轨迹。从创伤发生的时间到来访者接受治疗的时间，可能会有一个时间差。治疗师不应该假定来访者的认知、情绪或社会发展一直在继续，或者来访者在这些方面的能力与年龄一致。在来访者最早遭遇创伤的年龄段，他们的发展可能相当不稳定或完全停止。来访者可能表现出非此即彼的两分思维，呈现出儿童般的发展水平。尽管有这些创伤的影响，一些来访者可以做到把这些创伤经历和自己的生活分开，投入教育或工作中去，但他们的社交技巧很糟糕或人际关系的成功率可能很低。如果来访者的情绪成长受阻，那么他们可能会做出情绪性的外显行为，比如发脾气、暴怒等。

对于一些参加过越南战争的老兵来说，他们现在已经六七十岁了，但他们不知道没有PTSD 的身份是什么，因为 PTSD 已经成为他们生活的一部分，我们提出了"从 PTSD 中退休"的概念。他们和其他没有 PTSD 的同龄人有着同样的发展任务：决定自己要做什么，在没有"工作"身份的情况下，他们要成为谁。事实上，即使在那些一直坚守工作岗位、保持极度忙碌的人中，作为一种高功能的逃避方式，PTSD 症状也可能在退休后重新出现。

在老年人中，PTSD 的症状可能会随着老伴的离世和回顾人生的过程而再次出现。我们看到一些参加过第二次世界大战的老兵寻求治疗，他们的 PTSD 在 70 多年来一直被压抑或管理不力。由于他们在开始出现痴呆时可能难以学习新的思考方式，CPT 治疗师应要求来访者每天重读他们成功的工作表，或者将其比较平衡的自我陈述写在卡片或笔记上。他们可以随身携带卡片或笔记，并利用这些记住他们想要用的新认知，来取代长期的内疚认知或其他卡点。前面讨论过的修订版或简化版的工作表也可能有用。

讲义 13.1
"修订版挑战问题工作表"

日期：＿＿＿＿＿＿＿＿＿＿＿＿＿＿　　来访者：＿＿＿＿＿＿＿＿＿＿＿＿＿＿＿＿＿＿＿＿＿＿＿＿＿＿

以下问题可以帮助你挑战卡点或者其他有问题的信念。并不是所有问题都适用于你想要去挑战的认知。对于你想要改变的信念，请回答下列问题中尽可能多的问题。

信念：

有什么证据可以支持和反对这个卡点？

支持卡点的证据：

反对卡点的证据：

现在从接下来的三个问题中选择一个。

你的卡点在哪些方面没有包括所有的信息？

你的卡点以什么方式聚焦在事件的某一个方面？

这个卡点聚焦在哪些与事件不相关的因素？

讲义 13.1　"修订版挑战问题工作表"（续）

现在从下面的问题中选择三个（你最了解的三个）。

你的卡点是一种习惯还是基于事实？

你的卡点是否包括全或无的规则？

你的卡点是否包含了极端或者夸大的语言或措辞（比如"总是""永远""从不""必须""应该""一定""不能""每次"）？

你的卡点来自哪里？卡点的来源可靠吗？

你的卡点是否将可能的事情和可能性很大的事情混淆了？

你的卡点在哪些方面是基于情绪而非事实？

讲义 13.2
"修订版挑战信念工作表"

日期：_____ 来访者：_____

A. 情境	B. 认知或卡点	C. 情绪	D. 挑战认知	E. 问题方式	F. 替代思维	G. 重新评分旧的认知或卡点	H. 情绪
描述已引发不安情绪的事件、想法或信念。	写下和A栏相关的认知或卡点。在0%~100%的范围内，对每一个认知进行评分。（你有多相信这个认知？）	具体描述你的情绪（比如悲伤、愤怒等）。并从0%~100%，对每一个情绪的强度进行评分。	使用"挑战问题工作表"来核查你在B栏里的认知。请考虑这个认知是否平衡且符合事实，或是比较极端？ 支持的证据？ 反对的证据？ 回答以下任何一个问题。 没有包含所有信息？ 只聚焦于某一方面？ 聚焦于不相关的因素？ 回答以下任何三个问题： 习惯还是事实？ 全或无？ 极端或夸大？ 来源可靠吗？ 把可能和可能性大相混淆？ 基于情绪还是事实？	使用"问题思维方式工作表"来判断这个认知是否反映了你的某些问题思维方式？ 妄下结论： 夸大或低估： 忽略重要环节： 过度简单化： 以偏概全： 读心术： 情绪推理：	除了B栏里的认知，我还可以对自己说些什么？我还可以怎样诠释这个事件？在0%~100%的范围内，对新认知的可信程度进行评分。	从0%~100%，现在你有多相信B栏里的认知或卡点？	现在你有怎样的情绪？从0%~100%，对情绪强度进行评分。

讲义 13.3
"简化版挑战信念工作表"

日期：_____　　来访者：_____

卡点 在这里列出你的一个卡点，并为你对它的相信程度打分（从 0%~100%）。	挑战性的问题 用这五个问题来挑战你的卡点。	新信念 将来你能告诉自己什么，你能相信多少（从 0%~100%）？
____%	支持卡点的证据？ 反对卡点的证据？ 卡点是不是包括所有的信息？ 卡点是极端或夸张的？ 卡点是基于情绪而不是所有的事实吗？	____%

讲义 13.4
关于哀伤和哀悼的卡点示例

---

1. 因为悲伤和哀伤会随着时间的推移而稳定地减弱，所以我是有问题的。

2. 如果我不再回想或做噩梦，我就会忘记死去的人。

3. 所有的丧失都应该导致同样的悲伤和哀悼。

4. 如果我把内疚或愤怒挂在嘴边，我就不会因为接受这个人已经死了而感到悲伤。

5. 从一个人的死亡中恢复的最好方法是继续生活，不要去想那个人。

6. 哀伤会影响哀悼者的情绪，但不应影响其他方面。

7. 如果我对这个人的死亡没有强烈的感觉，就说明我的悲伤不对。

8. 如果我不再去想逝者的死亡，就意味着他们白白死了，或者意味着我和其他人会忘记他们。

9. 继续哀伤是对个体死亡的尊重。

10. 因突然、意外或暴力死亡而失去某人，与因预期死亡而失去某人是一样的。

11. 哀伤能在一年内结束。

12. 时间能治愈一切创伤。

14

多样性和跨文化适应

"文化"包括一个人所认同的群体和这些群体所信奉的价值观。我们出生在特定的文化中（基于家庭的种族与民族、地区与国家以及宗教观点），或者可能进入或离开某种文化（例如，军事文化、不同宗教或同一宗教内的不同教派）。有些文化的信仰很灵活，有些文化则非常僵化。然而，随着时间的推移，随着现代化的发展，随着其他群体的影响，甚至随着互联网的出现，大多数文化都发生了变化。当来访者对某一特定文化的信仰有强烈的认同感时，这种文化可能会对创伤的恢复产生积极或消极的影响，这取决于文化如何对待创伤受害者，以及文化中关于人们为什么会有创伤经历的信仰。然而，必须牢记的是，与其他信仰一样，特定文化或亚文化的信仰可能会被扭曲，然后妨碍创伤的恢复。由于前几章已经讨论了军事文化和性别差异，本章的重点是讨论种族与民族、性取向与身份认同、宗教与精神，特别是其他语言和文化对 CPT 的调整。

治疗师不应避免讨论关于种族与民族、性取向或不同于自己的宗教信仰的话题。这些话题可能在创伤事件发生的原因，或来访者如何对创伤事件做出反应，以及形成什么卡点方面发挥重要作用。治疗师有责任通过阅读、研讨会、持续的学习等方式发展文化胜任力。来自特定文化或亚文化的某个来访者说的话，并不代表对整个群体都是适用的。最好的办法是以非常直接的方式处理这些问题，并提出澄清的问题。

例如，治疗师不需要是军人就可以治疗军人或退伍军人。治疗师只需询问军事文化、现役或退伍军人来访者接受过哪些训练理念，以及在来访者的创伤事件发生时，通常的交战规则和流程是什么。同样，即使假设一些来访者有共享的信仰结构，治疗师也应该询问来访者具体的宗教与道德信仰结构。不同的治疗对象可能持有不同程度的宗教信仰，这可能与该宗教取向的一般信条或临床医生的宗教信仰一致或不一致。对治疗师来说，没有相同的经历甚至可能是一种优势，因为治疗师需要提更多的澄清问题，而不是假设事情"应该"如何发展。

在任何治疗开始时，如果文化差异很明显，那么治疗师应该询问来访者是否愿意与他们一起工作。如果治疗师对某件事情有误解，也应要求来访者纠正，并要尝试就任何话题展开公开对话。

种族与民族以及性取向多样性

目前，在种族与民族或性取向方面，关于使用 CPT 的多样性的研究很少。虽然有更多关于跨文化适应性的研究（本章后面将讨论），但与在西方文化中进行的研究相比，这些研究的数量很少，而 CPT 正是在西方文化中发展起来的。Lester、Artz、Resick 和 Young-Xu（2010）分析了 Resick 等人（2002, 2008）的研究中，关于女性欧美人和非裔美国人来访者的脱落情况和治疗结果；这些作者发现，虽然非裔美国人来访者更有可能退出治疗，但他们在意向性治疗分析（intention-to-treat analyses）中表现同样出色，而且比退出治疗的欧美人改善得更多。作者推测，文化信息和拒绝接受治疗的耻辱感可能促使非裔美国人在尽可能短的时间内取得尽可能多的成绩。

关于性取向问题，迄今只发表了一个使用 CPT 的案例研究（Kaysen et al., 2005）。该案例涉及一名男同性恋者受到攻击，其中包括仇视同性恋的污言秽语，而且该事件与他的性取向之间有明显的关系。他在事件发生后很快就来接受治疗，并被诊断为患有急性应激障碍。治疗师实施了 CPT+A，而来访者害怕书写会带来更多关于害怕受到治疗师谴责的卡点。他的卡点一般是典型的与攻击有关的卡点（例如"所有的陌生人都是危险的"），也包括针对自己是同性恋的自责（即，"所有的同性恋男人都是滥交的""我活该，因为我是同性恋"）。经过治疗，来访者的 PTSD 症状得到了改善；在治疗结束时，他不再符合急性应激障碍或 PTSD 的标准，他的功能也得到了改善。后续评估表明，他的情况在持续改善。

宗教与道德

一些治疗师不愿意将宗教和道德问题纳入治疗过程。我们不相信 PTSD 的治疗师可以避免这些话题，然而，因为创伤事件经常会引发巨大的生存问题，并可能被证明是许多来访者 PTSD 的核心问题。即使治疗师与来访者有不同的宗教信仰（或者，持不可知论或无神论的治疗师要治疗有宗教信仰的来访者），他们也可以以促进康复为目的，保持以来访者为中心的态度。我们认为宗教是 CPT 所要考虑的文化信仰的一部分，宗教可能是许多来访者的文化中的重要部分。除非有一些冲突或卡点，否则来访者不会在治疗中提出宗教问题。从宗教或会众中获得安慰和支持的来访者可能会顺便提到它，但在这些情况下，它通常不会给治疗师和来访者的互动造成问题。

宗教和道德可能以多种方式与导致创伤后无法恢复的信仰交织在一起。对于那些信奉宗教的 PTSD 来访者来说，同化类卡点往往纠缠在公正世界的迷思中（例如，"为什么是我"或"为什么不是我"或"为什么我的朋友或亲戚死了"）——这是一些宗教中直接教授的信仰。即使公正世界的信念不是由特定的宗教团体直接教导的，来访者也可能隐性地坚持这种信念。除了宗教与道德领域的同化类卡点外，有些来访者由于创伤的结果，会在这个领域出现过度顺应类卡点。例如，由于创伤事件，来访者可能会问："上帝怎么会让这种事发生"，甚至否定他们的宗教信仰。即使来访者不归属某个特定的宗教，甚至是无神论者，创伤事件也可以被解释为违反来访者已有的道德或伦理准则——有些评论家将这种违规行为描述为"道德伤害"。（例如，"我在执行任务时杀人，因此我是杀人犯"。）宗教和道德上的问题还包括来访者本人或其他人强迫来访者去原谅自己或者施害者。

不仅宗教团体，父母、教师、刑事司法系统和其他有权威的人或团体都在教导公正世界的信念。事实上，作为人类，我们喜欢相信，如果遵守规则，就会有好事发生，如果违反规则，就会受到惩罚。这种信念的教育是有社会价值的。不幸的是，有些人未能使自己的思维变得足够复杂和细致，意识到这个世界并不是完全公正或有序的，或者在面对创伤性事件时，他们会重新采用一种更简单的解释方式。在现实世界中，公正应更准确地被理解为一种愿望和一种概率（例如，"如果我遵守规则，就会降低我发生坏事的风险"）。如果人们强烈地坚持公正世界的信念，他们很可能会进行逆向推理。也就是说，他们很可能会得出这样的结论：如果有坏事发生在自己身上，那是因为他们做了坏事而受到惩罚（或者，在某些情况下，他们可能会认为自己生来就很坏）。如果他们不能确定自己做错了什么，他们可能最终会对这种情况的不公平大加指责（比如冥冥中存在一个更高的力量去评判和惩罚某人的行为）。

很少有宗教能真正保证好的行为得到奖励，坏的行为受到惩罚（至少在这一生中）。相信这一点的来访者不是对宗教产生了扭曲的想法，就是被错误的父母或宗教领袖教导了。如同任何职业一样，宗教领袖受教育的程度或遵守宗教信条的程度是有差异的。治疗师在与来访者讨论这些问题时，必须确保将宗教本身与个人修行者对宗教的解释区分开来。治疗师可以通过自己的研究或向神职人员咨询，检查宗教的信条。这里的一个关键原则是，每个宗教派别都有不同程度的正统性。

当有人无法理解一个更高的力量怎么会让一起涉及指向他人的恶意行为的事件发生（如强奸、袭击、战争）时，"自由意志"的概念可能会很有帮助。大多数西方宗教都坚持自由意志的概念，或者说可以选择正确行为或错误行为的能力。如果说有更高的力量赋予了某人以自由意志来做出选择，就无法解释，为什么更高的力量会剥夺另一个人的自由意志来惩罚来访者。施害者也有自由意志选择开枪或实施攻击或强奸。自由意志意味着，一个更高的力量不会介入并阻止他人的行为，就像这个力量不会强迫来访者做某些正确或不正确的行为一样。此外，即使不涉及他人的行为和选择，也不需要对世界进行大量的考察就能找到证据表明，任何更高的力量都不会只是利用自然事件、意外或疾病来惩罚坏人。当我们看到这些事件发生在婴儿或儿童身上，或者发生在我们所知道的非常好的、有爱心的人身上时，这时我们可能会归结为"上帝以神秘的方式行动"的认知。然而，也可能是上帝并不干预日常生活，上帝的概念应该用于安慰、统一社群和道德指导。

如果来访者相信决定论，并确信自己没有自由意志，那么治疗师可以和来访者一起质疑，如果他们的创伤事件是预谋要发生的，那么为什么来访者会出现 PTSD。创伤事件的发生和来访者的既定命运之间不应该有冲突。这就提出了一个问题，即是否有其他潜在的信念，可能会导致来访者在接受命运安排时遇到困难。或者，这些来访者可能需要体验创伤事件后注定要发生的自然情绪。

来访者有时会在治疗过程中提出自我宽恕或其他宽恕的概念。如果这些问题对治疗对象来说是一个令人舒服或舒适的概念，那么他们不太可能提出这些问题。相反，这个问题被提到是因为来访者对宽恕的概念有一些不舒服或冲突。谈到自我宽恕，非常重要的一点是，要首先搞清楚创伤事件发生的背景细节，以确定来访者是否有什么需要寻求宽恕的地方。PTSD来访者会因为创伤事件而自责，这几乎是不言而喻的，但这并不意味着他们有意造成这样的结果。因此，责备和内疚可能是错误的。作为犯罪行为的受害者，来访者只是受害者的身份。他们所做的一切都不能证明他们的遭遇是合理的。即使他们感到"肮脏"或"被侵犯"，这也不意味着他们做了什么需要被宽恕的错事。这就是一个情绪推理的例子。同样，在战争中杀人与平常杀人是不一样的。除了当时发生的事情，这个人可能没有其他选择，所以需要通过苏格拉底式谈话来明确意图，当时可用的选择等。

只有澄清了创伤背景，确定来访者是有意伤害无辜者，或者当时有其他选择但故意选择了这种行动，才可能有自我宽恕或自我同情的余地。在战争中意外杀害平民（例如，平民在交火中被击中）只是意外事件，但实施暴行（如强奸妇女或儿童，折磨他人）显然是有意伤害。在这种情况下，内疚是对实施暴行或犯罪行为的适当反应，来访者很可能需要接受事实的真相，进行忏悔并寻求自我宽恕（如果来访者是宗教徒，则在教堂或其他礼拜场所寻求宽恕）。即使如此，临床医生也应该在苏格拉底式谈话中提出问题，帮助这些来访者了解他们当时的背景和现在的价值观，帮助来访者认识到人是能够改变的。提醒这些来访者，真正的心理变态者不太可能有 PTSD，因为他们在故意的、有害的行为和自我认同之间不会体验到紧张。一旦所有这些都得到彻底的处理，通过某种形式的行动，如赔偿或社区服务，可能会帮助这些来访者超越自我鞭笞的无期徒刑牢笼。

来访者有时会提出需要宽恕实施创伤事件的施害者，但是这样的宽恕想法往往过早或者是因为来访者被他人强迫要去宽恕。要成功地适应"创伤事件不是来访者的过错"这一概念，部分涉及承认施害者是有意伤害，并对该事件负有责任。对于家庭或机构而言，在康复之前，先把自然的、正义的愤怒情绪排除在外，可能会带来安慰，但对于来访者而言，由此带来的问题与逃避创伤性事件所产生的自然情绪是一样的。询问来访者，施害者是否已经要求宽恕，这可能会有帮助。大多数宗教都不会宽恕不思悔改的人。如果施害者没有请求宽恕，那么来访者就没有什么可宽恕的。即使创伤事件的施害者要求宽恕，来访者也没有义务给予宽恕。理解某人为什么做某事并不等于为他开脱，对于一些创伤受害者来说，这可能是比较好的方法。在这种情况下，临床医生可能会建议来访者将施害者转给其他宽恕来源（例如，一个受施害者行为影响更大的团体，或神职人员）。总而言之，来访者给予宽恕的目的不应该是让施害者或其他人感到解脱，而应该是让来访者自己心安理得。如果宽恕是被他人强迫的，就只会给来访者带来挫折感和内疚感，最终不会有效果。宽恕不是 PTSD 康复的必要条件。

适应其他语言与文化的 CPT

原版的 CPT 手册（或部分内容）已被翻译成 12 种语言。其中一些已经出版，一些则可在网上查阅。

已出版的

芬兰语（Ylikomi & Verta，2008）

德语（König，Resick，Karl，& Rosner，2012）

希伯来语（Resick & Derby，2012）

日语（仅限来访者自助）（Ito，Kashimura，& Horikoshi，2012）

未出版的（见 www.guilford.com/cpt-ptsd）

阿拉伯语

中文，包括繁体字版和简体字版[1]

---

[1] 这里说的未出版指直到本书英文原书出版时。——译者注

法语

冰岛语（仅工作表形式）

伊拉克语手册（英文，经简化并符合文化习惯，重点是酷刑）

日语

库尔德语

西班牙语

在刚开始写这本书时，我们联系了其他国家和地区的同事，以及在西方国家和发展中国家进行 CPT 的美国治疗师与研究人员。他们中的大多数人都说，需要修改的主要是特定词语或概念的翻译，因为字面翻译并不总是有意义。事实上，一些发展中国家的修改不得不远远超出书面翻译的范围。最突出的例子是在刚果民主共和国，研究者在那里进行了一项随机对照试验，我们在第 2 章中报告过（Bass et al.，2013）。由于生活在战乱国家的来访者完全不识字和缺乏纸张，工作表中的概念不得不被简化、口授和记忆。此外，由于刚果缺乏心理健康专业人员，为随机对照试验而专门培训的治疗师只有初中文化程度，研究者必须教授 CPT，同时还要教授治疗技能。研究人员发现，培训需要 2 周时间，最有帮助的是角色扮演和练习每一个概念。

在柬埔寨，"卡点"一词变成了"Kut Caraeun"，意思是"想得太多"（Clemens，个人通信，2016 年 1 月）。在伊拉克，"尊重（esteem）"的概念不得不改为"尊敬（respect）"，"亲密关系"改为"关怀"（caring），因为在库尔德语中不存在前者（Kaysen et al.，2013）。在文盲率较高的国家与地区，我们使用了图片和更简化的语言。然而，在其他一些国家和地区，比如德国、丹麦、冰岛、中国香港地区、以色列及日本，同行要么保持治疗方案与原治疗方案几乎相同，要么只做了微小的变化。例如，我们在日本的一些同行说，在练习作业中提供更多的例子，特别是对青少年来访者，是很重要的。到目前为止，在日本的第一批 30 个试点案例中，参与者都喜欢做练习作业和书写陈述。迄今为止，只有一名来访者退出（Horishaki，个人通信，2015 年 7 月）。

在以色列，我们鼓励来访者在诊所里写下他们的创伤陈述，在那里他们有隐私和安全感（Derby，个人通信，2016 年 1 月）。在准备以色列的随机对照试验研究时，我们的团队发现了以色列的文化差异，因为相比美国，以色列文化是更加集体主义的，并且具有不同程度的宗教正统性。在以色列的两个项目都考虑到了正在遭遇的恐怖主义，这对文化和治疗都有影响。Derby 说，以色列来访者不善于完成练习作业，而俄罗斯移民则不然。总的来说，这些研究人员提供的基本信息是，CPT 的"核心"一直保持着，但为了适应语言和文化上的差异，可以对概念和工作表进行简化，而这样的做法是很普遍的。

有几篇文章介绍了使 CPT 适应其他文化的过程。Kaysen 等人（2013）描述了为伊拉克未受过训练的治疗师和来访者调整 CPT 的迭代过程。被治疗的最常见创伤类型是酷刑。虽然除了语言差异外，不需要修改 CPT 治疗手册，但治疗师需要对治疗的每个步骤进行更多的练习。Bolton 等人（2014）在库尔德斯坦进行的研究比较了用行为激活疗法和 CPT 治疗抑郁症和 PTSD（见第 2 章），他们提到的主要文化障碍是，心理健康治疗的耻辱感可能会影响社区对家庭声誉和来访者婚姻能力的看法。另外，正如同一团体在刚果进行的研究一样，文盲现象很普遍，而且受过训练的治疗师很少，所以需要对方案进行调整，以适应当地居民。

作为战争创伤恢复项目的一部分，Schulz 和 Huber 等人（2006）调整了对美国的波黑和阿富汗难民使用的 CPT。他们讨论了通过口译员进行治疗的问题。重要的是，口译员要翻译治疗师所说的内容，而不试图以治疗师身份进行干预。治疗师要看着来访者，而不是口译员，治疗师要在一节治疗结束后再和口译员交流。治疗是在来访者的家中进行的，因为来访者太害怕出门而不敢去接受治疗。基于家庭的治疗是有效的；然而，它经常包括了饮茶仪式，这可能是文化上恰当的社交活动，但在治疗的背景下，也可能成为逃避行为。所有参与者都有多重创伤，大多数人经历了家庭成员被杀害。

Marques 等人（2016）进行了一项研究，他们比较了拉丁裔和非拉丁裔来访者在影响陈述中的功能障碍思维（卡点）。他们发现，虽然大部分主题相似，但拉美裔来访者的许多评论似乎在将家庭暴力最小化，他们更多讨论家庭角色的义务，并强调宗教。拉美裔比非拉美裔来访者的卡点少，因此这项研究可能表明，治疗师需要对拉美裔来访者做更多的工作，以帮助他们理解这一概念，并使用"卡点帮助表"（讲义 6.4）和给治疗师的卡点指南（图 6.1）作为例子。

另一个重要问题是，治疗师需要意识到特定文化中可能使来访者卡住的信念。CPT 的基本框架似乎很固定，但认知、卡点和基本假设会因地而异、因文化而异。苏格拉底式谈话已被成功地用于挑战即使是处于最僵化的文化中的来访者，治疗师需要记住，文化会随着时间的推移而改变，或者文化信念也可能会被过度概括为卡点。应该利用当地的专家来确定来访者归因于文化的卡点是否真的是强烈的文化信念所致，还是由家庭成员传授或者来访者自己的假设所致。文化卡点可能是核心信念；因此，可能需要一些细致的苏格拉底式谈话，也许还需要多个工作表，从不同的角度来检查这些观点。然而，我们听到治疗师说，他们对某一特定的信念无能为力，因为它是来访者文化的一部分。这可能是治疗师的一个卡点，而不是任何文化带来的僵化。

有时，与来自不同文化背景的来访者工作的治疗师认为，他们甚至在尝试 CPT 手册之前就需要改变它。同样，这可能是这些治疗师的一种假设（或卡点）；无论如何，只要他们改变了治疗方案，CPT 就不再是一种循证治疗。我们对计划将 CPT 用于不同文化的治疗师和研究人员的建议是，先按照原来的治疗手册尝试治疗，然后，当有时间发展自己的技能并看到结果时，再决定是否改变工作表的措辞或说明。例如，也许可以指示来访者每天阅读"修订版挑战信念工作表"，以纳入新的、更平衡的认知。咨询当地的利益相关者也很重要，以确定来访者所在社区对 PTSD 的看法，以及是否对康复模式有信心。第一步可能是对社区进行教育，让他们知道 PTSD 是人们对不正常情况的正常反应，人们可以从这种障碍中恢复过来。消除羞耻感和耻辱感可能是让人们参与治疗的重要的第一步。

参考文献 [1]

Ahrens, J., & Rexford, L. (2002). Cognitive processing therapy for incarcerated adolescents with PTSD. *Journal of Aggression, Maltreatment and Trauma, 6,* 201–216.

American Psychiatric Association. (1980). *Diagnostic and statistical manual of mental disorders* (3rd ed.). Washington, DC: Author.

American Psychiatric Association. (2000). *Diagnostic and statistical manual of mental disorders* (4th ed., text rev.). Washington, DC: Author.

American Psychiatric Association. (2013). *Diagnostic and statistical manual of mental disor- ders* (5th ed.). Arlington, VA: Author.

Anderson, H., & Goolishian, H. (1992). The client is the expert: A not-knowing approach to therapy. In S. McNamee & K. J. Gergen (Eds.), *Therapy as social construction* (pp. 25–39). London: Sage.

Asamsama, H. O., Dickstein, B. D., & Chard, K. M. (2015). Do scores on the Beck Depression Inventory–II predict outcome in cognitive processing therapy? *Psychological Trauma: Theory, Research, Practice and Policy, 7,* 437–441.

Barlow, D. H., & Craske, M. G. (1994). *Mastery of your anxiety and panic: II.* Albany, NY: Graywind.

Bass, J. K., Annan, J., McIvor Murray, S., Kaysen, D., Griffiths, S., Cetinoglu, T., . . . Bolton, P. A. (2013). Controlled trial of psychotherapy for Congolese survivors of sexual violence. *New England Journal of Medicine, 368*(23), 2182–2191.

Beck, A. T., & Greenberg, R. L. (1984). *Cognitive therapy in the treatment of depression.* New York: Springer.

---

[1] 为了环保，也为了节省您的购书开支，本书参考文献不在此一一列出。如果您需要完整的参考文献，请通过电子邮箱 1012305542@qq.com 联系下载，或者登录 www.wqedu.com 下载。如果您在下载中遇到问题，可拨打 010-65181109 咨询。